浙江省普通本科高校"十四五"重点教材

高等学校"十四五"创新教材

供中西医临床医学等专业用

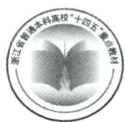

INTRODUCTION TO INTEGRATED
TRADITIONAL CHINESE AND WESTERN GENERAL PRACTICE
（Chinese-English Bilingual）

中西医结合
全科医学概论

汉英 双语

主　编　李琰华　张　烁

副主编　郭　栋　杨佳琦　李淼晶　黄在委　晁冠群

主　审　李俊伟

编　委　（以姓氏笔画为序）

王瑞明（杭州市中医院）　　　　　　　　张　烁（浙江中医药大学附属第二医院）

王静华（杭州师范大学附属医院）　　　　张　稳（湖南中医药大学第一附属医院）

邬元曦（浙江中医药大学）　　　　　　　陈　艺（浙江中医药大学附属第二医院）

李　敏（浙江中医药大学附属第二医院）　晁冠群（浙江大学医学院附属邵逸夫医院）

李琰华（浙江中医药大学附属第二医院）　郭　栋（山东中医药大学）

李淼晶（成都医学院）　　　　　　　　　黄在委（浙江中医药大学）

杨佳琦（杭州市拱墅区米市巷街道社区卫生　黄晓玲（杭州市拱墅区米市巷街道社区卫生
　　　服务中心）　　　　　　　　　　　　　服务中心）

邹立娜（牡丹江医科大学附属红旗医院）　韩佳炜（浙江中医药大学附属第二医院）

人民卫生出版社

·北　京·

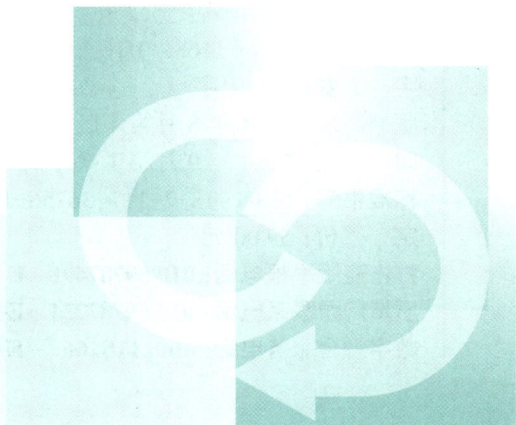

图书在版编目（CIP）数据

中西医结合全科医学概论：汉、英 / 李琰华，张烁
主编 . -- 北京：人民卫生出版社，2024. 8. -- ISBN
978-7-117-36756-1

Ⅰ. R45

中国国家版本馆 CIP 数据核字第 2024Z8X381 号

人卫智网	www.ipmph.com	医学教育、学术、考试、健康，购书智慧智能综合服务平台
人卫官网	www.pmph.com	人卫官方资讯发布平台

中西医结合全科医学概论（汉英双语）

Zhongxiyi Jiehe Quanke Yixue Gailun (Han-Ying Shuangyu)

主　　编：李琰华　张　烁
出版发行：人民卫生出版社（中继线 010-59780011）
地　　址：北京市朝阳区潘家园南里 19 号
邮　　编：100021
E - mail：pmph @ pmph.com
购书热线：010-59787592　010-59787584　010-65264830
印　　刷：三河市国英印务有限公司
经　　销：新华书店
开　　本：850×1168　1/16　　**印张：**18
字　　数：448 千字
版　　次：2024 年 8 月第 1 版
印　　次：2024 年 9 月第 1 次印刷
标准书号：ISBN 978-7-117-36756-1
定　　价：59.00 元

打击盗版举报电话：010-59787491　**E-mail：**WQ @ pmph.com
质量问题联系电话：010-59787234　**E-mail：**zhiliang @ pmph.com
数字融合服务电话：4001118166　　**E-mail：**zengzhi @ pmph.com

前　言

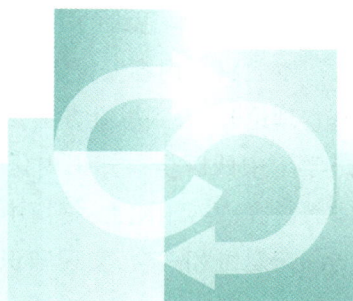

　　为了适应新形势下全国高等院校中医药教育教学改革和发展需要,根据《中共中央 国务院关于促进中医药传承创新发展的意见》《"十四五"中医药发展规划》《国家中医药局 教育部 人力资源社会保障部 国家卫生健康委关于加强新时代中医药人才工作的意见》等文件精神,按照全国高等院校中医药教育各专业的培养目标,确立了本课程的教学内容并编写了本教材。本教材旨在全面推进基层中医药人才队伍建设,壮大高质量中医全科医生的队伍,培养既有中医学素质、又具备全科医学知识,且有国际化视角的中西医创新型和复合型人才,为中医药传承创新发展提供坚强的人才保障,满足广大居民对全科医疗服务的需求,促进中医药事业高质量发展。

　　全科医学是一门新型的临床二级专业学科。我国自 20 世纪 80 年代后期引进全科医学以来,一直致力于全科医学教育体系的创建、全科医疗服务模式和全科医学人才培养模式的研究与实践。中西医结合全科医学是以中医学为核心,结合全科医学的特点,融合其他学科的最新研究成果,形成的一门具有独特的价值观和方法论的综合性临床医学学科。本教材编写的主要目的是向广大医学生推广介绍中西医结合全科医学的思想,让医学生尽早地认识中西医结合全科医学学科的性质与特点、接触中西医结合全科医疗实践、了解全科医生的工作环境和服务内容、感受基层居民对全科医生服务的需求和对此职业的尊崇,以吸引更多医学生毕业后从事基层医疗卫生服务工作。旨在为基层培养具有高尚职业道德和良好专业素质,掌握专业知识和技能,能独立开展工作,以人为中心、以维护和促进健康为目标,向个人、家庭与社区居民提供综合性、协调性、连续性的基本医疗卫生服务的合格中西医结合全科医生。

　　本教材围绕系统的中西医全科医学基本理论、基本内容、思维方法和诊疗能力,以及对社区常见慢性病、一般疾病及社区急症进行全面规范的中西医结合全科医学照顾为主线展开。本书分为三篇,共十章。第一篇(第一至第四章)为中西医结合全科医学理论基础,包括:绪论、中西医结合全科医学的基本概念、以家庭为单位的健康照顾及以社区为范围的健康照顾;第二篇(第五至第七章)为中西医结合全科医学诊疗思维,包括:中西医结合全科临床思维、中西医结合全科医学研究与循证医学、中西医结合"治未病"的诊疗方法;第三篇(第八至第十章)为中西医结合全科医学诊疗实践,包括:社区慢性疾病(冠心病、糖尿病、恶性肿瘤)、一般疾病(社区获得性肺炎、疲劳、消化不良)、急症(脑卒中)的中西医结合全科医学照顾。附录为社区中医适宜技术。本教材的特点是:突出全科医学理念、强化中西医特色、立足国际视角,弘扬中医药优势;突出案例式教学,中英文结合,注重学生中西医全科思维的培养及诊疗能力的提升,强调知识的基层应用,有较强的针对性。

本教材在内容安排上科学、合理,编写中注重培养学生的学习兴趣、临床思维及诊疗能力。从基本理论开始,到思维方法,结合情景案例,激发学生兴趣,拓展应用知识点,培养学生诊疗能力,促进学生中西医全科知识内化。在章节中设有"学习目标""中英文案例""课后思考题"等模块。本教材在内容组织上,把握中西医结合全科医学学科发展的基本线索,将学科知识体系、循证医学与临床思维相融合,实现知识、能力与科学研究的三重教学内容相结合。在价值体现上,注重中西医结合全科医学与家庭、社会的关系,强调知识的应用,力求体现中西医结合全科医学知识的社会需求价值,以培养大批合格的中西医全科医生,发挥中医药优势,加强基层医疗卫生服务体系建设。在呈现方式上,突出案例教学,大大缩短教学情境与实际生活情境的差距,内化知识的同时,很大程度上整合了教学中"不确定性"的知识;重视学生临床思维的培养,可结合案例教学,发展学生创新精神和实际解决问题的能力;中英文案例结合,为适应不同兴趣、不同知识层面的学生需求而设计了不同的内容和学习水平,激发学生的自主参与。

本教材为汉英双语,但并不是直接的中英对照翻译。英文部分既可以全部独立出来形成完整的全科医学知识体系,供国际教育专业留学生学习使用;又可以穿插于每个章节中,以英文概要或英文案例等形式呈现,且与中文内容有所区分,便于设计自主学习、参与式学习活动,提升医学生英语水平,追求生动、多样的学习方式,为教学形式和学习方式的多元化提供丰富的素材,可满足全国多数普通高等医学院校的教学需求。

本教材可供全国普通高等院校中西医临床医学(含中西医全科医学)、中医全科医学、全科医学及国际教育专业学生使用,也可供其他从事中医和临床医学专业的人员参考使用。

本教材由长期工作在中西医全科医学教学和临床服务一线的教师、中西医全科医生和专家编写而成。作者在编写本教材过程中,得到了各参编院校的大力支持,在此表示诚挚的感谢。由于作者水平和经验有限,书中难免存在疏漏和不足之处,恳请各地有关专家、学者、师生不吝赐教和批评指正。

编者

2023 年 11 月

目 录

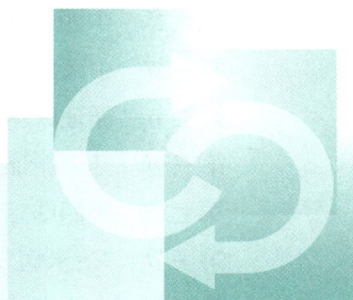

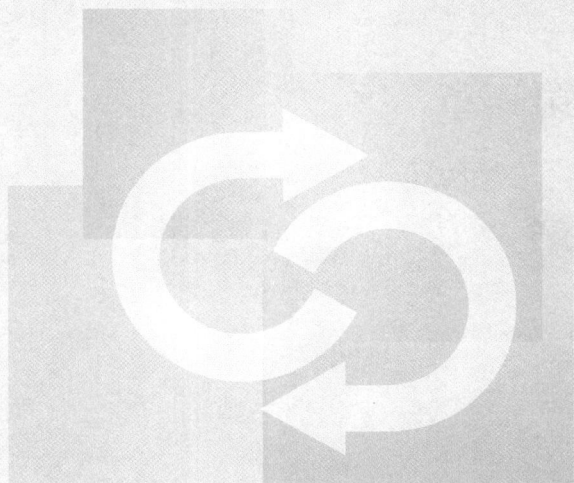

第一篇

中西医结合全科医学理论基础

第一章

绪 论

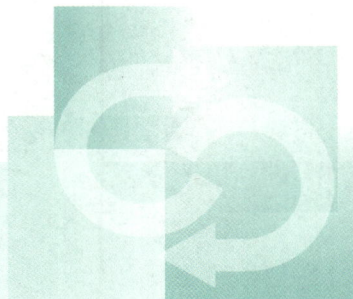

【学习目标】

□ 了解全科医学的历史背景、未来发展趋势和挑战，理解全科医学在医疗体系中的作用和价值。

□ 理解中西医结合全科医学的哲学基础、哲学思维，培养批判性思维。

□ 通过学习中西医结合全科医学的哲学基础，增强文化意识，更好地理解和尊重不同的医学文化和价值观。

□ 意识到全科医学与中医学具有同一性，强调人文素养在医疗服务中的重要性，为患者提供全面、人性化的医疗服务。

全科医学起源于 19 世纪 80 年代，经过西方通科医生长期实践并不断更新诊治范围，逐渐演变成具有独特的医学观和方法论的全科医学。全科医学又称"家庭医学"，不同学者对全科医学有不同的理解。1984 年，美国家庭医疗委员会对家庭医学的定义为：家庭医学是一门整合生物医学、行为医学和社会学科的专科，全科医学知识与技能的核心来源于传统的开业医师以及以家庭为范围的独特领域，不以患者的年龄、性别或者器官系统的疾病来分科。中国学者把全科医学定义为：全科医学是一门面向个人、家庭与社区，整合临床医学、预防医学、康复医学以及人文社会学的相关内容于一体的综合性临床二级专业学科；其范围包括各种年龄、性别、各个器官系统和各类健康问题/疾病。

第一节 全科医学的产生与发展

一、全科医学产生基础

随着人口老龄化、疾病谱的变化、医疗费用上涨等困扰医学界的问题出现，全科医学应运而生。世界全科医师组织（WONCA）将全科医学引入我国，全科医学可解决多方面的问题：首先，全科医学可改善我国老年人看病难、护理难、生活质量差的问题，帮助我国更好地应对老龄化社会；其次，全科医生提供长时间、连续性、全方位地针对社区与家庭综合的照护，能满足我国高血压、糖尿病、冠心病等慢性病患者所需的医疗服务,有效应对我国慢性病患病率逐年增高所产生的医疗压力;再次,全科医生作为医疗保健系统的"守门人",以较低的医疗费用、有限的卫生资源为社区居民提供及时、方便、价廉的医疗服务,有效改善"过度医疗"和"卫生资源分配不合理"的现状。此外,随着家庭规模的不断缩小,家庭成员的身心健康问题难以获得保障,全科医学"以家庭为单位的照顾"模式能够为家庭提供健康保障。全科医学采用生物-心理-社会医学模式,以多因多果、立体网络式的系统论思维方式,追求集预防、医疗、保健、康复、健康教育于一体的综合性健康服务。

（一）老龄化社会

目前国际公认的国家或地区进入老龄化社会的标准是:60 岁以上人口超过总人口 10%,或 65 岁以上人口超过总人口 7%。当今世界的许多国家 60 岁以上人口所占全国总人口比例逐年增大,人口老龄化已逐渐成为全球性的社会问题。1865 年,法国成为世界上第一个老年型国家。第一次世界大战后,美国、比利时、日本等国家也先后加入老年型国家的行列。2000 年,我国正式宣告进入老年型国家。当前中国的老龄化程度日益加深、老年人口规模不断扩大,这是一个短期内难以逆转的社会现象。据预测,到 2030 年,全球 65 岁及以上人口占全球总人口的比例将达到 13%;到 2050 年,这一比例将达到 20%。

人口老龄化给社会造成巨大压力。一方面,社会劳动人口比例下降,老年人赡养费用明显增加,加重社会经济负担;另一方面,进入老年阶段,老年人的生理功能减退,慢性退行性疾病发生概率增加,行为能力减退,社会地位改变、家庭人员减少,心理、精神方面,如孤独、恐惧等情绪明显,老年人对医疗保健及自身发展方面需求日益凸显,但是社会却无法为老年人提供全方位的照顾。如何帮助老年人全面提升生活质量、安度晚年,已成为各国共同关注的热门话题。

随着人口老龄化,居民对卫生服务的需求日益增加,医疗费用急剧增长,给医疗行业带来前所未有的冲击。第一,老龄化人口患病率较高,现有医疗机构接诊压力仍然很大。近年来,老年人口的患病率进一步升高且呈现地区差异。据《中国卫生健康统计年鉴》统计:2003 年,城市 65 岁以上人口的两周患病率为 39.7%,农村 65 岁以上人口两周患病率为 30.2%;而 2018 年,城市 65 岁以上人口的两周患病率为 73.6%,农村 65 岁以上人口的两周患病率为 48.8%。随着老年人患病率不断增长,其前往医疗机构就诊的需求不断加大,且老龄化伴随的医疗需求增长速度超过地区医疗机构建设的增长速度。第二,我国的医疗费用支出增加。根据国家统计局发布的我国财政年度支出数据:2007—2020 年,我国财政对于医疗的支出费用增幅较大,增加了 9.65 倍;2016—2020 年,全国财政卫生健康支出从 13 159 亿元增长到 17 545 亿元,年均增长 7.5%,比同期全国财政支出增幅高 0.4 个百分点,占全国财政支出的比重由 7% 提高到 7.1%。第三,老龄化疾病推动医疗行业结构转变。传统的医疗行业以治疗或预防传染性疾病和多发病为主,随着医疗技术的进步,传染性疾病和多发疾病的治愈率稳步提高,人类平均寿命延长。慢性病逐渐成为老年人健康状况的头号威胁。《中国卫生健康统计年鉴》显示:2013 年,我国 65 岁以上年龄组患慢性病的比例高达 54%。据国家卫生健康委员会 2019 年 7 月 31 日提供的数据显示:我国超过 1.8 亿老年人患有慢性病,患有一种及以上慢性病的比例高达 75%。根据《中国居民营养与慢性病状况报告（2020 年）》提示:随着居民人均预期寿命不断增长,慢性病患者生存期的不断延长,加之人口老龄化、城镇化、工业化进程加快和行为危险因素流行对慢性病发病的影响,我国慢性病患者基数仍将不断扩大,同时因慢性病死亡的比例也会持续增加。2019 年,我国因慢性病导致的死亡占总死亡的 88.5%,表明对慢性病的预防和治疗需求将大幅增加,必定会推动医疗行业结构的转变。而全科医生提供的家庭保健、社区照顾等医疗服务,会成为老年人医疗保健的重要支持。

(二)疾病谱与死因谱的变化

由于抗生素和疫苗的应用、人口老龄化、生活和工作方式的改变、心理状态日益紧张、环境污染和职业危害等诸多因素的影响,传染性疾病的发病率和死亡率明显下降,而慢性退行性病变、与生活方式或行为相关的疾病逐渐取代传染病和营养不良,成为影响人类健康的主要因素,如心脑血管疾病、恶性肿瘤、糖尿病、遗传性或先天性疾病等慢性非传染性疾病的患病率和死亡率逐步上升。

据不完全统计,中华人民共和国成立前我国居民死因顺位大致为寄生虫病、传染病、结核、妊娠分娩、呼吸系统疾病;中华人民共和国成立后,我国居民死亡疾病谱发生急剧变化,20 世纪 50 年代,我国城市的死因顺位为呼吸系统疾病、传染病、消化系统疾病、心脏病和脑血管病;20 世纪 70 年代则为脑血管病、心脏病和恶性肿瘤;20 世纪 80 年代死因顺位已转变为心脏病、脑血管病、恶性肿瘤、呼吸系统疾病、消化系统疾病;20 世纪 90 年代,前 4 位死因转变为心脑血管疾病、恶性肿瘤、呼吸系统疾病和意外伤害。*The Lancet* 杂志刊登了一篇分析 1990—2017 年中国全国及其各省的死亡率、发病率和危险因素的文章,提示:与 20 世纪 80 年代的死因谱相比,脑卒中和缺血性心脏病取代下呼吸道感染和新生儿疾病,成为疾病负担的主要原因;高收缩压、吸烟、高钠饮食和环境颗粒物污染成为导致死亡和残疾的四个主要危险因素。截至 2021 年,我国高血压患者达 2.45 亿,患病率较 1959 年增加 22.4%;糖尿病患者达 1.4 亿,从 2011 年至 2021 年由 9 000 万增加至 1.4 亿,增幅达到 56%。

因此,疾病谱的改变向现代医学及医疗服务体系提出新的要求:服务时间要求长期且连续;服务内容要求生物、心理、社会、环境等多方面实行全方位服务;服务地点要求以家庭和社区为主;服务类型要求综合性的照顾(包括医疗、预防、康复、保健、教育、咨询等干预)重于单独医疗干预;服务方式要求医患双方协商,强调患者本身主动和自觉地参与,而不仅仅是被动地遵从医嘱。

慢性病的病因复杂多样,病程长,不仅无法治愈,且会出现各种并发症,影响生活质量。慢性病患者需要获得长期的、连续性的,包括生理、心理、社会多方面的健康照顾,而这种全面性健康照顾的提供者只能是全科医师。

(三)医学模式的转变

医学模式是指医学整体上的思维方式或方法,即以何种方式解释和处理医学问题。医学模式在医学实战中产生,以观念的形式高度抽象、高度概括地表现特定时期人们的健康观和疾病观,同时也反映着特定时期医学总体结构的关系和本质,反映着医学研究的领域、方法和目标。一切医学科学研究和医疗活动,都是在一定的医学观及认识论的指导下进行的,因而也都是在一定的医学模式中进行的。医学模式在实践中形成,反过来又以观念的形式影响人们的医学观,进而影响人们的医学思维与医学行动。人类历史上经历过多种不同的医学模式,主要包括神灵主义医学模式、自然哲学医学模式、近代的机械论医学模式、现代的生物医学模式、生物-心理-社会医学模式。

1. 神灵主义医学模式　在原始社会,社会生产力低下,原始人类对疾病认识局限,认为生命与健康是上帝神灵所赐,疾病和灾祸是上天惩罚或邪魔附体;治病只能以"拜天""跳大神""驱魔"等方法祈求恢复健康。这是早期的健康观和疾病观。在这种思维影响下,治病主要依赖于求神问卜、祈祷神灵宽恕;采用巫术驱邪、桃符辟邪等方式维护健康或治疗疾病。神灵主义医学模式的本质是把治疗当作一种社会活动,是在科学思维尚未确立、生产力极其低下、极度崇拜超自然力量的背景下产生的。用超自然力量来解释健康和疾病,是人类早期落后的生产力和低下的科技水平的体现,反映出原始人类的宗教思想和唯心主义的哲学观。

2. 自然哲学医学模式 随着社会发展,人们开始摆脱宗教束缚,主张人与自然融为一体,有意识地把疾病与自然、社会、环境联系起来,逐渐形成了一种较为朴素、辩证的自然哲学医学模式。自然哲学医学模式对人体和疾病的认识已摆脱具有神秘作用的超自然力量的束缚。人们开始用直观的自身物质性因素如"四体液""阴阳五行"来解释生命、健康和疾病,用无神论把神灵主义驱逐出医学的范畴,这是医学模式的历史进步。但是自然哲学医学模式建立在直观的基础上,受经验哲学和科技水平限制,有时会依赖思想性的推测来弥补观察的不足,这样就存在一定的缺陷,不可避免地会被进步的医学模式代替。

3. 机械论医学模式 15世纪下半叶,欧洲的文艺复兴运动推动生产力发展与社会意识形态转变,手工生产被机器生产替代,人们摆脱宗教神学的束缚,转而推崇机械决定论,在当时兴起以机械决定论为主导的实验哲学思想,机械论医学模式逐渐形成。机械论医学模式的主要代表人物是法国哲学家、科学家笛卡尔(R. Descartes,1596—1650)和法国医生拉美特里。笛卡尔认为动物和人体是具备各种功能的精密机器,所有的生理功能都可以解释为物质微粒运动和由心脏产生的热运动。拉美特里认为"人体是自己发动自己的机器,疾病是机器某部分失灵,需要修补完善"。自此,人类对医学的探究进入实验科学和机械理论时代,形成了近代用"力"和机械运动去解释一切自然现象的形而上学的机械唯物主义自然观。

机械论医学模式促使人们从物质与运动角度去观察人体、解释疾病,把医学由经验医学引向实验医学时代,把实验方法应用到医学领域,促进解剖学、生理学、病理学等学科的迅速发展,对现代医学影响深远。但它也具有一定的局限性,人们多利用机械观来解释一切人体现象,同时忽略了人的生物性、社会性及心理复杂性。

4. 生物医学模式 19世纪以来,免疫学、病理学、生物化学、组织胚胎学、分子生物学等生命学科相继问世,为解决医学领域的重大难题提供了必要的技术支撑和科学依据,推动了整个医学由经验医学、实验医学走向现代医学的进程。人们对机体的变化、生命现象、健康和疾病有了更科学的认识,以生物医学为基础的近代生物医学模式诞生。生物医学模式追求因果性规律,用"观察、假设、求证、结论"的逻辑来解释、诊断、治疗和预防疾病。生物医学模式把人当作生物体进行解剖分析,致力于寻找每一种疾病特定的病因和病理生理变化,并研究相应的生物学治疗方法。其主要特点是认为病因和症状存在线性关系,使用还原法解释特异性,在疾病的各个研究领域都寻求特定的解释和处理方式。生物医学模式在特定的历史阶段对防治疾病、维护人类健康作出了巨大贡献,比如在疾病控制和疾病预防方面:外科学应用消毒灭菌术,显著降低术后感染率;麻醉剂的发明和应用解决了疼痛难题;抗菌药的问世,有效地控制感染;人们运用灭菌杀虫、预防接种和抗菌药"三大法宝",战胜急性传染病和寄生虫病。直到现在,生物医学模式仍然是医学界占统治地位的思维方式,也是大多数专科医生观察处理其领域问题的基本方法。

随着时间推移,人们发现生物医学模式只注重局部而忽视整体,把人体疾病分解成器官疾病,无法关注到患者的心理问题,很少将患者的疾病和心理、社会环境等因素联系;未能关怀、理解患者并解除病痛,逐渐导致医患关系疏远和紧张。

5. 生物-心理-社会医学模式　生物-心理-社会医学模式的概念是 1977 年由美国专家恩格尔（G. L. Engel）在《科学》杂志上正式提出。该模式认为人的生命是一个开放系统,通过与周围环境的相互作用以及系统内部的调控能力决定健康状况,它是在生物医学模式的基础上形成的一种多因多果、立体网络式的医学模式。它要求把人看作一个具有生物属性和社会文化属性的整体,把人和其所处的自然环境和社会环境看作一个整体来考虑。该模式把人类医学思维模式从传统的生物医学思维模式中解放出来,促进人类以综合、系统的思维方式多层次、多方位、立体化地探索生命现象,掌握疾病的变化规律,正确处理医学难题。此外,该模式扩大了现代医学的研究范畴,将社会科学与自然科学有机结合,促使人们从社会、心理因素的角度研究和解决医学问题;丰富了预防医学的内涵,促进了公共卫生事业的发展。它不仅对疾病的病因分析、诊断与治疗意义重大,而且在疾病预防控制、健康促进方面都有十分重要的指导作用。生物-心理-社会医学模式是目前为止比较符合唯物辩证法的医学模式,但随着人类社会的进步、医学科学的发展和人们认识能力的不断提高,这一模式仍需不断完善。

(四) 医疗费用的快速上涨、卫生资源的不合理配置与利用

20 世纪 60 年代开始,世界各国都面临医疗费用的过快增长问题,其主要原因是高技术医学的发展和人口老龄化。高技术医学的发展伴随着医疗投入的急剧增长,但对改善人类总体的健康状况却不甚理想,即成本的投入与其实际效果/收益相差较大。我国整体住院率由 2013 年的 9.0% 上升至 2018 年的 13.7%,农村地区增幅高于城市地区。居民在 45 岁之后,随着年龄增长住院率增高;各年龄阶段居民中,住院率最高的是 65 岁及以上老年人,从 2003 年的 8.4% 上升到 2018 年的29.2%。据 2018 年全国卫生服务调查数据显示:老年人慢性疾病经济负担前五位的疾病种类为循环系统疾病(32.8%)、肌肉骨骼及结缔组织疾病(19.5%)、恶性肿瘤(13.7%)、呼吸系统疾病(7.9%)、内分泌营养和代谢性疾病及免疫性疾病(5.6%)。其中,循环系统疾病占比最大,主要包括脑血管病、缺血性心脏病、高血压等。从长远发展来看,我国经济 GDP 增速将趋缓,但人口老龄化程度却持续加深。因此,要应对人口老龄化背景下医疗卫生费用的支付压力,需要考虑医疗卫生资源的优化配置,即要优化资源在机构和技术人员之间的分配比例,优化医疗诊疗机构和公共卫生机构资源配置比例,使得医疗卫生资源配置既能有效满足人民群众的医疗服务需求,又能发挥公共卫生的疾病预防控制作用,降低患病率,提高健康水平,降低医疗卫生费用的支出。

据估计,我国 85% 以上的卫生资源用于 15% 的危重患者的诊疗费用,而仅有 15% 的卫生资源用于大多数人的基层医疗和公共卫生服务。这种不合理的卫生资源分布直接导致专科医学因"过度医疗"而费用暴涨和医源性疾病频发。因此,人们迫切要求改变现行的医疗服务模式,合理利用有限的医疗卫生资源,从而获得及时、方便、价廉的医疗服务。

(五) 家庭结构的变化

家庭是人们基于情感、血缘、法律系统而构成的社会最小单位的生活共同体,是家庭成员健康保健的重要场所。人们的健康问题时刻都受到家庭的影响。随着社会的变迁与观念的转变,家庭的规模、结构、职能和生活周期等发生显著变化,对家庭成员的健康也产生了重要影响。

随着都市化和工业化的发展,家庭结构日趋简单、家庭规模不断缩小,核心家庭的数量明显增加,核心家庭成为都市家庭的主要形式;而联合家庭、主干家庭的数量明显减少。传统的家庭观念受到猛烈冲击,孤寡老人或独居老人逐渐增多,家庭的一些功能逐渐转向社会。家庭人口的减少,

家庭成员之间的关系更加密切,成员更多地关注家庭的健康。家庭成为开展自我保健最主要的场所。开展"以家庭为单位的照顾"是全科医学的一项重要原则,需要大量全科医生走进家庭来提供健康照顾和服务。

2020 年第七次全国人口普查结果显示:全国共有家庭户 49 416 万户,家庭户人口为 129 281 万人;集体户 2 853 万户,集体户人口为 11 897 万人;平均每个家庭户的人口数为 2.62 人,比 2010 年的 3.10 人/户减少了 0.48 人/户。家庭户规模继续缩小,主要受我国人口流动日趋频繁、住房条件改善、年轻人婚后独立居住等因素影响。这表明:家庭结构呈简单化趋势,"两代家庭"已成为主体。家庭结构的简单化导致家庭因资源缺乏而削弱了应对紧张事件的能力,明显减弱了家庭为其成员提供躯体方面和精神方面照顾的能力,与家庭有关的健康问题也日渐增多,家庭及其成员越来越需要得到全科医生的指导和帮助。

随着家庭规模缩小和家庭结构的简单化,传统家庭所特有的抚养、赡养、保障等重要职能逐渐转向社会,家庭成员对医务人员的依赖程度不断增加。这要求医务人员不仅必须具备处理与家庭有关的问题以及提供家庭保健技能,而且必须承担起某些丧失的或弱化的家庭职能。在家庭养老职能削弱、社会养老机构尚未健全的今天,只有全科医生才能为个人和家庭提供完整有效的医疗保健服务。随着经济的发展和人口预期寿命的延长,家庭生命周期也在延长,尤其是夫妻双方进入中老年阶段后,家庭问题和自身的健康问题逐渐增多,是家庭生命周期中生活事件的高发时期,这一时期的各种生理疾病和心理疾病接踵而至,因此中老年保健服务成为全科医生的重要工作内容。

二、全科医学发展简史

医学起源之初基本不分科,那时候的医生大多是通科医生;到 20 世纪上半叶,医学专科化发展,人们开始熟悉内、外、妇、儿的分科方式。随着医学的专科化发展,医生们对于疑难急症的诊治能力越来越强;然而医生在攻克各种疾病的同时,忽视了患者本身的需求,患者不能在诊疗过程中得到应有的关怀与关注。现代"全科医生"在这样的情况下应运而生,全科医生(家庭医生)也开始逐步组织成立自己的学术组织。

(一) 通科医学发展史

1. 近代的通科医生　全科医学是在通科医疗的基础上发展起来的。18 世纪欧洲向北美大陆的"移民"中,部分医生也迁移到了美洲。然而为数甚少的医生无法满足大量移民的医疗需求,医生不得不打破原有的行业界限,从事内科医生、外科医生、药剂师等多样化的工作,以尽可能多而且全面的方式服务患者,于是通科型医生出现了。

通科医生诞生于 18 世纪的美洲,命名于 19 世纪的欧洲。在西方,中世纪以前,医生并不是一个正式的职业,多数是牧师、商人或手工业者通过学徒的方式获得医疗技能,并作为副业为公众提供疾病治疗的服务。这些人成为早期医生职业的雏形,被称为治疗者。18 世纪初期,欧洲开始出现少数经过正规训练且以行医为终身职业的医生,这些医生仅为少数富人和贵族阶层服务,被称为"贵族医生"。18 世纪中期,随着社会阶层等级日渐模糊和人们对医疗服务的要求日渐提高,一些"贵族医生"以个人开业的方式面向公众提供医疗服务,他们与公众接触频繁、关系密切、深受民众欢迎并得以迅速发展。19 世纪初,英国的 *The Lancet* 杂志首次将这类具有多种技能的医生称为"通科医生"，从此，通科医生这一称谓被广泛使用，通科医疗得以迅速发展。尽管当时通科医生的水平不高，但通科医生能帮助解决社区居民及其家庭的一般健康问题，受到居民的尊敬，在社区享有很高的威望。医学生毕业后若通过了内科医疗、药物、外科及接生技术的考试，可获得"通科医生"的开业资格。在 19 世纪，医生中占比 80% 左右都是通科医生。到 19 世纪末，通科医生仍占据西方医学的主导地位，有人将 19 世纪欧洲和北美的医学发展称为"通科医生时代"。

2. 医学专科化与通科医疗的衰落　19 世纪基础医学的大发展奠定了现代医学的科学基础，新技术的使用和发展促进了临床医疗实践的分化。1910 年，美国著名教育学家 A. Flexner 对 Johns Hopkins 医学院的报告中肯定了该校将临床医疗、教学和科研融为一体的新型教育模式。此后，欧美各医学院校便按照专科医生培养模式重新组织教学，不再尽力培养多面手的通科医生，医学科学研究逐渐在以医院为主体的临床医疗中占据了中心位置，从此医学便开始了意义深远的专科化进程。专科医疗服务模式的成功，大大提高了医院专科化和医学科研机构的发展；而有高科技加持的诊治手段更是帮助专科医疗服务达到了空前的繁荣。

20 世纪以来，科学技术的进步促使医学的迅猛发展。1910—1940 年是第一次专科化发展的高潮。1917 年，美国眼科协会率先成立，其他专科医学会及相应的住院医师培训项目相继建立，具有相当规模提供专科化服务的综合性医院遍布各大城市，城市、医院、专科医生成为医学进步的标志。20 世纪 40 年代末至 20 世纪 60 年代末，各种专科、亚专科的委员会相继成立。医院提供越来越丰富的服务的同时，医生的分科也越来越细。医学研究的对象逐渐从人体系统、器官、组织、细胞到亚细胞和生物大分子层次，从宏观世界向微观世界的深入研究使疾病在生物学方面得到精确的定位，形成了众多的二级学科。医学专科对疾病进行了详尽的分类和研究，运用各种高技术手段，形成一系列有效的治疗方法。因此，人们对医院和专科医生的崇拜也达到了前所未有的高度，而社区中的通科医生被日益冷落，通科医疗逐渐萎缩。到 20 世纪 40 年代末，仅有不到 20% 的通科医生还在社区工作。到 20 世纪 50 年代末，专科医疗已经占据了卫生服务行业的主导地位，而通科医疗面临衰亡。

3. 专科医疗局限性的显现与通科医疗的复兴　随着专科化的过度发展，其服务模式的内在缺陷也逐渐引起人们的关注。从 20 世纪 50 年代后期起，由于人口老龄化进程和慢性病、退行性疾病患者的增多，基层医疗保健的重要性重新显现；老年人易于同时罹患多种疾病，需要一大批医生在社区和家庭环境中长期陪伴、照顾老年人的健康问题，社会对通科医生的需求开始增加。1947 年，美国成立了通科医疗学会，1971 年，该学会更名为美国家庭医师学会（American Academy of Family Physicians，AAFP）。1968 年，美国家庭医疗委员会（American Board of Family Practice，ABFP）成立，并于 1969 年成为美国第 20 个医学专业委员会，标志着全科医学学科的正式建立。在美国，"家庭医师"（family physician）提供的服务即"家庭医疗"（family practice）；家庭医师提供家庭医疗服务的医学知识基础或学科体系，称为"家庭医学"（family medicine）。

与此同时，英国与英联邦国家也和美国一样，建立了一个新型学科及其培训制度；此后在中国香港地区也建立了这一专业学科。为了改变人们对"通科医生"只通不专、缺乏专业训练的印象，将"general"的译文从"通"改为"全"，以示其服务全方位、全过程的特点。这样，全世界范围内出现了"全科医生"和"家庭医生"这样同一类医生而拥有两个不同名称的称谓。1972 年，世界全科医师组织（WONCA）在澳大利亚墨尔本正式成立。1994 年，中国成为 WONCA 的正式成员国。

WONCA 为世界全科医生提供学术和信息交流的平台,大大推动了全科医学在世界各地的发展。

(二)国外全科医疗发展现状

1. 美国　在美国,家庭医师大多以个体或群体形式开业:在社区开办家庭医师诊所;在大医院的家庭医学科从事医疗与教学活动。家庭医生为社区居民提供一种基本的医疗保健服务:当社区居民的身体出现不适时,首先到自己的家庭医生那里就医,家庭医生提供的服务内容非常广泛,包括家庭医疗、预防接种、儿童及老年保健、营养指导、精神卫生等。目前在美国,大部分疾病可以经家庭医生治疗后得到治愈或进入稳定期;当家庭医生无法处理某些危急重症或慢性病的急性期时,可将患者转到专科医生或专科医院处就诊。因此,家庭医生和专科医生、专科医院的关系密切,帮助需要转诊的患者获得专科医院和专科医生更好的诊治。

美国目前的商业医疗保险形式为管理保健。保险公司为投保人购买医疗服务;每位参保人选择保险公司名单下的家庭医生,或被分配给一名家庭医生;保险公司按比例将保费预付给家庭医生。在预付保费的情况下,家庭医生提供医疗服务的同时,需严格审核患者的转诊指征。家庭医生成为这一模式下的核心角色,成为参保人与保险公司的"双重守门人"。随着家庭医生素质的提高和能力的增强,越来越多的民众选择由家庭医生提供的基本医疗服务。

美国家庭医师学会(AAFP)是美国家庭医生的全国组织,是美国最大的全国性医学组织之一,其会员超过 10 万人。AAFP 的宗旨是促进和维持家庭医生服务的高质量标准,使之能向公众提供连续性综合性的卫生保健。

2. 英国　英国是世界上最早实行国家医疗卫生服务体制的国家,其宗旨是让英国居民(不论性别、年龄、文化和宗教)享受条件允许的最好的免费医疗服务。1944 年,英国国家卫生法令提出应该对每个人提供广泛的医疗服务;卫生服务费用应该全部或大部分由国家从税收中支出;卫生服务应由社区基层卫生保健服务和医院服务两部分组成,其中,基层卫生保健由以全科医生为主的基层卫生保健队伍承担,社区服务由当地政府提供支持。医院实施二、三级医疗保健,由专科医师提供服务。国家卫生服务的原则是使不同地区、不同阶层的民众都有同等机会得到有效的卫生服务。1948 年英国建立了国家卫生服务体系(national health service,NHS),规定凡是英国公民、医疗互惠国的居民、在英国居住 6 个月以上的民众均有享受权。NHS 主要包括两方面:一是以社区为基础的基本医疗保健服务(community-based primary health care),在基本保健服务下英国居民可以选择自己的家庭医生,家庭医生为其提供初级健康保健;二是以医院为基础的专科医疗服务(hospital-based specialist services),这一医疗服务由专科医生承担,处理家庭医生转诊的病例、一些重大的意外事故及急诊者。

英国全科医生为其注册的患者提供全过程、全方位的基本医疗服务,内容包括疾病诊治、健康保健、疾病监测、患者转诊等。全科诊所是患者接触医疗卫生保健系统的第一站。全科医生与患者之间实行双向选择,每个全科医生平均注册 2 000 名居民,按注册的居民数、服务范围及其质量,全科医生获得相应报酬。

3. 澳大利亚　澳大利亚是全球卫生体系比较完善、卫生绩效比较满意的国家之一,澳大利亚的基层医疗保健承袭了英国的传统。1984 年,澳大利亚建立了全民医疗保险与私人医疗保险相结合的医疗服务体系,规定了联邦政府、州政府、社会团体和个人对健康的责任,保障了公民的基本医疗需要,体现了国家和政府对公民健康的责任和义务。政府承担着绝大多数的卫生支出,澳大利亚卫生总支出占国内生产总值的 9% 左右。澳大利亚医疗服务体系分三级:初级是全科医生服务;二级是从全科医生转诊的专科医生服务和医院服务;三级是主要以专科医生为主,兼顾教学、科研的高级医院服务。在澳大利亚看病,如果首先去看全科医生,国民医疗保险可支付全部或大部分的诊费。患者只有通过全科医生转诊才能获得有政府资助的专科医生服务,通过转诊或者医院急诊才能得到免费的公立医院服务。

1958 年澳大利亚成立皇家全科医生学院(RACGP),它是独立的全科医生行业组织,负责全科诊所认证标准,全科医生职业前、中、后继续教育培训及考核标准,组织全科医生职业考试及全科医学相关标准的制订,并提供全科医生教育培训平台等。

在澳大利亚,医学生毕业后如果想成为一名全科医生,需经过 1 年的实习医生培训,之后通过执业医生考试,申请成为住院医生,并经过 1~2 年的住院医生培训后,才能向 RACGP 申请进入全科医生/专科医生职业培训。全科医生的职业培训共 3 年,第 1 年主要在综合性大医院中轮转,学习内、外、妇、儿、创伤和急救等诊疗技术;第 2~3 年的培训主要在社区全科诊所中完成,从事全科医疗、社区卫生、预防保健等工作。同时对将在农村及边远地区工作的全科医生增加 1 年的培训时间,学习麻醉、急救、土著人疾病、诊疗器械应用等知识技能。完成全科医生职业培训后,需通过 RACGP 的资格考试,才能获得全科医师资格。此后,全科医生还要接受由澳大利亚皇家全科医生组织的继续医学教育,每年有 4 周左右的脱产培训。全科医生每 3 年需参加国家组织的继续医学教育的考核和评估,合格者方能再注册、行医。

(三)国内全科医学的发展与前景

国内全科医学的引入与发展

(1)国内全科医学的引入:20 世纪 80 年代后期,首都医科大学将全科医学概念引入内地。1989 年,首都医科大学成立了中国大陆第一个全科医师培训中心。1989 年 11 月,北京市率先成立北京市全科医学学会。1993 年 11 月,中华医学会全科医学分会成立,标志着我国全科医学学科的诞生。1995 年 8 月,中华医学会全科医学分会正式成为世界全科医师组织成员,同时在北京等地区开始尝试进行全科医疗的临床实践活动。首都医科大学 1996 年成立全科医学教研室,2006 年成立北京市全科医学培训中心。2003 年,中国医师协会全科医师分会成立,致力于全科医师制度建设和全科医生培养工作。中国全科医学的发展不仅得到了 WONCA 的直接支持,还得到了美国、英国等多个国家和地区全科医学专家的技术支持,国内有部分地区开始尝试全科医疗的实践活动。总体来说,这一时期的全科医学处于概念传播、理论探讨和实践试点阶段。

(2)国内全科医学的发展

1)形成适宜全科医学发展的政策环境:1997 年 1 月,中共中央、国务院《关于卫生改革与发展的决定》中明确提出"要加快发展全科医学,大力培养全科医生",这是推进我国全科医学发展的重要标志。1999 年 12 月,卫生部召开"全国全科医学教育工作会议",正式全面启动全科医学教育工作。之后,国家先后制定一系列全科医学教育、培训,以及全科医师专业技术资格与注册管理的相关具体政策规定,提出了我国全科医学教育发展目标,全科医师的培训开始进入规范化发展阶段。2006 年,国务院召开全国社区卫生工作会议,同时印发《国务院关于发展城市社区卫生服务的指导意见》。强调要加强高等医学院校的全科医学、社区护理学科教育,积极为社区培训全科医师、护士,鼓励高等医学院校毕业生到社区卫生服务机构工作。之后,中央编办、国家发展改革委、人事、财政、社保、民政、卫生、教育等相关部门下发了9个配套文件。在全科医学学科建设与教育培训方面,要求医学院校开设全科医学课程,有条件的医学院校要成立全科医学系,将全科医学发展纳入学校重点建设学科整体规划之中;加强全科医学教材建设,组织医学生到社区卫生服务中心(站)进行见习或实习等。

2009年,《中共中央 国务院关于深化医药卫生体制改革的意见》提出了"有效减轻居民就医费用负担,切实缓解'看病难、看病贵'问题"的近期目标,以及"建立健全覆盖城乡居民的基本医疗卫生制度,为群众提供安全、有效、方便、价廉的医疗卫生服务"的长远目标。为此,需要健全基层医疗卫生服务体系,加强基层医疗卫生人才队伍建设,特别是全科医生的培养培训,着力提高基层医疗卫生机构服务水平和质量。转变基层医疗卫生机构运行机制和服务模式,完善补偿机制。逐步建立分级诊疗和双向转诊制度,为群众提供便捷、低成本的基本医疗卫生服务。对长期在城乡基层工作的卫生技术人员在职称晋升、业务培训、待遇政策等方面给予适当倾斜。完善全科医师任职资格制度,健全农村和城市社区卫生人员在岗培训制度,尽快实现基层医疗卫生机构都有合格的全科医生。

2017年,国家卫生和计划生育委员会印发《"十三五"全国卫生计生人才发展规划》,提出主要任务有:加强基层中医药人才队伍建设,统筹农村、社区中医药人才培养;加快全科医生队伍建设步伐;加强全科医学学科建设,加大全科医生培养力度,大力加强全科专业住院医师规范化培训,推进助理全科医生培训,继续实施全科医生转岗培训和农村订单定向医学生免费培养。预计到2020年,全科医生达到30万以上。

2018年1月,国务院办公厅发布《国务院办公厅关于改革完善全科医生培养与使用激励机制的意见》,指出:到2020年,适应行业特点的全科医生培养制度基本建立,适应全科医学人才发展的激励机制基本健全,全科医生职业吸引力显著提高,城乡分布趋于合理,服务能力显著增强,全科医生与城乡居民基本建立比较稳定的服务关系,城乡每万名居民拥有2~3名合格的全科医生。到2030年,适应行业特点的全科医生培养制度更加健全,使用激励机制更加完善,城乡每万名居民拥有5名合格的全科医生,全科医生队伍基本满足健康中国建设需求。

这一系列文件的出台,有效改善了我国全科医学发展的政策环境,推进了全科医生制度的建立。

2）我国全科医生制度的建立:2011年7月,国务院颁发《国务院关于建立全科医生制度的指导意见》(以下简称《指导意见》)。《指导意见》要求,力争到2012年使每个城市社区卫生服务机构和农村乡镇卫生院都有合格的全科医生;再经过几年努力,到2020年,基本形成统一规范的全科医生培养模式和"首诊在基层"的服务模式,基本实现城乡每万名居民有2~3名合格的全科医生,更好地为群众提供连续协调、方便可及的基本医疗卫生服务。《指导意见》要求改革全科医生执业方式。全科医生可根据需要多点注册执业,可以在基层医疗卫生机构全职或兼职工作,也可以开办诊所。推行全科医生与居民建立契约服务关系。加强全科医生服务质量监管,并与医保支付、基本公共卫生服务经费拨付挂钩。创新全科医生激励政策和方式。建立以按签约居民数获得服务费为基础的新激励机制,完善到艰苦边远地区工作的津补贴政策。拓宽全科医生职业发展路径,完善职称晋升办法。

3）从无到有,设置全科医师的中级、高级职称:随着我国社区卫生服务的广泛深入开展和全科医学人才发展的需要,我国部分地区制定了全科医师职称系列和职称晋升标准。《关于深化职称制度改革的意见》放宽了对论文、外语和计算机的要求,并探索把工作总结、教案、病历、工程方案、专利成果等成果形式替代论文要求。改革意见的提出更有利于基层全科医生的晋升发展。有数据显示,截至2007年,全国晋升全科医学专业技术资格人员总计10 670人,其中中级专业技术资格9 826人,高级专业技术资格844人(主任医师65人,副主任医师779人)。自2001年起,参加全科医学中级专业技术资格考试的考生人数逐年增加,年龄呈年轻化趋势,学历层次逐步提高。全科医生在岗人数逐年增多,全科执业注册有关调查显示,截至2007年,全国有19个省(自治区、直辖市),包括新疆生产建设兵团开展了全科医学专业临床执业注册工作,注册全科执业范围的临床医师共计6 321人。2017年《"十三五"全国卫生计生专业技术人员培训规划》指出目前全科医生增加明显,达到18.9万人,初步实现每万城乡居民平均有1名全科医生的阶段性目标。

4）全科医学发展与社区卫生服务发展相辅相成:社区卫生服务(community health service)是城市卫生工作的重要组成部分,建设和发展城市社区卫生服务体系是我国近年卫生改革,解决群众"看病难、看病贵"问题的重要举措。社区卫生服务是一种以社区居民卫生服务需求为导向,由政府主导,社区参与的基层医疗卫生服务。它不是一个学科,而是一种基层医疗卫生服务的新模式。全科医学的发展与社区卫生服务的开展相辅相成。全科医学是为社区卫生服务队伍培养业务和管理骨干的医学专业学科。经过全科医学培养的合格全科医生,是社区卫生服务的主力军;由全科医生提供的全科医疗服务代表了社区基本医疗服务发展的最佳模式。因此,根据社区卫生服务发展的需要,培养高素质的全科医生是我国全科医学发展的重要任务之一。

5）初步建立全科医学教育体系:我国1989年开始全科医学教育培训试点,1999年正式启动全科医学教育培训工作。目前,已经基本建立全科医学教育培训体系,包括高等院校医学本科生全科医学知识教育、全科医学住院医师规范化培训、全科医师岗位培训和转岗培训、全科医学继续教育、全科医学专业学位研究生教育、全科医学师资培训等。为保证教育培训工作的顺利开展以及保障教育培训质量,国家相关部门出台了相关文件,要求建立全科医学培训基地,并组织专家编撰相关教材。

早在我国全科医学教育培训工作正式启动之始,《关于发展全科医学教育的意见》(2000年)即明确提出:"在充分利用现有教育资源的基础上,选择有条件的高等医学院校或培训中心,逐步建立起以国家级培训中心为龙头,省级培训中心为骨干,临床及社区培训基地为基础的全科医师培训网络。"2006—2007年,卫生部组织专家评审,认证34家全科医学专科医师培训试点基地,卫生部毕业后医学教育委员会印发《全科医学科专科医师培训基地细则》。2011年,国家发展改革委下达全科医生临床培养基地建设项目中央预算内投资计划,安排中央预算内投资20亿元,用于支持我国29个省(自治区、直辖市)及新疆生产建设兵团进行全科医生临床培养基地建设,旨在依托现有医疗卫生资源,建设一批规范化的全科医生培养基地。原卫生部医疗卫生服务监管司出台了《全科医生规范化培养基地认定和管理办法(征求意见稿)》,拟在全国建设100余个全科医生规范化培养基地。2017年《"十三五"全国卫生计生专业技术人员培训规划》指出:在全科专业住院医师规范化培训基础上,进一步加大全科医生培养力度。通过全科专业住院医师规范化培训、助理全科医生培训、转岗培训、农村订单定向医学生免费培养等途径,到2020年,培养全科医生15万名以上。支持综合性医院部分专科医生和符合条件的乡村医生经培训合格后转岗为全科医生。随着全科岗位职业吸引力的增强,适时扩大全科专业住院医师规范化培训和助理全科医生培训的招收规模,增加合格全科医生供给。建立由综合医院牵头、基层实践基地和高等医学院校、有关专业公共卫生机构共同参与的全科培训体系,加强师资队伍和基层实践基地建设,提高培训水平。

三、全科医学发展面临的机遇与挑战

我国医疗改革的工作重心是"保基本、强基层、建机制"。其中,"强基层"就是强化城乡基层医疗卫生服务机构的服务能力。2017 年初,国家卫生计生委印发《"十三五"全国卫生计生人才发展规划》,提出:"十三五"期间,我国将大力加强全科专业住院医师规范化培训,推进助理全科医生培训,继续实施全科医生转岗培训和农村订单定向医学生免费培养。

全科医生在新技术面前必须不断提升自身能力;全科医学作为一个专业,必须通过不断研究以完善本学科的知识体系。全科医生服务水平需要全面提高,以适应人民群众的基本医疗卫生服务需求。展望未来,全科医生在继续保持以个体为服务对象的医疗保健特征的同时,必须不断开拓新的有竞争力的领域。由于基层医疗卫生服务体系可确保在最经济的地点提供医疗保健服务,可以预料中国未来在贴近患者、医学发展、技术应用等方面将出现竞争趋势。与世界上其他国家一样,中国也将日趋显露推进全科医学加速发展的若干趋势:一是随着新的昂贵的诊断与治疗方法的日益增多,卫生保健的费用定额配给已成为现实问题;二是保健地点逐渐从医院向社区转移。与此同时,越来越强调患者在医院之外治疗或者使院内患者能够尽早出院,这也意味着要对更多的老年人、慢性病患者、复合疾病患者和晚期疾病患者提供全科医疗照顾。而且,全科医疗也将受到新技术、新进展的影响,全科医生将实现医疗记录及决策分析的数字化、信息化。

根据我国现阶段医疗卫生服务要求,我国全科医学发展面临的主要挑战包括以下几点:

1. 学科建设　目前,我国医学院校对全科医学学科发展的重视程度仍然不够;如何建设全科医学系或学院尚在探索阶段;还没有普遍开设面向全体医学生的全科医学必修课;高等院校附属医院、住院医师规范化培训基地、基层卫生机构的全科医学学科建设尚不规范;全科医疗、教学、科研工作如何开展还存在诸多待解决的问题。

2. 师资队伍建设　全科医学师资匮乏,教学能力薄弱,教学经验不足;全科医学学科带头人及骨干的培养明显滞后;其他临床专科兼职教师的教学积极性不高。

3. 人才培养　我国全科医生数量缺口仍较大,按照"2023 年城乡每万名居民有 5 名合格的全科医生"的目标,我国还缺少至少 26.5 万名全科医生,全科医生和初级卫生保健人员的数量明显不足,而各种专科、亚专科的医师却相对过剩;全科医生培养体系有待进一步完善,特别是在标准化和规范化方面;全科医生培养质量参差不齐,水平有待进一步提高,目前"5+3"住院医师规范化培训出来的全科医生较少,仅约 7 万人;全科医生岗位胜任力还需提升,基层全科医生待遇低,职称晋升难,职业发展路径不清晰,适应全科医生特点的人事薪酬制度尚需完善与落实。

4. 科学研究　目前我国的全科医学研究存在多中心联合研究太少,高级别课题研究(如国家自然科学基金等)、高水平科研文章相对较少,基层医疗卫生服务机构对科研重视不够,全科医生整体科研能力薄弱等问题。

5. 社会服务　目前基层全科医疗服务尚不规范,服务质量参差不齐;全科医疗服务模式有待进一步优化,服务效率有待进一步提升。综合医院医学科和基层全科医学科联动机制有待探索与明确。

第二节　中西医结合全科医学的哲学基础

一、中医全科的哲学基础

战国至秦汉时期，"诸子蜂起，百家争鸣"，中国古代哲学得以长足发展，气一元论、阴阳学说、五行学说等盛行于天文、地理、历法、政治、经济、兵法、农业等自然科学和社会科学等领域，并对中医学理论体系的形成产生深刻影响。

中医学运用气一元论、阴阳学说、五行学说解释关于宇宙物质性和运动变化的思维模式，归纳总结医学知识及临床实践经验，构建中医学独特的理论体系，从而认识人类生命的发生，阐释人体形态结构及功能活动，辨析疾病发生的原因和机理，制定养生和诊治的规律和原则。

(一) 气一元本体论

古代哲学家认为，气是存在于宇宙之中的无形而运动不息的极细微物质，是宇宙万物的共同构成本原，由此形成"气一元论"思想。气一元论是古人认识和阐释物质世界的构成及其运动变化规律的宇宙观。

气一元论的内容主要包括气是构成天地万物的共同原始物质、气是天地万物相互联系的中介、气的运动是万物变化的根源。许多著作有元气为天地万物本原的论述，如《春秋公羊解诂》："元者，气也。无形以起，有形以分，造起天地，天地之始也。"《管子·内业》："凡人之生也，天出其精，地出其形，合此以为人。"中医学从气是宇宙的本原，是构成天地万物的基本物质这一观点出发，认为气也是生命的本原，是构成生命的基本物质。气是天地万物的共同本原，天地万物之间又充斥着无形之气，无形之气与有形实体进行着各种形式的交换活动，因而成为天地万物相互联系、相互作用的中介物质。同类事物之间存在着"类同则召，气同则合，声比则应"，如乐器共振共鸣、磁石吸铁、日月吸引海水形成潮汐，皆属于自然感应现象。事物之间相互感应是通过气作为传递信息的中介而实现的。气的运动是万物变化的根源。气的运动是物质世界存在的基本形式，古人以气的聚散运动说明天地的形成。如"气块然太虚，升降飞扬，未尝止息……为风雨，为雪霜，万品之流形，山川之融结，糟粕煨烬"，天地万物生灭终始皆是气之升降聚散运动的表现，气不断运动变化，形成自然界一切事物的纷繁变化，生生不息。

古人在长期的生活实践和观察认识自然的过程中，抽象概括出了气的概念，并赋予其丰富的内涵，用于说明宇宙的本体，万物的起源、演化和各种自然现象，建立以气为本原的宇宙观。中医学由此构建气的理论，丰富发展气一元论，用以阐释人的生命活动，认识健康与疾病，指导诊断与治疗，成为中医学重要的理论基础和思维方法。近年来，有医务工作者将"气一元论"用于针灸辨经取穴，分析针灸临床常见问题，主要运用"天人相参"的整体观、"援物比类"的思维方式及"气化学说"三部分内容，如"阴阳经络，气相交贯，脏腑腹背，气相通应"之旨，充分发挥督脉贯脑调神和任脉引气归元的特点，突破循经取穴的局限性，回归"一元"本体，强调阴阳立论取穴。

总而言之，中医学在气一元论的指导下，把人体看成一个有机整体，同时也将人与自然看成一个不可分割的有机整体，既重视病，更重视人；既重视部分，更重视整体。气一元本体论阐明人体生理、病理，以及人与自然的关系，并用以指导诊断和治疗，体现了当时哲学对气的研究水平，奠定了中医全科医学形成的理论基础。

(二) 阴阳五行方法论

1. 阴阳学说指导临床 阴阳,指事物或事物之间相互对立的两种基本属性,既可标示一事物内部相互对立的两个方面,又可标示相互对立的两种事物或现象。阴阳学说是古人用以认识自然和解释自然变化的方法论。世界是物质的,物质世界本身是阴阳二气对立统一的结果。阴阳二气的相互作用及其运动变化,形成了事物的发生并推动着事物的发展和变化。阴阳学说融入中医学理论体系,广泛应用于阐释人体的生命运动,分析疾病的发生、发展和变化的机理,并指导疾病的诊断和防治,成为中医学理论体系的哲学基础,对中医学理论体系的发展影响深远。阴阳交感、对立、互根、消长、转化、自和,从不同角度说明阴阳之间的相互关系及其运动变化规律。阴阳交感是阴阳之间不断发生交互作用的前提,是天地万物化生的基础;阴阳的对立、互根是事物两个方面的固有属性,说明阴阳之间对立统一、相反相成的关系;在阴阳对立、互根的基础上,阴阳的消长、转化体现事物的量变与质变过程,说明阴阳的运动变化是使事物发生、发展、变化的内在动力;阴阳自和是阴阳自身通过彼此之间制约和互用,自我调节以维持相对、动态的平衡。中医学运用阴阳学说,以辩证思维指导对具体事物的认识,阐明生命的形体结构、功能活动、病理变化、临床诊断、疾病防治以及养生康复等,奠定了中医学理论体系的基础。阴阳还是八纲辨证之首,临床常可根据阴阳学说来辨别治疗:如阳明病,不论其经证还是腑证,都是阳盛的结果。若邪热燔炽在经,出现大热、大汗、大渴、脉洪大等症者,治以辛寒清热,用白虎汤。若邪热结聚在腑,出现潮热、谵语、腹满痛,大便秘结或无大便者,治以苦寒攻下,依其轻重缓急,选用三承气汤。又如外感温病,邪热壅肺,出现发热、出汗、喘咳、口渴、脉数等症状者,治以宣泄肺热,用麻杏石甘汤。诸实热证,症见壮热、烦渴神昏、谵语、腹胀拒按、喘喝气粗、便秘溲赤,舌红苔黄、脉数者,属阳盛病变,治以清泄阳热。

2. 五行学说指导临床 五行学说是以木、火、土、金、水五类物质属性及其运动规律来认识、解释世界,以及探求宇宙变化规律的方法论。五行学说的基本内容包括两个方面:一是五行生克制化的正常规律;二是五行生克的异常变化。古人运用五行学说,采用取象比类和推演络绎的方法,将自然与社会的各种事物或现象分为五类,并以五行之间生克制化关系来解释其发生、发展和变化的规律。五行对应五脏:肝-木、心-火、脾-土、肺-金、肾-水,经实践发现"五行-五脏"的配属十分巧妙,五行属性能体现出五脏的生理特性,五脏之气受五行生克的制约,生克制化失衡导致疾病的产生与病机传变。在中医五脏一体观的指导下,常用五行学说指导治疗内科疾病。如:心衰虽病位在心,但根据五行学说来解释(子病及母、母病及子、相乘相侮等),可涉及多个脏腑。心衰日久,心阳更亏,失于温煦,无以助脾升清,濡养心脉,心血不足,心不养神,神明失守,五脏不安。故治疗时,中医会考虑五行之间存在的相生相克关系,通过调整五脏之间的平衡来达到治疗效果。

(三) 天人合一自然观

"天人合一"是指人与自然环境、社会环境是一个有机的整体。"天人一体"言简意赅地表达自然气候、地理环境的变化可以直接或者间接影响人的生命和健康,中医学重视人和自然界的相互联系,关注人体自身的统一性、完整性。《黄帝内经》系统揭示了人与自然界之间的统一关系,为防治疾病提供了朴素唯物论和辩证法的世界观、方法论。中医全科医学将环境因素纳入医学的范畴,包括自然环境和社会环境,适宜的自然环境对人体健康有促进作用;反之,当自然环境剧烈变化、超过人体生理功能的适应范围时,会影响人的健康,甚至引起疾病的发生。而"天人合一"思想能够指导人们进行健康管理,依据自然生态节律,制定符合人体特点的四季养生措施,按照季节气候的变化养阴和养阳,如《素问·上古天真论》:"上古之人,其知道者,法于阴阳,和于术数,食饮有节,起居有常,不妄作劳,故能形与神俱,而尽终其天年,度百岁乃去。"

中医学的"天人合一"思想不仅增强了人们的养生意识,促进人与人、人与社会、人与自然和谐相处,还促进人们对疾病的整体性治疗和治未病能力。中医认为,人体疾病的发生,主要看邪气是否亢盛,正气是否亏虚,即"正气存内,邪不可干",强调人们平时要顾护正气,以预防疾病发生。当患者身体外感六淫之邪、内受七情干扰,加上正气亏虚,导致阴阳失衡,表现出已病状态,治疗就要既病防变,故有"见肝之病,知肝传脾,当先实脾"之说;疾病治愈后,需要继续养护一段时间,保证"病愈防复"。现代社会,由于疾病谱和死因谱的转变,慢性病已成为人类面临的最主要疾病,仅靠药物治疗远远不够;而治未病展现出其重要的生态医学价值,能够帮助人们提高自我健康能力。因而,治未病已成为中医学的优势和特色之一。

二、西医全科的哲学基础

西方哲学的源头——古希腊哲学与西方科学思想有着不可分割的联系,古希腊早期哲学是自然哲学,它把自然万物何以生成、何以存在作为哲学的基本问题,提出第一个哲学范畴"本原"。古希腊哲学家德谟克利特认为:宇宙是由原子和虚空共同组成的。原子是内部充实且不可分割的微粒,它不生不灭,万物的变化只是原子的结合与分离;原子的数量是无限的,种类是无限的,形状和大小各异,且原子是永远运动着的,原子在虚空当中运动。古希腊原子论的实体、结构与分析的哲学思想,成为后来自然科学物本主义观点与还原论分析方法的渊源。与他同时代的西方医学家希波克拉底力求在自然界和人体中寻求疾病的原因,当时古希腊医学受到宗教迷信的禁锢,巫师们只会用念咒文、施魔法、进行祈祷的办法为人治病,宗教与习俗禁止尸体解剖。希波克拉底冲破禁令,秘密进行人体解剖,获得许多关于人体结构的知识。在雅典瘟疫暴发时,希波克拉底前往雅典一边调查疫情,一边探寻病因及解救方法,后来发现用火可以防疫。除此之外,希波克拉底积极探索人的机体特征和疾病成因,提出著名的"体液学说"。希波克拉底认为,人的机体是由血液、黏液、黄胆汁和黑胆汁这四种体液组成,它们在人体内的混合比例是不同的,从而使人具有不同的气质类型:多血质、黏液质、胆汁质和抑郁质。每一个人,生理特点以哪一种液体为主,就对应哪一种气质。先天性格表现,会随着后天的客观环境变化而发生调整,性格也会随之发生变化,为后世的医学心理疗法提供了一定指导基础。

16世纪,自然科学革命把西医学从希腊自然哲学中分化出来,走上科学的道路。它把人体看成是一个实物,采取还原论、分析方法去研究人体的物质基础、结构与功能。现代西医学的人体观认为:人体的结构分为四个层次(细胞、组织、器官和系统);人体共分为九个系统;人体的功能表现为新陈代谢、兴奋性和生殖等生理功能,它们相互关联、相互制约与相互作用。西医学正是从古希腊对人体的观点出发,用自然科学的方法对人体的结构与功能进行研究,取得了两项重大的科学进步:第一项是建立人体研究的科学基础。1543年,维萨里出版《人体的构造》,开创了真正的人体解剖学,为临床医师提供了第一本比较精确的解剖图谱。1628年,哈维出版《心血运动论》,从心脏和血管的作用研究血液的机械运动问题,标志着近代生理学的诞生。维萨里解剖学与哈维生理学的革命,为研究人体的结构与功能奠定了科学基础。第二项是提出了人体研究的科学方法。英国哲学家弗兰西斯·培根制定以实验为基础的归纳方法；法国哲学家笛卡尔提出以逻辑为依据的演绎方法；意大利物理学家、天文学家和哲学家伽利略把实验归纳方法与数学演绎方法结合起来，研究自由落体运动，成功地发现自由落体运动定律，这一方法成为物理学的基本方法。

随着自然科学的进步，19 世纪以来，西医学形成以物为本的医学观，它用"人体构造"的知识建立病理学及其解剖定位，用"菌毒传染"的知识建构起病原学和毒理学，用"药性分析"的化学成分知识建立其药理学和愈病之理。因而，西医学实际上可以归纳为一门研究疾病及其病因、病理与病位的科学。据此，西医学的治疗思想是针对疾病使用对抗性疗法，这往往能收到立竿见影的效果，也极大改善了世界人民的健康水平，但也会带来一些不良后果，如抗生素滥用导致耐药性增加；诊断用的医疗手段（医学仪器、疾病化验等）价格昂贵，增加患者的经济负担，等等。1996 年，世界卫生组织在《迎接 21 世纪的挑战》报告中就已经指出："21 世纪的医学，不应继续以疾病为主要研究对象，而应当以人的健康作为医学研究的主要方向。"

三、中西医结合全科的优势

我国传统中医学与现代医学两大医学体系并存。中医学在我国源远流长，深受国人的推崇和信赖。中医学重视人和自然界的相互联系，关注人体自身的统一性、完整性。全科医学则强调以人为中心、以家庭为单位、以社区为范围的诊疗思想和健康理念。中医学与全科医学在医学观上的相近之处，构成了中西医全科医学观的核心。

中西医结合全科医学作为一种创新的医疗模式，正日益受到关注与认可。这种模式将中医的整体观念、辨证施治与西医的精准诊断、科学治疗相结合，旨在为患者提供更加全面、个性化的医疗服务。中西医结合全科医疗模式的优势体现如下：

1. **综合治疗**　中西医结合全科强调"未病先防、既病防变"的中医理念与西医病因治疗的有机结合。通过综合运用中药、针灸、推拿等非药物疗法与西医的药物、手术、物理疗法等手段，针对患者的具体病情，制订个性化的综合治疗方案，实现多途径、多靶点干预，提高治疗效果。

2. **提高疗效**　中医注重调节人体内部环境的平衡，西医则擅长针对病原体或病变部位进行直接干预。中西医结合能够取长补短，在快速缓解症状的同时，从根本上改善患者体质，增强免疫力，从而显著提高疗效，缩短病程。

3. **副作用小**　相较于单独使用西药或中药，中西医结合治疗在减少药物副作用方面具有明显优势。中药多来自天然植物，其成分复杂，往往具有多靶点、多效应的特点，能够温和地调节机体功能，减少不良反应；同时，西医的精准用药也减少了不必要的药物暴露，两者结合使治疗更加安全有效。

4. **个体化治疗**　中西医结合全科医学强调"因人制宜、辨证施治"，充分考虑患者的年龄、性别、体质、病情等因素，制订个性化的治疗方案，以更好地满足患者的具体需求，提高治疗的针对性和有效性。

5. **资源优化**　中西医结合全科模式通过整合中西医学两种医疗资源，实现优势互补和资源共享。不仅提高了医疗资源的利用效率，还可促进医疗技术的交流与创新，为患者提供更加便捷、高效的医疗服务。

6. **降低费用**　在控制医疗费用方面，中西医结合全科也展现出独特优势。通过综合治疗减少不必要的检查和治疗，以及使用相对成本较低的中药和中医非药物疗法，可以在保证疗效的同时，有效减轻患者的经济负担。

7. 广泛适用性　中西医结合全科的治疗理念和方法适用于多种疾病和人群,包括慢性病管理、亚健康调理、康复治疗等多个领域。无论是急性疾病还是慢性疾病,无论是老年人还是儿童,都能从中西医结合的治疗中获得益处。

8. 促进康复　中医的养生康复理念与西医的康复治疗手段相结合,为患者提供更加全面的康复方案。通过中医的调理,增强患者体质,提高自我修复能力;同时,结合西医的康复训练和技术,帮助患者更快地恢复功能,提高生活质量。

第三节　全科医学与中医学的同一性

中医学历经数千年而不衰,至今仍在人类的医疗保健中发挥着不可替代的作用,是其自身哲学思想、医学理论、诊疗方法的科学性、先进性和优势所决定的。随着疾病谱的变化、老龄化社会的到来和健康观念的转变,中医学的优势与特色日益凸显。产生于 20 世纪 60 年代的全科医学,有别于现代医学专科化发展的趋势,提出了新的医学理念与医疗服务模式,与中医学十分相似,这就给中西医结合与发展带来了新的契机。中西医全科医学的建立和发展,是中医学适应时代和民众需要,发扬其特色和优势的又一次机遇。

中医学的基本理论与诊疗方法重视整体性、全面性和实用性,如天人合参的整体观、阴平阳秘的健康观、内外相因的疾病观、辨证论治的诊疗观、未病先防的预防观、药食并重的营养观、形神并调的养生观等。这些都在全科医学的体系中有所体现甚至基本一致,如"以人为中心""以社区为范围""以预防为导向""个体化照顾"等。全科医学的兴起,不但指导着现代医学从局部走向整体、从整体走向系统、从疾病走向健康,而且在很多方面与中医学逐步达成共识。因此,结合全科医学研究中医学,有助于加深对中医学的理解;同样,结合中医学研究全科医学,也能促进现代医学包括全科医学的发展,二者相得益彰。

(一) 医学思维

全科医学遵循生物-心理-社会医学模式,这种整体医学思维与中医学的整体观念非常一致。中医学的整体观念认为人是一个有机整体,人体与自然界也是一个密切联系着的整体。不仅人体本身是个有机整体,而且人生活在自然界和社会之中,与自然和社会的发展有着密切联系,因此自然、社会环境与人的健康、疾病息息相关。这种"天人相应"的整体理论,在全科医学中,则阐释为人所具有的双重属性——生物属性和社会属性,即人为自然之物,又为社会之人。生物医学的缺陷之一就是它忽视了人的社会属性,把人看作纯粹的生物体,把疾病视作偏离正常的可测量的生物变量。而现今影响人体健康的原因有营养、环境和行为三大因素,社会因素几乎成为所有疾病的最终原因,医学的发展需要从整体意义上正确、全面地把握健康和疾病的本质,将生物、心理、社会因素结合起来认识健康和疾病,因而传统的生物学模式逐渐被现代的生物-心理-社会医学模式所取代。全科医学提出的整体医学思想与中医学不约而同,回归到医学的本质,很好地弥补了生物医学模式的不足。

(二) 诊疗方法

全科医学的诊疗方法与中医学有相似性,主要表现在以下四个方面:

1. 整体性照顾 在中医学的整体治疗观与全科医学的生物-心理-社会医学模式的指导下,全科医疗与中医临床就不只是着眼于"病",而是着眼于"人"。疾病是受个体体质禀赋、季节气候、地理区域等多种因素制约和影响的复杂过程。因此,治疗时除了必须通过对症状、体征及实验室检查等有关资料进行分析,以找出和抓住疾病的主要矛盾外,还需进一步考虑各种影响因素,对处方用药做出适当调整,以提高治疗效果。这也就是中医所强调的因人制宜、因时制宜、因地制宜。另外,整体医学观认为健康的定义为阴阳的动态协调平衡,疾病则是这种平衡被破坏。因此,治疗从总体上说就是通过调整阴阳,以达到新的动态平衡,即《黄帝内经》所说的"谨察阴阳所在而调之,以平为期"。

2. 基层门诊治疗 全科医疗提出"以家庭为单位、以社区为范围"的诊疗特点。全科医学与中医学一样,均以基层门诊为主,同为基层百姓真正需要的医学。不可否认的是,中医学在现代发展中出现了本位特色缺失等现实问题。全科医学的理念趋向中医学,而在现代中医学却向生物医学靠拢,这是值得我们反思的。社区基层是彰显中医诊疗特色的最佳场所,开展社区中医药卫生服务也正是中医回归本位的最佳机遇。

3. 个性化诊疗 中医学认为人处于自然界和社会的动态变化中,影响其健康和疾病的因素是多方面的、十分复杂的,因此发病也因人而异。既然发病因人而异,那么治疗就不能千篇一律,所以中医学强调辨证论治,并在这种诊疗思维的指导下提出"因人制宜"的治疗原则。全科医学在临床实践中也逐渐发现了生物医学的局限性,承认个体发病的特异性,提出"以人为中心"及人性化照顾的原则,并且在这种原则的指导下,主张个性化诊疗。显然,在这方面中医学与全科医学趋向同一。

4. 兼通各科 全科医学与中医学一样,重视临床各科的兼通,重视医疗技术的全面掌握。《黄帝内经》提到的治疗手段和方法就涵盖了针灸、砭石、导引、按跷、祝由、汤液等,内容非常丰富。清代医家徐大椿指出,凡学医者要以"通科"为目标。中医最重要的治病手段是中药和针灸,历代都是药石并举、针灸并用。宋代校正医书局所刊《新校<备急千金要方>序》云:"后之留意于方术者,苟知药而不知灸,未足以尽治疗之体,知灸而不知针,未足以极表里之变,如能兼是圣贤之蕴者,其名医之良乎。"《史记·扁鹊仓公列传》记载:"扁鹊名闻天下,过邯郸,闻贵妇人,即为带下医;过雒阳,闻周人爱老人,即为耳目痹医;来入咸阳,闻秦人爱小儿,即为小儿医。随俗为变。"可知中医历来主张各科兼通,而分科施治只是在具体临床时有所侧重。

【课后思考题】

1. 全科医学产生的历史基础是什么?

2. 在中西医结合全科医学的哲学基础中,如何理解和处理中医和西医两种医学体系的哲学理念和思维方式的差异?

3. 中西医结合全科医学的理论和实践如何体现"整体观念"和"辨证论治"这两个中医的核心哲学思想?

4. 学习中西医结合全科医学的哲学基础,对你的医学生涯或医德修养有何影响?你认为它在将来的医疗实践中有何应用和价值?

5. 从你的角度来看,如何更好地将全科医学和中医学的理论和实践相结合,以提供更加全面、有效的医疗服务?你有什么具体的建议或想法?

Chapter One:
Introduction

Section 1   The Emergence and Development of General Practice

General practice originated in 1880s. After long-term practice by Western general practitioners and constantly updating the scope of diagnosis and treatment, it gradually evolved into general practice with unique medical outlook and methodology. Chinese scholars define general practice as: it is a comprehensive clinical secondary professional discipline facing the community and family, integrating clinical medicine, preventive medicine, rehabilitation medicine and humanistic sociology. Its scope includes all ages, genders, organs and systems and all kinds of health problems/diseases.

New problems, such as the change of disease spectrum and the increase of medical expenses, have emerged, and general practice has emerged as the times require. The foundation of general practice is that the population is aging, the residents' demand for health services is increasing day by day, and the medical expenses are increasing rapidly. Chronic diseases have gradually become the number one threat to the health status of the elderly. In 2019, the deaths caused by chronic diseases in China accounted for 88.5% of the total deaths, indicating that the demand for prevention and treatment of chronic diseases will increase greatly, which will definitely promote the transformation of the medical industry structure. Medical services such as family health care and community care provided by general practitioners will become an important support for medical care for the elderly. The second is the change of disease spectrum and death cause spectrum. Chronic degenerative diseases and diseases related to lifestyle or behavior gradually replace infectious diseases and malnutrition and become the main factors affecting human health. The prevalence and mortality of chronic non-communicable diseases such as cardiovascular and cerebrovascular diseases, malignant tumors, diabetes, hereditary or congenital diseases are gradually increasing. The third is the change of medical model. The bio-psycho-social medical model liberates the human medical thinking model from the traditional biomedical thinking model, and promotes human beings to explore life phenomena in a comprehensive and systematic way of thinking, master the changing laws of diseases and correctly handle medical problems. Fourth, the rapid rise of medical expenses and unreasonable allocation and utilization of health resources lead to many medical contradictions. To cope with the payment pressure of medical and health expenses under the background of aging population, it is necessary to consider the optimal allocation of medical and health resources. Fifth, the family size, structure, function and life cycle have changed significantly, which has also had an important impact on the health of family members.

General practice is developed on the basis of general medical treatment. Among the "immigrants" from Europe to North America in the 18th century, some doctors also migrated to America. However, a small number of doctors couldn't meet the medical needs of a large number of immigrants. Doctors had to break the original industry boundaries and engage in diversified jobs such as working as physicians, surgeons and pharmacists to serve patients in as many and comprehensive ways as possible. At this time, a general doctor was born. General doctors were born in America in the 18th century. At the beginning of the 19th century, *The Lancet* in Britain first called this kind of doctors with multiple skills "general doctors". General doctors can use internal medicine, medicine, surgery and midwifery techniques to help residents living in communities solve the general health problems. Since the 20th century, the progress of science and technology has promoted the rapid development of medicine, which has accelerated the decline of medical specialization and general medicine. By the end of 1950s, specialized medical care had occupied the dominant position in the health service industry, while general medical care was facing decline. Since the late 1950s, due to the aging process of the population and the increase of patients with chronic diseases and degenerative diseases, the importance of primary health care has reappeared; the elderly are prone to suffer from many diseases at the same time, and need a large number of doctors to accompany and take care of their health problems in the community and family environment for a long time. The social demand for general doctors begins to increase, the limitations of specialized medical care appear, and general medical care gradually revives.

In the late 1980s, Capital Medical University introduced the concept of general practice into Chinese mainland. In November 1989, Beijing took the lead in establishing the Beijing Society of General Practice. In November 1993, the General Practice Branch of Chinese Medical Association was established, which marked the birth of general practice in China. In August 1995, the General Practice Branch of Chinese Medical Association officially became a member of the World Family Doctor Organization, and began to try to carry out clinical practice activities of general practice in Beijing and other areas. In 2003, the General Practitioner Branch of Chinese Medical Doctor Association was established, dedicated to the construction of general practitioner system and the training of general practitioners.

In 2006, the State Council held a national conference on community health work, and at the same time issued the Guiding Opinions on Developing Urban Community Health Services. Emphasis should be placed on strengthening the education of general practice and community nursing in medical colleges and universities, actively training general practitioners and nurses for the community, and encouraging graduates of medical colleges and universities to serve in community health service institutions. In 2009, the "Opinions of the Central Committee of the Communist Party of China and the State Council on Deepening the Reform of the Medical and Health System" put forward the short-term goal of "effectively reducing the burden of residents' medical expenses and effectively alleviating the difficulty and high cost of seeing a doctor" and the long-term goal of "establishing and perfecting the basic medical and health system covering urban and rural residents and providing safe, effective, convenient and cheap medical and health services for the masses". In 2017, the former National Health and Family Planning Commission issued the "Thirteenth Five-Year Plan for the Development of National Health and Family Planning Talents". In January 2018, the General Office of the State Council issued the "Opinions of the General Office of the State Council on Reforming and Perfecting the Incentive Mechanism for Training and Using General Practitioners", pointing out that by 2030, the training system for general practitioners adapted to the characteristics of the industry will be more perfect, and the incentive mechanism for using will be more perfect. Every 10,000 residents in urban and rural areas will have 5 qualified general practitioners, and the team of general practitioners will basically meet the needs of building a Healthy China. The publication of this series of documents has effectively improved the policy environment for the development of general practice in China and promoted the establishment of general practitioner system.

According to the requirements of medical and health service model under the framework of medical reform in China, the main challenges facing the development of general practice in China include: how to build a general practice department or college that is still in the exploratory stage; lack of teachers, weak teaching ability and insufficient teaching experience in general practice still exsit; the training of leaders and backbones of general practice is obviously lagging behind; the teaching enthusiasm of other part-time teachers in clinical colleges is not high. There is still a big gap in the number of general practitioners in China. According to the goal of "there will be 5 qualified general practitioners per 10,000 residents in urban and rural areas in 2023", China still lacks at least 265,000 general practitioners. At present, there are many problems in general practice research in China, such as too few multi-center joint research, few high-level research topics, few high-level scientific research articles, insufficient attention to scientific research by primary medical and health service institutions, and weak overall scientific research ability of general practitioners. The basic general medical service is not standardized and the service quality is uneven; the general medical service mode needs to be further optimized and the service efficiency needs to be further improved. The linkage mechanism between medical department of general hospital and general practice department at grass-roots level needs to be explored and clarified.

Section 2   Philosophical Basis of Integrated Traditional Chinese and Western General Practice

From the Warring States Period to the Qin and Han Dynasties, "various schools of thought rose and a hundred schools of thought contended", and ancient Chinese philosophy developed by leaps and bounds. Qi monism, yin-yang theory and five elements theory prevailed in astronomy, geography, calendar, politics, economy, art of war, agriculture and other natural and social sciences, and had a profound impact on the formation of the theoretical system of traditional Chinese medicine.

Traditional Chinese medicine uses Qi monism, yin-yang theory and five elements theory to explain the thinking modes about the materiality and movement changes of the universe, sum up medical knowledge and clinical practice experience, and build a unique theoretical system of traditional Chinese medicine, so as to understand the occurrence of human life, explain the morphological structure and functional activities of human body, discriminate the causes and mechanisms of diseases, and formulate the laws and principles of health preservation and diagnosis and treatment.

Ancient philosophers believed that Qi is an invisible and extremely fine substance that exists in the universe and is the common origin of all things in the universe, thus forming the thought of "Qi monism". Qi monism is a cosmological view that the Chinese ancients understood and explained the composition of the material world and its movement and change laws.

The content of Qi monism mainly includes that Qi is the common primitive material of all things in heaven and earth, the intermediary of all things in heaven and earth, and the movement of Qi is the root of all changes.

Yin-yang theory is the natural view and methodology used by the ancients to understand nature and explain natural changes. The world is material, and the material world itself is the result of the unity of opposites between yin and yang. The interaction between yin and yang and its movement and change forms the occurrence of things and promotes the development and change of things. Yin-yang theory is integrated into the theoretical system of traditional Chinese medicine, widely used to explain the life movement of human body, analyze the mechanism of occurrence, development and change of diseases, and guide the diagnosis, prevention and treatment of diseases. It has become the philosophical basis of the theoretical system of traditional Chinese medicine and played an extremely important role in the development of the theoretical system of traditional Chinese medicine. Interplay, opposition, mutual rooting, waxing and waning, mutual convertibility and natural harmony of yin-yang explain the relationship between yin and yang and its movement and change law from different angles. Interplay of yin-yang is the premise of the constant interaction between yin and yang, and the basis of the transformation of all things in heaven and earth; the opposition and mutual rooting of yin and yang are the inherent attributes of two aspects of things, which shows the unity of opposites and the opposite and complementary relationship between yin and yang; on the basis of the opposition and mutual rooting of yin and yang, the waxing and waning and mutual convertibility of yin and yang reflect the quantitative and qualitative changes of things, which shows that the movement and change of yin and yang is the internal driving force for the occurrence, development and change of things; the mutual convertibility of yin and yang means that yin and yang maintain relative and dynamic balance by self-regulation through mutual restriction and mutual use. Traditional Chinese medicine uses yin-yang theory, guides the understanding of specific things with dialectical thinking, and clarifies the physical structure, functional activities, pathological changes, clinical diagnosis, disease prevention and health preservation and rehabilitation of life, which lays the foundation of the theoretical system of traditional Chinese medicine. Yin-yang is the first of the eight principles of syndrome differentiation, and clinical treatment can often be distinguished according to yin-yang theory: for example, Yangming disease, regardless of its meridian syndrome or fu-organ syndrome, is the result of Yang Sheng (yang excess). If pathogenic heat invades in the meridians, and there are symptoms such as great fever, profuse sweating, great thirst, and great flood pulse, it should be treated with pungent and cold herbs to clear away heat, like Baihu Decoction. If pathogenic heat accumulates in the fu-organs, marked by hot flashes, delirium, abdominal pain, constipation or no stool, it should be treated with bitter and cold herbs, like three Chengqi Decoctions according to its priorities. Another example, for those with symptoms such as fever, sweating, wheezing, coughing, thirst, rapid pulse caused by exogenous febrile diseases and pathogenic heat to block the lungs, the treatment should be to release lung heat and use Maxing Shigan Decoction. The syndrome of excess heat, characterized by strong heat, polydipsia, delirium, abdominal distension, refusal to press, dyspnea, coarse breath, constipation and redness of urine, red tongue and yellow fur, belong to yang-winning lesions, which are treated by clearing away yang heat.

The five elements theory is a world outlook and methodology to understand the world, which explains the world and explores the changing law of the universe based on the five material attributes of wood, fire, earth, gold and water and their movement laws. The basic content of the theory of the five elements includes two aspects: the first is the normal law of the generation and restraint of the five elements; the second is the abnormal changes of the generation and restraint of the five elements. The ancients used the theory of the five elements to classify various things or phenomena in nature and society into five categories, using the methods of analogy and deduction, and explained the laws of their occurrence, development, and change through the restrained relationship between the five elements. It is explained that there are child diseases and mother diseases, mother diseases and children diseases, multiplication and anti-aggression, etc. For instance, although heart failure primarily affects the heart, according to the five elements theory in Traditional Chinese Medicine (TCM), it involves multiple organs due to interrelationships (including "child affecting mother," "mother affecting child," and "mutual over-acting and counter-acting"). Prolonged heart failure leads to further depletion of heart yang, resulting in insufficient warmth and inability to assist the spleen in raising the clear and nourishing the heart vessels. This insufficiency of heart blood fails to nourish the spirit, leading to instability of the mind and discomfort in all five organs. Therefore, in treatment, TCM considers the interrelationships among the five elements and aims to achieve therapeutic effects by adjusting the balance among the five organs.

"Harmony between man and nature" means that man, natural environment and social environment are an organic whole. "Integration of heaven and man" simply expresses that changes in natural climate and geographical environment can directly or indirectly affect people's life and health. Traditional Chinese medicine attaches importance to the mutual connection between man and nature, and pays attention to the unity and integrity of human body itself.

On the basis of maintaining the characteristics and advantages of traditional Chinese medicine, the general practice of traditional Chinese medicine is a new medical model integrating the application of general practice, which is a new discipline integrating prevention, treatment, health care, rehabilitation and health education.

Section 3   Identity between General Practice and Traditional Chinese Medicine

Ⅰ. Medical Thinking

Human body itself is not only an organic whole, but also as the soul of all things, living in nature and society, which is closely related to the development of nature and society. Therefore, natural and social environment are closely related to human health and diseases. In general practice, this holistic theory of "correspondence between man and nature" explains the dual attributes of human beings-biological attributes and social attributes, that is, human beings are natural things and social people. Nowadays, there are three major factors affecting human health: nutrition, environment and behavior. Social factors almost become the final cause of all diseases. The development of medicine needs to grasp the essence of health and diseases correctly and comprehensively in the overall sense, and combine biological, psychological and social factors to understand health and diseases. Therefore, the traditional biological model is gradually replaced by the modern bio-psycho-social medical model.

Ⅱ. Diagnosis and Treatment Methods

The diagnosis and treatment methods of general practice are similar to those of traditional Chinese medicine, which are mainly manifested in the following aspects.

First, holistic care. Under the guidance of the holistic treatment view of traditional Chinese medicine and the bio-psycho-social medical model of general practice, general practice and clinical practice of traditional Chinese medicine focus not only on "diseases", but on "people". Disease is a complex process restricted and influenced by many factors such as individual physical endowment, seasonal climate and geographical area. Therefore, in order to find out and grasp the main contradictions of the disease by analyzing the symptoms, signs and laboratory examinations, it is necessary to further consider various influencing factors and make appropriate adjustments to the prescription medication to improve the therapeutic effect. This is the emphasis of traditional Chinese medicine on adapting to people, times and local conditions. In addition, the holistic medical view holds that health is defined as the dynamic coordination and balance of yin and yang, while disease is the destruction of this balance. Therefore, treatment in general aims to achieve a new dynamic balance by adjusting yin and yang, as stated in *Huangdi Neijing* (*Huangdi's Classic of Medicine*): "Carefully identify the yin-yang imbalance and select the appropriate methods to restore yin-yang equilibrium."

Second, grass-roots outpatient treatment. General practice puts forward the diagnosis and treatment characteristics of "taking family as the unit and community as the scope". General practice, like traditional Chinese medicine, is mainly based on grass-roots outpatient service, which is the medicine that grass-roots people really need and has the same affinity for grass-roots people. It is undeniable that there are some practical problems in the modern development of traditional Chinese medicine, such as the lack of standard characteristics. The idea of general practice tends to traditional Chinese medicine, while modern traditional Chinese medicine is close to biomedicine, which is worthy of our reflection. Community grass-roots level is the best place to highlight the characteristics of TCM diagnosis and treatment, and developing community TCM health service is also the best opportunity for TCM to return to its standard.

Third, personalized diagnosis and treatment. Traditional Chinese medicine holds that people are in the dynamic changes of nature and society, and the factors affecting their health and diseases are varied and complex, so the incidence varies from person to person. Since the onset varies from person to person, the treatment cannot be the same. Therefore, traditional Chinese medicine emphasizes syndrome differentiation and treatment, and puts forward the treatment principle of "adapting to person" under the guidance of this diagnosis and treatment thinking. In clinical practice, general practice has gradually discovered the limitations of biomedicine, acknowledged the specificity of individual onset, put forward the principle of "people-centered" and humanized care, and advocated personalized diagnosis and treatment under the guidance of this principle. Obviously, Chinese medicine and general practice tend to be the same in this respect.

At last, general practice, like traditional Chinese medicine, attaches importance to the integration of clinical departments and the comprehensive mastery of medical technology. The treatment means and methods mentioned in *Huangdi Neijing* cover acupuncture, moxibustion, stone needle, guidance, stepping lumbus, treating diseases by prayer, decoction and so on, which are very rich in content. Xu Dachun, a physician in Qing Dynasty, pointed out that all medical students should aim at "general science". The most important means of treating diseases in traditional Chinese medicine are traditional Chinese medicine and acupuncture. All previous dynasties used both medicine and stone and acupuncture. *Xinjiao Beijiqianjinyaofang* published by the Song Dynasty Correction Medical Bookstore says: "Those who pay attention to the prescription later, if they know the medicine but don't know the moxibustion, are not enough to treat the body, and if they know the moxibustion but don't know the needle, they are not enough to change from the outside to the inside. If they can also be the connotations of sages, their famous doctors are good." *Historical Records-Biography of Bianque and Canggong* records: "*Bianque* is famous in the world. When he passed through Handan, the capital of Zhao, he heard that there was a custom of respecting women in the area, so he became a gynecologist; when he passed through Luoyang, he heard that the local people respected the elderly, so he became a doctor specializing in treating deafness, blurred vision, and limb pain; when he arrived in Xianyang, he heard that the Qin people loved children, so he became a pediatrician. In general, he changed his main treatment direction according to the customs and habits of different places." It can be seen that Chinese medicine has always advocated that all subjects should be integrated, while treatment by different subjects only focuses on specific clinical practice.

第二章

中西医结合全科医学的基本概念

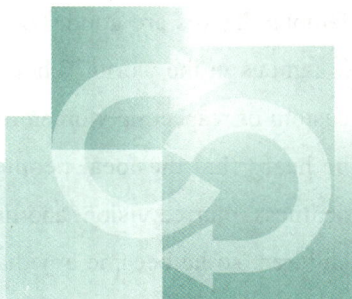

┌─【学习目标】───

□ 通过对中西医结合全科医学、中西医结合全科医师和中西医结合全科医疗的学习,全面掌握中西医结合全科医学的基本概念和基本原则。
└──

第一节　中西医结合全科医学

学习中西医全科医学,首先要明确的问题就是中西医结合、中西医结合全科医学的概念,以及内涵、外延等内容。

一、中西医结合全科医学的概念

全科医学(general practice)又称家庭医学(family medicine),是西方通科医师长期实践逐渐演化而来的、具有独特价值观和方法论的知识和技能体系。全科医学是 20 世纪 60 年代以后,在一些发达国家逐步发展起来的一种新的医学理念与医疗服务模式。1969 年,美国家庭医疗委员会(ABFP)正式成为美国第 20 个医学专业委员会(主要负责组织专科考试),标志着全科医学学科的诞生,也是该学科建立的一个里程碑。

我国在引入全科医学时,充分考量了西方各国对全科/家庭医学的定义,并结合我国特有的背景,将全科医学的概念定义为:全科医学是一个面向个人、社区与家庭,整合临床医学、预防医学、康复医学以及人文社会学科相关内容于一体的综合性临床二级专业学科;其范围涵盖了各种年龄、性别,各个器官系统以及各类健康问题/疾病。其宗旨是强调以人为中心、以家庭为单位、以社区为范围的整体健康维护与促进的长期负责式照顾,并将个体与群体健康照顾、防与治有机地融为一体。

全科医学在国际上已逐渐形成了与传统生物医学有明显区别的、具有独特医学观和方法论的、有较系统学科理论的临床学科。全科医学的兴起弥补了当今高度专科化的生物医学的不足,真正实现了现代医学模式的根本性转变。

中西医结合全科医学是以中医学为核心,结合全科医学的特点,融合其他学科的最新研究成果,而形成的一门具有独特的价值观和方法论的综合性的临床医学学科。其内容包括三方面:①深化中医学的特色和优势,如治未病、整体观念、辨证论治等;②移植全科医学的理论、方法和技术,如家庭、社区健康照顾观念的引入等;③构建具有中医特色的社区医疗卫生服务体系和中医学临床二级学科。

全科医学对于现代医学最大的贡献在于真正实现了医学模式的转变,建立起一种整体性的临床思维方式和原则。中西医结合全科医学必须立足于保持中医学特色与优势的基础上,融合全科医学的思想及模式,创立集预防、治疗、保健、康复、健康教育于一体的、具有中国特色的新型医学学科。

二、中西医结合全科医学的内涵

(一)中西医结合全科医学是两种知识的结合

中西医药学知识,是人类在研究生命活动及其规律、防治疾病、保护和促进人类健康的实践中所获得的认识和经验的总结。因此,中、西医药学知识的结合,是指人们对两种医药学的认识和经验的综合并融会贯通。不能把"中西医结合"仅仅理解为经验层次或常识层次的"中药加西药"等。

(二)中西医结合全科医学的发展符合医学科学发展规律

中西医结合的主要形式是中西医兼容、补充、渗透、融合。中西医结合如同任何新生事物的产生与发展一样,必然有一个由点到面,由表及里,由简单到复杂,由临床实践到系统理论,由中西医互相合作到中西医学有机结合,由初级到高级循序渐进、不断深入、逐步发展的过程,符合现代科学技术综合化、融合化的发展趋势和规律。

(三)创造新医药学是中西医结合全科医学的最终目的

创造中国新医药学是对中、西医医药知识的内在联系及结合发展之规律性、必然性的理性认识和科学判断。中、西医学知识的结合,是创造医药学的前提。创造新医药学是中、西医药知识结合的目的及发展的必然结果。因此,中西医药知识的结合与创造新医药二者构成了辩证统一、辩证发展"中西医结合"的全部内涵,反映了"中西医结合"最本质的属性。

三、中西医结合全科医学的外延

(一)中西医结合学科

经过近半个世纪的研究,"中西医结合学科"已逐步发展成为中、西医药学之间交叉、渗透及综合的一门交叉学科或综合学科。"中西医结合学科"形成的主要标志为:

1. 建立了大规模高水平的人才培养基地、临床基地和科研基地 截至 2017 年,全国开设中西医临床医学本科学历教育的高校共有 48 所,毕业生规模 8 000~9 000 人。开展学术型硕士研究生学历教育:中西医结合基础专业开设院校 45 所;中西医结合临床专业开设院校 72 所。专业型硕士研究生学历教育:中西医结合临床专业开设院校 11 所。开展学术型博士研究生学历教育:中西医结合基础专业开设院校 18 所;中西医结合临床专业开设院校 30 所。专业型博士研究生学历教育:中西医结合临床专业开设院校 2 所。临床基地方面,1982 年以来我国批准创办了各级中西医结合医院,列入国务院批准的《医疗机构管理条例》,正式成为法定医疗机构。2020 年《中国卫生和计划生育统计年鉴》数据显示,截至 2019 年,我国共有中西医结合医院 699 所,在我国的医疗体系中发挥了不可或缺的作用。在科研机构方面,目前全国各省、自治区、直辖市及高等医学院校成立的中西医结合研究机构超过 30 余所,并在中西医结合研究方面取得了卓越的成果。

2. 形成了成熟独立的学术团体 经原卫生部和中国科学技术协会批准、民政部门依法注册成立的中国中西医结合学会,以及各省、自治区、直辖市依法注册成立的中西医结合学会,已有 40 余年历史。中国中西医结合学会会员 2018 年统计即达 83 269 人,下设 60 多个专业委员会。各省、自治区、直辖市分会均成立了各学科专业委员会,设置了主任委员、副主任委员、委员,产生了学术带头人;著名的中西医结合专家成为中国科学院院士、中国工程院院士。中国中西医结合学会创办了《中国中西医结合杂志》《中国结合医学杂志(英文版)》《中国中西医结合外科杂志》《中国中西医结合急救杂志》《中国中西医结合消化病杂志》等学术期刊,出版了大量不同学科的医学专著。

3. 具有独立的执业资格和专业职称系列 人力资源和社会保障部、国家卫生健康委员会、国家中医药管理局制定的执业医师、执业助理医师考试制度及技术职务职称考试制度等均设置了中西医结合系列。

(二) 中西医结合医学

中西医结合医学是研究中西两种医学之间的关系及其相互影响与作用的方式和规律,促进二者优势互补,交叉渗透,乃至最终融合的一门医学学科。中西医结合医学的本质是研究中西两种医学之间的关系,这是中西医结合医学的独有属性和内在要求,也是它与中医学和西医学的根本区别。中西医结合医学是在现阶段客观存在,并不断创新发展着一种医学形态和知识体系,是中西医结合医药学知识互相渗透、交融而形成的具有创新性的综合体。因此,中西医结合医学是以人的生命活动及其规律、人体系统结构和功能、人体系统与自然社会环境系统的关系,以及防治疾病、保护和增进人类健康为研究对象和任务的。

“中西医结合医学”在我国已被确立和设置为一门独立学科,被设立为一级学科,分设“中西医结合临床医学”和“中西医结合基础医学”两个二级学科。这标志着“中西医结合医学”已形成相对独立的知识体系,有着相对完善的临床、科研、教学基地和科研队伍,是一门具有世界影响的新兴医学学科。

四、中西医结合全科医学的性质

(一) 中西医结合全科医学是一门体现全科特点的学科

由于过度强调学科分化,现代中医学的分科越来越细化,中医药人才的培养也趋同于西医学培养模式,这就导致中医学诊疗模式的“西化”倾向越来越严重,逐渐淡化了中医学的“全科”特点。中西医结合全科医学有别于传统中医学,侧重于为中医学更好地在社区基层应用提供理论支撑、诊疗思维和服务方法。

作为一门新兴学科,中西医结合全科医学主要具备以下 4 个要素。①基本观念:整体医学观。除“天人相应”“形与神俱”等中医学极具特点的理念外,还要强调中医学在卫生服务过程中的整体观及中医学在医事管理中的整体观。②方法论:采用系统整体性方法。整合生物-心理-社会医学模式,把握“三因制宜”,注重患者及其健康问题的时空“背景”和“关系”。③服务方法:如以人为中心的中医健康照顾方法、以家庭为单位和社区为范围的服务方法、中医治未病的服务策略、中医服务团队建设,中医全科医师自我发展技巧、社区常见健康问题的中医药评估及照顾方法等。④服务内容:发挥中医"简、便、验、廉"的特点,为社区居民提供连续性、综合性、协调性、整体性、个性化和人性化的医疗保健服务。

(二) 中西医结合全科医学是一门综合性的医学学科

中西医结合全科医学的综合性体现在很多方面,具体表现为中医学各临床学科的综合、中医学各种治疗手段的综合、中医学与西医学及其相关学科的综合,甚至是中医学与社会学、家庭学、经济学、管理学等非医学学科的综合。由于涉及众多学科,很容易使人产生误解,即中西医结合全科医学是否属于中医学范畴。"以学统术"是中医学学术发展的基本思路。判定某一学科是否属于中医学的关键,是看其是否受中医基础理论的指导,如穴位注射,虽然方法是西医学的、药物也是西医学的,但经络理论是中医的,那么穴位注射就是对中医治疗方法的丰富。同样,中西医结合全科医学始终是在中医理论指导下进行的。中医学的整体观念、辨证论治、三因制宜、治未病等医学思想,同样是中西医结合全科医学的精髓所在。因此,中西医结合全科医学一定是以中医学为核心的医学。中西医结合全科医学就是在整体医学观和系统整体性方法下对中医学的学术体系和服务模式的再构建,是对中医学学术的丰富和发展。

(三) 中西医结合全科医学是一门服务于基层的医学学科

推进初级卫生保健是实现人人享受卫生保健的核心策略。传统中医的诊疗活动,大多有着自己的诊疗区域,在基层扎根,服务特定人群。而现代中医学的发展受到了西医学"大医院"模式的深刻影响,片面强调学科分化,直接导致了传统中医乏人乏术。中西医结合全科医学立足于基层医疗,长于把握人体、精神、社会、自然因素之间的相互作用和影响,以满足和实现社区卫生服务的个性化、人性化的需求。中医诊疗疾病简便、易行、实用,无需昂贵的设备、精密的仪器,且疗效明显,十分适宜在社区开展工作。

(四) 中西医结合全科医学是注重人文社会科学的医学学科

中医学从中国传统文化中汲取了丰富的营养,十分注重卫生服务中的医德修养和人文关怀。中医学认为"医乃仁术"。《素问·著至教论》曰:"上知天文,下知地理,中知人事,可以长久,以教众庶,亦不疑殆。医道论篇,可传后世,可以为宝。"指出医者既要博学多才,更要重视医德。《大医精诚》中的思想更被视为行医必备之操守。中西医结合全科医学发扬了中医学的这一特点,融入现代人文社会科学的新理念,在强调技术水平重要性的同时,更注重卫生服务艺术水平的重要性和必要性。

五、中西医结合全科医学的科学意义

中西医结合不仅是我国一贯强调的卫生工作方针,更是我国医疗卫生事业的一大特点。在我国,中医药与西医药相互补充、协调发展,共同承担着维护和增进人民健康的任务,已经成为我国医药卫生实践的重要特征和显著优势。中西医结合对我国医药学乃至世界医药学都具有重大科学意义。

(一) 中西医结合是我国卫生事业的需要

在中、西医并存的状态下,应该从我国和世界的历史、现状及未来着眼,准确把握当前的时代特点和任务,发展中医药学,丰富现代医药学;在基础研究和临床实践中,发挥两种医学的长处,探讨中西医结合医学的理论与方法。现阶段主要是通过探索中西医临床"病证结合"的理论和方法,切实提高防病治病能力,为人民群众提供更加完善有效的全科医疗保健服务。

(二)中西医结合是一项伟大而持久的科学实践

从中西医汇通思想产生到有组织有计划地开展中、西医结合,已经历了 400 余年坚持不懈的努力和实践。然而医学发展的属性决定了中西医结合本身就是一项伟大而持久的科学实践活动。中医学是中华民族的瑰宝,中草药更是举世无双的宝藏。中西医结合医学实践所取得的既高于西医又高于中医的临床疗效,则从根本上代表了我国人民防治疾病、维护健康的最大利益。中西医结合全科医学所产生的新理论、新思维和新疗法对于发展具有中国特色的医学科学,具有重大意义。

(三)中西医结合全科医学是医学发展的新生事物

中西医结合的目标是继承发扬中医药学,创造具有中国特色的新医药学。现阶段,中西医结合医学作为两种医学体系之间的新兴学科,可以取两者之长,优势互补,交叉渗透,融会贯通,不断取得高于单一中医或西医的临床疗效。如中医的整体恒动观与全科医学的整体观;中医的辨证治疗与西医的辨病治疗互补;中医的方药系统调节与西药的对因治疗互补;还有西医的数据化、标准化与中医的模糊观互补等。两种体系一旦有机融合,就有可能实现质的飞跃,从而孕育出既继承原有体系精华,又在原有体系上推陈出新、提高升华的新生事物。

(四)中西医结合是医学科学发展的需要

由于东西方文化和思维方式的差异、人体的高度复杂性和医学目的的特殊性、中西医两种理论体系的不同,它们之间有着诸多的不可通约性。但我们更应看到二者均属医学范畴,研究对象都是人,都以防病治病、维护人类健康为目标。中医是古代哲学思想与临床经验相结合的产物,叙述语言古奥难懂、剂型服法烦琐不便,很难被人们所接受;而中草药的毒性、作用等尚需通过科学实验加以明确。同样,西医学也遇到不少发展难题,如恶性肿瘤、动脉粥样硬化、心脑血管疾病、老年痴呆、糖尿病、脂肪肝、艾滋病等疾病的治疗。单纯的中医与西医都面临挑战,人类必须寻找更新更好的方法加以应对,这就为中西医的渗透融合留下了巨大的发展空间。

(五)中西医结合是人民卫生的需要

中西医结合医学实践所取得的临床疗效,为防治疾病提供了高质量服务,是我国医疗卫生事业现代化发展的方向之一,具有强大的生命力。2004 年,由国家中医药管理局支持、中国中西医结合学会组织的一次全国性调查结果显示:68.86%(2 580/3 747)的患者最喜欢中西医结合医生,65.46%(2 278/3 480)的患者认为他们会选择中西医结合医院,71.22%(1 957/2 748)的患者最喜欢接受中西医结合方法治疗,从一个侧面反映了中西医结合旺盛的社会需求。中西医结合半个多世纪以来历经风雨仍蓬勃发展,正是因为"中医好、西医好、中西医结合更好"已根植于祖国大地、有着深厚的民众基础。

当今世界,人类防治疾病的任务仍然十分艰巨,医学模式正在发生转变。21 世纪医学的发展,突破性的进展有赖于医学与其他学科的交叉与结合;人体是一个复杂系统,只有将分析研究和综合研究结合起来,才有可能完全了解人体,而复杂系统研究方法的飞跃,将使医学得到新的飞跃。中西两种医学优势互补、交叉渗透而产生的中西医结合医学,必将对人类医学事业的发展作出不可估量的贡献。

第二节　中西医结合全科医师

一、中西医结合全科医师的定义

全科医师（general practitioner, GP）又称家庭医师（family physician）、家庭医生（family doctor），是执行全科医疗的卫生服务提供者。对全科医师的定义并不统一，美国家庭医师学会（AAFP）的定义是："全科医师是经过家庭医疗这种范围宽广的医学专业教育训练的医师。全科医师具有独特的态度、技能和知识，使其具有资格向家庭的每个成员提供持续性和综合性的健康维持、预防服务和医疗照顾，无论其性别、年龄或健康问题类型是生物医学的、行为的或社会的。这些专科医师由于其背景与家庭的相互作用，最具有资格服务于每一个患者，并作为所有健康相关事务的组织者，包括适当地利用顾问医师、卫生服务以及社区资源。"英国皇家全科医学院（RCGP）对全科医师的定义是："在家庭、诊所或医院里向个人和家庭提供人性化、初级、连续性医疗服务的医师。全科医师由于长期在基层工作，积累了丰富的实践经验，了解人们的心态、人际交往、疾病的来龙去脉，是基本医疗保健的专家。全科医师面对的不仅仅是有疾患的人，还包括健康人群，他们可利用社区的一切资源，如政府、民政、慈善以及企业团体、居委会等，解决社区居民具体医疗卫生等相关方面的困难；同时还根据疾病的需要，将患病者妥善转入专科或大医院诊治，全面协调医患之间的关系，为患者负起全科责任。"

从以上两个定义可以看出，全科医师是经过全科医学专门训练的、工作在基层的临床医师，能够为个人、家庭和社区提供优质、方便、经济有效、全方位负责式的健康管理。其服务对象涵盖不同的性别、年龄的人；其服务内容涉及生理、心理、社会各层面的健康问题；能在所有与健康相关的问题上，为每个服务对象做好健康维护。

中西医结合全科医师是接受过专门训练的新型医师，是中医全科医疗的主要协调者和执行者。他们所受的训练和经验使他们能从事内、外、妇、儿等科相对广泛领域的服务，对于社区居民，不论其性别、年龄或所发生的躯体、心理及社会问题的类型，均能以独特的中医药知识和技能为个人、家庭提供连续性和综合性的医疗保健服务。他们必要时应适度地利用其他全科、专科会诊或转诊，并通过中医文化的传播帮助社区居民树立正确全面的健康观。他们应充分发挥中医在社区卫生服务中的优势，合理地使用中医药资源，最大限度地满足社区居民对中医的需求，将中医纳入医疗保健系统和健康保险体系中，承担"守门人"的角色。

对中西医结合全科医师的认识应该注意几个问题：一是不要等同于坐堂的传统中医医师，因坐堂医不能完全适应中医在社区应用的新形势；二是不要等同于中西医结合医师，认为既懂中医又懂西医就是中西医结合全科医师；三是不要讲社区中医边缘化、技术化，认为只是在西医医师的基础上，掌握一点中医适宜技术就是中西医结合全科医师，甚至把中西医结合全科医学的优势与社区中医适宜技术的应用等同起来。

二、中西医结合全科医师的素质

中西医结合全科医师是掌握中西医结合全科医学理论和思维，熟练运用中西医结合全科医学知识和技能,为社区群众提供连续的、综合的、可及的中医药服务的新型医师;应该是有着自己的理念、知识、技能和态度的高素质医师。

(一)强烈的人文情感

当今医学模式由生物医学向生物-心理-社会医学模式转变,全科医学正是迎合这一发展趋势产生并发展起来的一门新型的临床学科。全科医师要考虑导致健康问题的生物、心理、社会等各方面的因素,就必须以关心和了解人为前提,重视与人交流中的医德情感。具备对患者的高度同情心和责任感是无条件、全方位的,这种人格是当好全科医师的基本前提。

(二)娴熟的业务技能

全科医师应具有把服务对象作为一个整体人看待和服务的意识,既善于处理暂时性健康问题,又能对慢性疾病患者、高危人群与健康人提供持续性照顾。因此,全科/家庭医学涉及社区常见疾病的各临床学科(包括中医学),乃至遗传学、心理学、行为科学、流行病学、统计学、预防医学、伦理学、社会学、经济学等学科中的相关知识技能,这些对于胜任全科医疗工作都是不可缺少的。

(三)出色的管理能力

全科医师工作处处涉及人、家庭与社区健康管理,以及社区卫生服务团队管理等。因此,全科医师需要具有一个强大的自信心、自控力和决断力,并善于独立承担责任、控制局面。在集体环境中,他应具有协调意识、合作精神和足够的灵活性、包容性,从而成为团队的核心,与各方面保持和谐的人际关系;又能随时平衡个人生活与工作的关系,以保障自己的身心健康与服务质量。

(四)执着的科学精神

为了保持与改善基层医疗质量,科学态度和自我发展能力是全科医师的关键素质之一。全科医师必须严谨、敏锐、孜孜不倦地对待业务工作,抓紧任何继续医学教育的机会;能运用循证医学方法,批判性地评价新知识和信息,并将其结合于日常服务实践中;善于通过自学、质量保证活动,学习评价自身技能与行为等,不断获得自我发展。

(五)良好的人文素养

全科医学以人为中心的照顾原则,要求全科医师必须具有对人类和社会生活的长久兴趣,具有服务于社区人群,与人相互交流、相互理解的强烈愿望。因此,全科医学和社区医疗对全科医师的医德和医患沟通能力提出了更高的要求。

(六)出色的管理能力

对管理能力的要求是中西医结合全科医师与传统中医医师的区别之一。中西医结合全科医师的工作不单纯是医疗,还涉及患者管理、家庭管理、社区健康管理及社区卫生服务团队管理等。出色的管理能力是中医在社区发挥效用的保障。因而,中西医结合全科医师必须有自信心、自控力和决断力,敢于并善于独立承担责任、控制局面,具有协调意识、合作精神和足够的灵活性、包容性,与各方面保持良好的关系,从而成为团队的核心之一。

(七)执着的科学精神和自我发展能力

由于中西医结合全科医师工作相对独立,服务人群相对固定,中医学术流派众多,容易导致知识陈旧或技术的不恰当运用。为保持与改善基层医疗质量,科学精神和自我发展能力是中西医结合全科医师必须具备的素质之一。

正是以上特定的专业素质,使人们能放心地把自己的健康托付给全科医师,使全科医师队伍得以发展壮大,成为高素质的专业学科的载体和"人人享有卫生保健"的主要承担者。

三、中西医结合全科医师的角色

中西医结合全科医师的工作是将中医药综合运用到医疗、预防、康复、保健、健康教育等多方面,需动用和协调社区内外医疗和非医疗资源。因而,在实际工作中,中西医结合全科医师担当了多重角色。除了与普通全科医师相同的角色,如医师、教育者、协调者、"守门人"等外,还必须具备中医药的特色。

(一) 综合运用中医理论和技能为社区居民解决健康问题的服务者

中西医结合全科医师的知识和技能结构是综合性的,需运用所特有的中医理论和多样中医适宜技术,为社区居民解决健康问题。中西医结合全科医师生活在社区中,和居民个人及家庭建立亲密无间的关系,真正实现中医药在预防、治疗、保健、康复、健康教育等方面的服务效用。

(二) 指导中医进社区,发挥社区中医应用的综合效益的管理者

中西医结合全科医师作为中医进社区的核心人物,与传统中医医师的区别在于他不仅是一个服务者,而且也是一个管理者。其管理职能至少体现在:①服务不再局限于个人,而是延伸至家庭和社区,做好人、财、物管理,发挥中医药应用的最大效益;②协调好社区卫生服务团队、医患之间及社区各方关系,包括中医药和其他医学的关系;③协助建立和管理具有中医药特色的社区健康网络,运用各类健康档案资料做好健康监测和统计工作。

(三) 传统中医知识、技能的继承者

社区卫生服务机构,与社区居民有着相对固定的卫生服务契约关系,类型齐全,符合传统中医"前医后厂"的服务模式;中西医结合全科医师既通医道,又明药理、辨脉诊病、针灸推拿、加工炮制,做到了"医知药情,药知医用"。同时也有利于传统中医师带徒人才培养方式的复兴。因此,中西医结合全科医师将成为中医药知识和技能的最佳继承者。

(四) 中医文化的传播者

中医文化的传播是中医复兴的重要途径。中医知识的传播速度决定了中医对社区居民健康的影响力,也决定了中医事业发展的速度。中西医结合全科医师与社区和家庭之间有着亲密的人际关系,能够广泛地参与社区和家庭的活动,利用各种宣传手段,随时随地传播中医文化。

第三节　中西医结合全科医疗

一、中西医结合全科医疗的定义

全科医疗是指由全科医师所从事的医学实践活动。全科医疗在北美一些国家和地区被称为家庭医疗(family practice);美国家庭医师学会(AAFP)1999 年对家庭医疗(全科医疗)的定义是:"家庭医疗是一个对个人和家庭提供持续性与综合性卫生保健的医学专业。它是一个整合了生物医学、临床医学与行为科学的宽广专业。家庭医疗的范围涵盖了所有年龄、性别,每一种器官系统以

及各类疾病实体。"

它具备两个整合：一是整合生物医学、行为科学和社会科学的最新研究成果而发展起来的一种新型的基层医疗模式；二是整合了内、外、妇、儿等各临床专科的医疗服务，具有"通科"的特点。全科医疗又是一种以个人为中心、家庭为单位、社区为范围的连续性、综合性、整体性、个体化、人性化的医疗保健服务，能满足患者及其家庭的完整需要，是医疗保健系统的基础和"门户"。

中西医结合全科医疗是在中医学和全科医学的基本理论指导下，整合多学科领域的知识和技能，发挥中医学、中西医结合医学在基层卫生服务中的特色和优势，解决社区常见健康问题的一种医疗服务。

二、中西医结合全科医疗的基本特征

要比较完整地理解全科医疗中的"全"字，至少要包括5个方面：①主动服务于社区的全体居民；②整合内、外、妇、儿等各种临床专科服务；③开展生物-心理-社会服务模式的照顾；④兼顾个人、家庭和社区；⑤预防、治疗、保健、康复、健康教育一体化服务。中西医全科医疗除了具备以上特征，还包括以下几个方面。

一是以门诊为主体的服务：中西医结合全科医疗的主要工作场所是在社区卫生服务机构的门诊。中医自古就有"坐堂"行医的传统方式，所以主动服务于社区和家庭是传统中医诊疗活动的特色。中西医结合全科医疗成为我国基层卫生服务和医疗保险两种体系的基础，将更好地发挥基层"守门人"的作用。

二是一种新型的医疗服务模式：中西医结合全科医疗不同于以医院为主体的现代中医卫生服务模式，也不是传统中医门诊或坐堂服务模式的翻版，而是对中医诊疗服务模式的丰富和发展。现代中医发展过程中，片面强调大医院模式，中医在基层卫生保健中的作用得不到应有的重视，中医学的"全科"特色逐渐消失。中西医结合全科医疗整合现代全科医疗的先进理念，如面向家庭、立足社区、团队服务等，在整体观念和辨证论治的指导下，进一步丰富中医学的价值观和方法论，在全科医疗保健体系中所扮演的角色是其他任何医疗服务所不能替代的。

三是综合性的医疗服务：中西医结合全科医疗除了预防、治疗、保健、康复、健康教育等内容外，综合性服务还体现在集医、针、药等各种方法为一体。中医学除有药物的内服、外用外，还有针刺、艾灸、按摩、推拿、正骨、食疗等多种预防治疗手段。唐代医家孙思邈认为："若针而不灸，灸而不针，皆非良医也；针灸不药，药不针灸，尤非良医也。"显然把是否同时精通针和药作为评判医师优劣的一个标准。

四是中国特色的全科医疗：本土化是科学发展的必然途径和重要特点，这就要求我们必须建设有我国特色的全科医学体系。中西医结合是我国卫生服务体系中最具优势和潜力的资源之一，把两千多年来长盛不衰，且被人民群众广泛认可的中医学融入全科医学服务体系中，无疑是具有中国特色的全科医疗最为重要的内容。

三、中西医结合全科医疗的原则

（一）以人为根本

以人为根本既是中医学，也是中西医结合全科医学的原则之一。因此，中西医结合全科医疗要时时处处以人为本,常怀悲悯仁爱之心,无论长幼贫富、远近亲疏,以关爱健康、解除疾苦为宗旨。不仅关注人所患的病,更要关注患病的"人",在整体观念指导下,因人、因时、因地制宜地开展保健养生、防病治病工作,努力做到"手中有术,眼中有人"。

(二) 以预防为导向

《素问·四气调神大论》说:"是故圣人不治已病治未病,不治已乱治未乱,此之谓也。""治未病"思想不但体现了以预防为导向的原则,也是医学的最高境界。中西医结合全科医师工作在基层一线,担负长期健康照顾的责任,把工作的重心向未病防病推移可以更好地保障健康,预防疾病。

(三) 强调三因制宜

由于天时气候、地域环境和人的性别、年龄、体质、生活习惯等因素的不同,疾病的发生、发展、变化、转归也有所不同。中西医结合全科医疗秉持中医学的三因制宜治则和全科医学以人为中心、以家庭为单位、以社区为范围的服务模式,强调应当针对不同的因素,因时、因地、因人制宜地防治疾病。

(四) 注重医患关系

中医学属于人文主导型医学,敬畏生命,强调医疗活动以患者而不是以疾病为中心,始终贯穿尊重患者、关怀患者的思想,从而形成了"医乃仁术"的准则。因此,中医的诊治过程极其重视患者的主观感受,注重与患者及家属的信息交流。这种沟通和交流主观上是中医诊治疾病的需要,客观上更使患者和家属有如沐春风的感觉。《素问·汤液醪醴论》就指出:"病为本,工为标,标本不得,邪气不服。"在中西医结合全科医疗中,我们理当更好地弘扬这一传统,加强医患间的交流与沟通,达到最佳的服务效果。

(五) 连续、综合、协调

中西医结合全科医疗的健康维护是一个长期的过程。在人体生、长、壮、老、已的不同阶段,人们有各种各样的健康问题需要得到全面持续的照顾。社区中医药卫生服务包含医疗、预防、保健、康复、健康教育与健康促进等诸多综合服务形式。中西医结合全科医师善于调动各种资源,协调与健康相关的各种服务,是全科医师开展健康照顾必须坚持的原则。

(六) 兼通各科

中医学历来重视临床各科的兼通。春秋战国时期的名医扁鹊,过邯郸,听说越人贵妇人,即为带下医;到洛阳,听说周人爱老人,即为耳目痹医;到咸阳,听说秦人爱小儿,即为小儿医。清代医家徐大椿更明确指出,凡学医者要以"通科"为目标。所以立足于基层社区的中西医结合全科医师应兼通各科,无论妇孺长幼,服务百姓大众。在此基础上,中西医结合全科医师还应当重视医疗技术的全面掌握,药石并举,针灸并用。

(七) 立足社区服务

中西医结合全科医疗以社区为平台,开展社区卫生服务。这包含两个方面的意义:第一,以一定区域的人群为基础,以该人群的卫生需求为导向,中西医全科医疗服务内容与形式都应适合当地人群的需求;第二,把社区作为中西医结合全科医学服务的一个特定对象,将社区居民的个体健康和群体健康照顾紧密结合、互相促进。

(八) 加强健康教育

健康教育是全科医疗的重要内容之一,通过各种有组织、有计划的教育活动,帮助个体和群体掌握卫生保健知识,树立健康观念,自觉地采纳有利于健康的行为和生活方式,消除或控制健康危险因素,从而达到预防疾病、维护健康、提高生活质量的目的。中西医结合全科医师应努力发挥养生保健的优势与特色,将中医顺应自然、调摄情志、谨和五味、保养形体、房事有节、慎避外邪等养生观,以及精神调摄、药膳食疗、运动功法、四季养生等摄生保健方法传授于居民,改变各种对健康不利的观念、行为及生活方式,从而达到保障与促进健康的目的。

【课后思考题】

1. 什么是中西医结合全科医学? 其基本理念是什么?

2. 中西医结合全科医学与传统的中医和西医有什么不同? 其独特的优势是什么?

3. 如何在实践中实现中西医结合全科医学? 其可行性和现实意义是什么?

4. 中西医结合全科医学在当今医疗环境中的地位和作用是什么? 其未来发展趋势如何?

5. 从个人角度出发,如何学习和掌握中西医结合全科医学? 其对于提高自身医学素养和综合能力有何帮助?

Chapter Two:
Basic Concepts of Integrated Traditional Chinese and Western General Practice

Section 1　Integrated Traditional Chinese and Western General Practice

According to the definition of general practice in western countries and the unique background of China, the concept of general practice is defined as a comprehensive clinical secondary professional discipline that integrates clinical medicine, preventive medicine, rehabilitation medicine and humanities and social sciences for individuals, communities and families. The scope of general practice covers various ages, genders, organ systems, and health issues. The purpose of general practice is to emphasize people-centered, family-based, community-based long-term responsible care for overall health maintenance and promotion, and to integrate individual and group health care, prevention and treatment.

Integrated traditional Chinese and Western medicine general practice is a comprehensive clinical medicine discipline with unique values and methodology, which takes traditional Chinese medicine as the core, combines the characteristics of general practice, and integrates the latest research results of other disciplines. Its content includes three aspects: ①Deepen the characteristics and advantages of traditional Chinese medicine, such as preventive treatment of disease, holistic concept, syndrome differentiation and treatment, etc.; ②Transplant the theory, methods and techniques of general practice, such as the introduction of the concept of family and community health care; ③Construct a community medical and health service system with Chinese medicine characteristics and a clinical secondary discipline of Chinese medicine.

The connotation of integrated traditional Chinese and Western medicine general practice includes: integrated traditional Chinese and Western medicine general practice is the combination of two kinds of knowledge; the development of integrated traditional Chinese and Western medicine is in line with the law of medical science development. Creating new medicine is the ultimate goal of integrated traditional

Chinese and Western medicine.

The extension of integrated traditional Chinese and Western medicine includes: the establishment of a large-scale high-level talent training base, clinical base and scientific research base, the formation of a mature and independent academic group, with independent professional qualifications and professional title series.

Integrated Chinese and Western medicine is a medical discipline that studies the relationship between Chinese and Western medicine and the ways and laws of their mutual influence and action, and promotes the complementary advantages, cross-penetration, and even ultimate integration of the two. "Integrated traditional Chinese and Western medicine" has been established and set as an independent discipline in China, which is considered as a first-level discipline and divided into two second-level disciplines: "integrated traditional Chinese and Western medicine clinical medicine" and "integrated traditional Chinese and Western medicine basic medicine". The establishment of "integrated traditional Chinese and Western medicine" marks that it has formed a relatively independent knowledge system with the relatively perfect clinical, scientific research, teaching base and scientific research team. It is an emerging medical discipline with world influence.

Integrated traditional Chinese and Western medicine general practice is a subject that reflects the characteristics of general practice, and a comprehensive medical discipline; it is a medical discipline that serves the grass-roots level and focuses on humanities and social sciences.

The scientific significance of integrated traditional Chinese and Western medicine in general practice includes: integrated traditional Chinese and Western medicine is not only a health work policy that China has always emphasized, but also a major feature of China's medical and health undertakings. The combination of traditional Chinese and Western medicine is the need of China's health undertakings, is a great and lasting scientific practice. The combination of traditional Chinese and Western medicine is a new thing in the development of medicine, and meets the need of the development of medical science and the need of people's health.

Section 2　General Practitioner of Integrated Traditional Chinese and Western Medicine

The definition of integrated traditional Chinese and Western medicine general practitioner is that it is a new type of doctor who has received special training and is the main coordinator and executor of general practice of traditional Chinese medicine. The training and experience of general practitioners received enable them to engage in a relatively wide range of services such as internal medicine, surgery, gynecology and pediatrics. For community residents, regardless of their gender, age or type of physical, psychological and social problems, they can provide continuous and comprehensive health care services for individuals and families with unique knowledge and skills of traditional Chinese medicine.

The general practitioner of integrated traditional Chinese and Western medicine should have a strong humanistic emotion. The high degree of compassion and responsibility for patients is unconditional and comprehensive. This personality is the basic premise of being a good general practitioner. General practitioner of integrated traditional Chinese and Western medicine should possess proficient professional skills, and knowledge of treating and serving the clients as a whole. They should not only be good at dealing with temporary health problems, but also provide continuous care for patients with chronic diseases, high-risk groups and healthy people. General practitioners of integrated traditional Chinese and Western medicine should have excellent management ability. Their work involves human, family and community health management, as well as community health service team management. They need to have a strong self-confidence, self-control and decisiveness, and be good at taking responsibility and controlling the situation independently. General practitioners of integrated traditional Chinese and Western medicine should have a persistent scientific spirit. They must be rigorous, keen and tireless in their business work, and seize any opportunity for continuing medical education; they can use evidence-based medicine methods to critically evaluate new knowledge and information, and combine them with daily service practices. They are good at self-learning, quality assurance activities, learning and evaluating their own skills and behaviors, and constantly gaining self-development. General practitioners of integrated traditional Chinese and Western medicine should have good humanistic quality. General practitioners must have a long-term interest in human and social life, and have a strong desire to serve the community population, communicate with people and understand each other. General practitioners of integrated traditional Chinese and Western medicine should have excellent management ability. The work of general practitioners of integrated traditional Chinese and Western medicine is not only medical treatment, but also involves patient management, family management, community health management and community health service team management. Excellent management ability is the guarantee for general practitioners to play their role in the community. General practitioners of integrated traditional Chinese and Western medicine should have persistent scientific spirit and self-development ability. In order to maintain and improve the quality of primary medical care, scientific spirit and self-development ability are the qualities that must be possessed by general practitioners of integrated traditional Chinese and Western medicine.

In practical work, general practitioners of integrated traditional Chinese and Western medicine play multiple roles. In addition to the same roles as general practitioners, such as doctors, educators, coordinators, gatekeepers, etc., they must also have the characteristics of traditional Chinese medicine doctors. The general practitioner of integrated traditional Chinese and Western medicine should be a service provider who comprehensively uses the theory and skills of traditional Chinese medicine to solve health problems for community residents, a manager who guides traditional Chinese medicine into the community and gives full play to the comprehensive benefits of the application of traditional Chinese medicine in the community, a successor to the knowledge and skills of traditional Chinese medicine, and a disseminator of traditional Chinese medicine culture.

Section 3　General Medical Treatment Combined with Traditional Chinese and Western Medicine

The definition of integrated traditional Chinese and Western medicine general practice is a kind of medical service that integrates the knowledge and skills of multidisciplinary fields under the guidance of the basic theories of traditional Chinese medicine and general practice, gives full play to the characteristics and advantages of traditional Chinese medicine in primary health services, and solves common health problems in the community.

The general practice of integrated traditional Chinese and Western medicine is at the bottom of the three-level health care system. It is a kind of first-line medical care with outpatient service as the main body.

Based on the biological-psychological-social medical model, the integrated traditional Chinese and Western medicine general practice treats human health problems and diseases comprehensively from psychological factors such as personality characteristics, mental state, behavior and stress events, and solves them by corresponding means.

General practice of integrated traditional Chinese and Western medicine is a prevention-oriented care. General practice focuses on and implements 'life-cycle health maintenance' from birth to death, that is, according to the risk factors and health problems that may exist in the different life cycles of their clients, providing primary, secondary and tertiary prevention.

General practice of integrated traditional Chinese and Western medicine is people-centered care. General practice takes people as the main research objects, but not disease and attaches importance to the role of people's personality, psychology and background in medical treatment.

The general practice of integrated traditional Chinese and Western medicine is a family-based care. There is a close relationship between family and personal health. Healthy individuals should live in a healthy family. It has become an inevitable trend for general practitioners to enter into households.

The general practice of integrated traditional Chinese and Western medicine is a service with outpatient service as the main body. Its main workplace is the outpatient clinic within the community health service institutions, which mainly plays the role of "gatekeeper" of primary medical institutions.

Integrated traditional Chinese and Western medicine general practice is a new type of medical service mode, which integrates the advanced concept of modern general practice, and enriches the values and methodology of traditional Chinese medicine under the guidance of holistic concept and syndrome differentiation and treatment.

Integrated traditional Chinese and Western medicine general practice is a comprehensive medical service of traditional Chinese medicine. In addition to prevention, treatment, health care, rehabilitation, health education and other contents, comprehensive services are also reflected in the integration of various methods such as Chinese medicine, acupuncture and moxibustion, and Chinese herbs.

Integrated traditional Chinese and Western medicine general practice is a general practice with Chinese characteristics.

The principles of integrated traditional Chinese and Western medicine general practice include eight aspects:

(1) People-oriented. The integrated traditional Chinese and Western medicine general practice should always be people-oriented, often with a compassionate and benevolent heart. Not only should general practitioners (GP for short) focus on the diseases of the patients, but also on the "people" who are sick, and strive to achieve the goal of "having skills in hand and having people in the eyes".

(2) Prevention-driven. The general practitioners of integrated traditional Chinese and Western medicine work at the grass-roots level, shoulder the responsibility of long-term health care, and shift the focus of their work to disease prevention, which can better protect health and prevent diseases.

(3) Emphasizing tailored approaches based on the three causes (individual, environment and society). The integrated traditional Chinese and Western medicine general practice adheres to the three-cause system of traditional Chinese medicine and the service model of general practice with people as the center, family as the unit and community as the scope. It emphasizes that diseases should be prevented and treated according to different factors, time, place and individual circumstances.

(4) Focusing on doctor-patient relationship. The diagnosis and treatment process of general practice of traditional Chinese medicine attaches great importance to the subjective feelings of patients, and pays attention to the information exchange with patients and their families.

(5) Continuity, comprehensiveness and coordination. The health maintenance of integrated traditional Chinese and Western medicine is a long-term process. At the different stages of a human life, including birth, growth, peak strength, aging and agonal stage, people have a variety of health problems that need comprehensive and continuous care.

(6) Encompassing a number of skills. General practitioners of integrated traditional Chinese and Western medicine should also pay attention to the comprehensive mastery of medical techniques, simultaneous use of medication and other alternative therapies, as well as acupuncture and moxibustion.

(7) Grounded in community service. Traditional Chinese medicine general practice takes the community as a platform to carry out community health services.

(8) Strengthening health education. General practitioners of integrated traditional Chinese and Western medicine should strive to give full play to the advantages and characteristics of health care, teach residents the concept of health care and health care methods of traditional Chinese medicine, and change various concepts, behaviors and lifestyles that are detrimental to health, so as to achieve the purpose of protecting and promoting health.

第三章

以家庭为单位的健康照顾

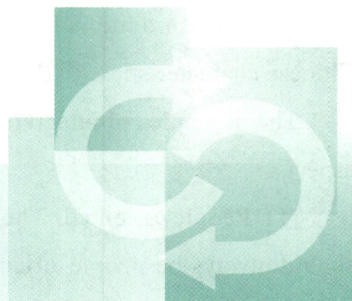

【学习目标】

☐ 掌握家庭的定义、结构和功能,家庭生活周期的概念及各期面临的主要健康问题,常用的家庭评估方法,家庭照顾中三级预防的主要内容。

☐ 熟悉家庭对健康的影响,安宁疗护的概念、原则及意义。

☐ 了解家访的适应证及种类、家庭访视时机及内容。

第一节 家 庭 概 述

一、家庭的定义

日常生活中存在各种生理、心理症状的患者,他们并不是孤立存在的,而是生活在与之息息相关的家庭,家庭是人类最基本、最重要的一种群体存在形式。我们对家庭这一名词并不陌生,它见证了人类历史各时代的变革,也深受时代文化的影响,但对于家庭概念的阐述却很难有一个明确的定义。

(一) 传统家庭

我国传统家庭是在儒家体系下,以父子的纵向关系为主轴发展形成,而西方古典家庭是通过主奴关系、配偶关系、亲嗣关系这三种模式来进行家庭关系的维系。随着社会发展,家庭中出现了男性与女性彼此吸引的平等关系;婚姻相关法律文件的颁布,一定程度上影响了家庭模式发展。传统家庭受法律的认可和保护,一般能维持终生的关系,家庭上下辈多有血缘关系,极少部分为领养关系,主要是以一对男女为核心繁衍的家庭系统。所以,传统家庭定义是一种以血缘为基础、具有情感纽带的社会单元,以共同的住处、经济合作和繁衍后代为特征。

(二) 广义家庭

从社会学角度来看,关系健全的家庭包含8种家庭关系,即婚姻关系、血缘关系、亲缘关系、感情关系、伙伴关系、经济关系、人口生产与再生产关系、社会化关系。而从20世纪开始,家族与其他亲属群体的影响力逐渐减小,自由选择配偶的方式逐渐形成普遍趋势,女性的权利越来越受到认可,也越来越承认和发展儿童在家庭中的权利。因此,家庭在世界范围内越来越呈现出多样化趋势。包括以一对男女为核心的组合单位,稳定关系维持在6个月以上,即视为"家庭"。而不具备传统家庭结构的团体,但成员在遭受躯体或感情危机时,能提供帮助和支持的一些亲密者组成的社会团体,也可称为"家庭"。

二、家庭的结构

家庭结构是家庭组织的基础,是指家庭组成、类型及各成员间的相互关系,它包含人口要素和模式要素。人口要素,即家庭规模,人口较多的称为大家庭,人口较少的称为小家庭;模式要素是家庭成员之间相互联系而形成,家庭成员之间不同的联系方式形成不同的家庭模式。

家庭结构分为家庭的外在结构和内在结构。外在结构指家庭人口结构,即家庭的类型;内在结构包括家庭的角色、权力结构、沟通形式(相互作用模式)和家庭的价值观。

(一)家庭外在结构

1. 核心家庭　由一对已婚父母和未婚子女组成的家庭,也包括无子女夫妇家庭,如无生育能力或婚后选择不要子女的家庭,以及养父母与养子女组成的家庭,是现代社会中的主要类型。家庭内部仅保持着三种最基本的家庭关系:夫妻、亲子、兄弟姐妹关系。核心家庭的特征是:规模小、人数少、结构简单、关系单纯,家庭内部只有一个权力和活动中心,便于作出决定,但核心家庭的家庭资源较其他家庭类型少,医疗保健也存在一定挑战。

2. 扩展家庭　由不同代存在亲子关系的多个核心家庭组成,主干家庭与联合家庭合称扩展家庭。扩展家庭同时存在一个或一个以上的权力中心和次中心,其结构复杂、关系错综,家庭功能受各方影响,出现问题常引起连锁反应,人际不易相处。但家庭内外资源丰富,易于应对压力事件。

(1)主干家庭:是由一对已婚子女同其父母、未婚子女或未婚兄弟姊妹构成的家庭。主干家庭是核心家庭的扩大,往往除有一个权力和活动中心,还有一个次中心存在,因其存在直系血缘关系和婚姻关系,也称为"直系家庭"。

(2)联合家庭:由同代的两位以上的亲属及其配偶子女共同组成,此类家庭多见于游牧和农业社会。联合家庭结构复杂、人员庞大,因此又称为"复式家庭"或"大家庭"。

3. 单偶家庭　单偶婚姻是一夫一妻制,但是可以离婚与再婚,这样被认为是连续一夫一妻制。

4. 收养家庭　一对已婚父母及其非亲生的子女组成的家庭。

5. 多子女家庭　一个家庭中有两个或以上孩子的家庭。

6. 独生子女家庭　只有一个孩子的家庭。

7. 寄养家庭　当儿童因遭受遗弃、监护人死亡、流浪避难等原因而由民政部门监护,经过特定程序被委托在符合条件的家庭中照料,这样的家庭称为寄养家庭。

8. 重组家庭　夫妻一方再婚或者双方再婚组成的家庭。

9. 单亲家庭　不结婚或离婚以后不再婚,一个人生活的家庭。

10. 空巢家庭　子女离家,只有父母双方生活的家庭。

这些不同形式的家庭形态,都有其特殊的心理行为及健康问题。如果全科医师能够了解不同家庭的类型特点,并针对性地制定医疗照护方案,对于家庭成员身心健康的促进具有重要作用。

(二)家庭内在结构

家庭的内在结构即家庭成员间的互动行为,具体表现就是家庭关系。家庭关系的复杂性或家庭关系的不和谐,常常是许多家庭健康问题的根源。家庭内在结构由家庭角色结构、权力结构、沟通方式和家庭价值系统构成。

1. 家庭角色 家庭角色是指家庭成员在家中所占有的特定位置,代表着他在家庭中所应履行的职能。角色分配是依照家庭工作性质和责任自行决定的,各成员按角色的规定实施行动,并能符合社会规范。

在家庭中,每个成员都扮演着各自的家庭角色,这种身份是社会客观赋予的,而不是自己认定的。每一角色都代表着一套行为和社会标准,人们也依其标准和行为模式去衡量和辨认角色。每个人都可能同时有几种不同的角色,如一个人可以是儿子、学生、班长。且随着时间的推移,角色也在不断变化,如女儿→母亲→奶奶。用角色概念来研究人的社会行为的理论为角色理论,它包括角色认知、角色学习、角色期待等。

(1)角色认知:在社会组织活动中,各种家庭角色总是不断地相互影响和相互作用。一个人对自我行为和地位的认识,总是根据对他人的行为和地位的认识获得的,因为角色的行为总是以对应的另一角色的行为为基础的。一个人在扮演某一个角色时,既要知道自己的身份和地位,也要知道对方的身份和地位。所以对角色的认识,只有在角色的相互关系中才能更加明确。明确了自己的地位,也就加深了对对方地位的认识。例如,母亲和孩子的关系、姐姐和妹妹的关系等,都是在与对方的相互关系中才明确了双方的地位。

(2)角色学习:角色学习是一种综合性的学习角色的情感、态度及拥有的权利和责任的行为。社会组织活动中,每个人经常分配到不同的权利和义务。一个人的社会角色,也是在不断地变化。有时,在不同的社会情境下,一个人往往要扮演各种不同的社会角色,所以每个人都必须在个人社会化的历程中,不断地学习符合各种角色的社会行为。例如,一个青年工人,同时他(她)又可能是父母或子女、兄弟或姐妹、爱人或朋友等不同的身份。

角色的学习主要包括两个方面,一是学习角色的责任和特权(义务和权利),二是学习角色的态度与感情。例如一位父亲,他必须明确地知道父亲的职责、地位和权力,同时还要养家糊口,照顾家庭成员,关心家人的生活情感。

(3)角色期待:所谓角色期待,就是社会中的每个人,总是占有一定的"职位",对于占有这个"职位"的人,人们对他总是赋予一定的期望,而人们对他所应具有的行为期望,就称为角色期待。人们所期待的他的行为,一般来说,是一种处在这类职位上的规范化的行为。为了使每个学习者进入角色,角色的期待往往是不可缺少的。期待有时是实现角色的有效手段。心理学研究表明,家长对子女升入大学的期望,总是与其子女的升学率呈正相关的。

实际上,角色期待就是他人对自己提出符合本人身份的希望,同时本人也必须领会他人对自己所寄予的期望。如果一个人不知道别人对自己所寄予的期待,这时,就不可能发生明显的期待效果。所以,为了使一个人实现某种社会角色,除了使他清楚地知道自己充当这种角色的一整套行为模式外,还必须知道社会和他人对自己的期望。期待也就意味着是一种关心和信任,往往能够发生巨大的作用。

2. 家庭权力结构 权力是指影响力、控制权和支配权。家庭的权力结构反映了谁是家庭的决策者，以及做出决定时家庭成员之间的相互作用方式。家庭的权力结构可分为以下四种类型：

（1）传统权威型：由家庭所在的社会文化传统"规定"而形成的权威。如在男性主导社会，父亲通常是一家之主，家庭成员都认可他的权威，而不考虑他的社会地位、职业、收入、健康、能力等。

（2）工具权威型：负责供养家庭、掌握经济大权的人，被认为是这种家庭类型的权威人物。妻子或子女若能处在这种位置上，也会成为家庭的决策者。

（3）分享权威型：家庭成员分享权力，协商作出决定，由个人的能力和兴趣来决定所承担的责任。这是理想的家庭权力类型，民主平等的氛围有利于个人的健康成长和家庭的发展。

（4）感情权威型：由家庭感情生活中起决定作用的人担当决策者，其他的家庭成员因对他或她的感情而承认其权威。如母亲、妻子。

家庭权力结构并非固定不变，它有时会随着家庭生活周期阶段的改变、家庭变故、社会价值观的变迁等家庭内外因素的变化而转化为另一种家庭权力结构的形式。家庭权力结构是全科医生进行家庭评估继而采取家庭干预措施的重要参考资料，确定家庭中的决策者，与之协商，才能有效地提供建议，实施干预。

3. 家庭沟通 家庭沟通是家庭成员情感、愿望、需要、信息和意见的交换过程，通常通过语言和非语言（体态语言：手势、表情、姿势、眼神等）方式进行。家庭沟通通过发送者（S）、信息（M）和接受者（R）完成，即 S-M-R 传递轴。这 3 个环节中任一环节出现问题，都会影响沟通的效果。家庭关系的好坏，关键在于沟通。

国外有学者根据家庭沟通的内容和方式的不同，从三个方面对沟通进行描述：

（1）沟通的内容：内容与情感有关时称为情感性沟通，如"我爱你"；内容仅为普通信息或与家居活动的动作有关时称为机械性沟通，如"后天我要出差""把窗户打开"等。

（2）信息的表达是否清晰，是否经过掩饰、模棱两可。前者如"我不喜欢你吸烟"，后者如"喝茶比吸烟要好些（意思是我不喜欢你吸烟）"。

（3）信息是否直接指向接受者：若是直接的称为直接沟通，如"你应该对我好一些"；若是影射或间接的则称为掩饰或替代性沟通，如妻子对丈夫说"男人都是大男子主义者"。

有效的沟通应该是明确、平等和开放的。维持有效的沟通需要注意：①沟通的内容必须是明确具体的。②对自己要有高度的自我认识，对别人有高度的敏感性，省察自我感觉、愿望及需求，并倾听与觉察发信息者的言行一致性。③传达信息时清楚地使用第一人称"我"，以示负责的态度。④能给予发信息者适当的反馈。⑤愿意真诚开放地暴露自己的感觉、愿望、需求及认识。

4. 家庭价值系统 家庭价值系统是指一种思想、态度和信念，是指家庭的价值观与家庭规范。家庭价值观是指家庭判断是非的标准以及对某件事情的价值所持的态度。如什么是对的或错的、什么是重要的或不重要的。它常常不被意识，却深深地影响各个家庭成员的思维和行为方式，也深深影响着家庭成员对外界干预的感受和反应性行为。各个家庭成员各自的价值观，可以相互影响并形成家庭所共有的价值观，进而形成家庭规范。价值观的形成深受传统、宗教、社会文化环境等因素的影响，在相同的社会环境中是极不容易改变的。这种特质使得我们在进行家庭照顾时，应尤其注意。

家庭的生活方式、教育方式、保健观念与健康行为等，都受到家庭价值观的影响，成为家庭生活的一部分。特别是健康和疾病观直接关系到成员的就医行为、遵医行为、实行预防措施、改正不良行为等方面,如一个家庭认为生死由天,那么很难说服他们施行促进健康的行动。因此,全科医生了解家庭的价值观,确定健康问题在家庭中的地位,进而与家庭成员一起制订健康促进的具体方案,对维护家庭健康至关重要。

三、家庭的功能

家庭是人和社会的主要连接点,家庭功能的正常施行是家庭维持常态化运行和社会正常运转的基础。现代社会的转型、家庭结构和家庭关系的变化,在一定程度上改变了传统家庭功能的存在方式。现代的家庭功能或出现了许多新的元素,或有些功能弱化,有些功能消失。尽管如此,经济功能、情感功能、抚育赡养功能、生殖功能、社会化功能、卫生保健功能等传统功能依然存在。

1. 经济功能　家庭作为一个群体,是社会生活的基本单位,发挥着其固有的功能,而经济是家庭功能的重要基础,包括家庭的各种经济活动,如生产、分配、消费、理财等,以满足家庭成员对衣、食、住、行、育、乐等各方面的需求。

家庭消费,指家庭收入和支出的水平及安排状况。在原始社会,家庭既是生产单位,也是消费单位。家庭生产的产品几乎全部用于其成员自己的消费,很少用于交换。奴隶社会乃至封建社会,以家庭为单位的生产和消费格局无根本改变。进入资本主义社会以后,家庭虽不再是社会生产的基本单位,但仍然是社会消费的基本单位,家庭消费形式也由自给自足变成以货币形式交换为主。所以家庭是生产资料的占有单位、生产劳动的组织单位、劳动产品的分配和交换单位,更是消费单位。家庭的经济功能既是家庭的首要功能,也是家庭发挥其他功能的物质基础。

2. 情感功能　家庭成员以血缘和情感为纽带维系彼此间的亲密关系,通过彼此的关爱和支持来满足爱和被爱的需要。对于每个家庭成员而言,各种心理态度的形成、个性的发展、感情的激起与发泄、品德和情操的锤炼、爱的培植和表现,以及精神的安慰和寄托都离不开家庭。家庭是家庭成员思想感情交流最充分的场所,给人一种安全感、归属感,家庭是感情交流的地方。

3. 抚育赡养功能　从代际关系上讲,抚育是父母对子女生活上的供养,表现为上一代对下一代人的责任和义务。家庭中的抚养是指夫妻之间的相互供养、帮助和救援,表现为同代人的责任和义务。赡养则是指子女对父母(晚辈对长辈)的供养和照顾。家庭的抚养和赡养功能是人类和社会延续的保证。

4. 生殖功能　家庭的生殖功能是指生育子女、繁衍后代,人们通过生儿育女来绵延人类种族和社会,实现后代的延续,这也是社会和文化传承的一种方式。

5. 社会化功能　社会化是指一个人通过学习群体文化,学习承担社会角色,把自己融于群体中的过程。家庭是人生的“第一课堂”,又是一所“终身制”的学校。家长是儿童的第一任教师。马克思曾经说过,家长的行业就是教育子女。家庭正是孩子社会化的主要场所,孩子从家庭成员中学会语言、社会行为和技巧、对正确和错误的理解等,从而培养道德品质、指导行为规范,使人们实现社会化,从而能够适应社会。

家庭教育的作用随时都在发生,人的身心发育特别是心理发育的关键时期,主要在家庭中度过。家庭教育职能发挥得如何,将直接关系到提高人口质量的社会问题,它不仅关系到下一代的前途,也关系到社会的进步和发展。从家庭教育的功能效果来看,家庭教育对人一生所产生的作用,是人类社会其他形式的教育行为活动(包括学校教育和社会教育)所无法替代的。

6. 卫生保健功能 家庭是个人健康、疾病发生、发展和康复的重要背景。家庭对个体健康的影响,表现在遗传、儿童生长发育及社会化、疾病的传播、求医行为、生活方式等方面;同时,家庭也具有促进、保护家庭成员健康的功能,如在家庭成员生病期间,给予精神、经济、物质等多方位的支持和照顾。包括为家庭成员提供足够的食物、居住地和衣物,以满足家庭成员的基本生活需要,保证其生长发育;提供保持家庭成员健康的资源,如家庭卫生用具;为家庭成员提供书籍、报纸杂志等学习用具和参加学习和聚会的机会等,满足家庭成员精神需要;通过饮食营养,指导、督促家庭成员参加锻炼,以及传播健康保健知识等措施,提高家庭成员的健康水平,预防疾病的发生;识别家庭成员的发育缺陷和社会心理方面的问题;家庭发生意外时,给予及时正确的处理,为进一步医治创造条件,督促家庭成员用药和停药,观察用药的反应,并及时作出处理;对功能减退的家庭成员提供康复照顾,并实施适当的康复技术和康复护理,以保存家庭成员残存的功能和促进丧失功能的恢复。

第二节　家庭生活周期及其健康问题

一、家庭生活周期的概念

家庭生活周期(family life cycle)是指家庭遵循社会与自然的规律所经历的产生、发展与消亡的过程。通常经历恋爱、结婚、妊娠、抚养孩子、孩子成家、空巢、退休、丧偶独居等时期。

二、家庭生活周期阶段的划分及其临床意义

家庭也像个人一样,有其发生、发展和结束的过程,其中的任何重大事件都会给其成员的心理和生理健康造成影响。因此,全科医生/家庭医生在为患者提供健康照顾时,除掌握人体正常发育过程外,还要了解患者所在家庭的发展过程和生活周期。

根据家庭成员构成状况及发展任务的变化,家庭生活周期一般被划分为若干阶段。最著名、最常用的家庭生活周期模式是由 Duvall(1997)提出的。她根据家庭在各个发展时期的结构和功能特征,将家庭生活周期划分为 8 个阶段,即:新婚期、第一个孩子出生期、有学龄前儿童期、有学龄儿童期、有青少年子女期、孩子离家创业期、空巢期和退休期。各阶段的界定和每个阶段在不同阶段应执行的任务和可能遇见的主要问题见表 3-1。家庭生活周期在不同阶段存在不同的重要事件和压力,若处理不当会产生家庭危机,可能会影响家庭成员的健康。在实际中,并非每个家庭都会经历上述 8 个阶段,家庭可在任何一个阶段开始或结束,如离婚和再婚,而这样的家庭可能存在更多问题,全科医生应对这些家庭给予更多关注。但对于全科医生来讲,家庭生活周期阶段的划分便于有针对性地开展家庭保障。

对于家庭生活周期中各阶段面临的主要家庭问题,Duvall 将其定义为"家庭发展性",并认为这些问题是随着家庭进入一定时期而产生的,能顺利地适应这些家庭发展任务,并为适应下一阶段任务做好准备,就有望获得家庭幸福,否则可能不利于家庭的正常发展。

沿着人的生命周期中各个阶段提供照顾,从婚育咨询开始,经过孕期、产期、新生儿期、婴幼儿期、儿童期、青春期、中年期、老年期直至濒死期,都覆盖在全科医疗服务之中。在服务中了解家庭

生活周期及其所处阶段,可帮助全科医生辨别患者家庭是否处于正常发展状态;同时也可以根据家庭不同的发展阶段,预测和识别家庭在特定阶段可能出现的问题,及时地进行健康宣教和提供咨询,采取必要的预防和干预措施。

表 3-1　家庭生活周期各阶段面临的任务及主要问题

阶段	定义	任务要点	可能会面临的问题
新婚期	男女结合,尚无孩子	要与配偶建立一种亲密关系;在学习中适应角色的转变;同时进一步减少对父母情感上的依赖	性生活协调和计划生育;稳定婚姻关系;双方互相适应及沟通;适应新的亲戚关系;准备承担父母角色
第一个孩子出生期	最大孩子介于0~30个月	做好充分准备迎接家庭新成员,安排时间完成儿童保健和计划免疫任务	父母角色的适应;经济压力增加;生活节律变化;养育和照顾孩子的压力;母亲的产后恢复
有学龄前儿童期	最大孩子介于30个月~6岁	需要家长以身作则;约束儿童的个人行为,培养儿童健康行为和合理膳食习惯	儿童的身心发展问题和孩子的安全防护问题
有学龄儿童期	最大孩子介于6~13岁	要求夫妻双方配合,建立平衡膳食、合理营养观念,加强户外运动,共同承担起养育子女的责任	儿童的身心发展、学习与学业问题,早期性教育问题
有青少年子女期	最大孩子介于13~30岁	要增加家庭教育的灵活性,关注青少年对生活的激情和事业的追求,培养其兴趣和爱好	青少年的教育与沟通,青少年的性教育,与父母的代沟问题,社会化问题,与异性的交往与恋爱
孩子离家创业期	最大孩子离家至最小孩子离家	要开始独立生活,适应与子女之间的新型关系,引导和接纳子女的生活方式	父母与子女的关系改变问题;父母在子女离家后适应问题
空巢期	父母独处至退休	要接受家庭成员和新成员加入的现实,适应作为抚养人角色已经结束的生活	家庭关系重新调整和适应问题,空巢期父母自我兴趣发展问题,与孩子沟通的问题,计划退休后的生活以及老化带来的一系列健康问题
退休期	退休至死亡	要调整心态、适应退休生活,与子女和孙辈建立一种新的关系。接受自己能力不断下降和对别人依赖不断增加的事实,淡化失去亲人和朋友时的痛苦	社会角色的转变及适应问题,应对老化与各种健康问题,面对老伴和亲友死亡等问题,经济与赡养问题

三、对家庭生活周期中生活事件和家庭问题的预测

家庭生活周期中各个阶段可能发生的家庭问题和生活事件是可以预测的,Medalie(1979)认为,家庭在每一个发展阶段都有特定的发展课题。根据家庭生活问题所处的时期,可将其分为三种状态:预测期(anticipatory stage)、筛检期(screening stage)和症状期(symptomatic stage)。①预测期:问题尚未发生,但根据一般规律和有关伦理以及家庭所处的发展阶段,预见该问题可能会发生。②筛检期:问题正在或即将发生,但还不明朗,可以通过各种灵活的检测手段使其显示出来,如通过家庭功能的 APGAR(adaptation,partnership,growth,affection,resolve)评估等。③症状期:问题已经显现,常比较严重,可通过明显的家庭功能障碍或家庭成员的躯体症状、情绪反应、社会适应不良

等客观地反映出来。对家庭生活周期中家庭问题和生活事件的预测将有助于个体、家庭和社会充分认识健康与家庭问题的相互关系,发挥家庭保健功能的作用,尽早采取有效措施,减少生活事件的发生,预防疾病,保护健康。通过健康教育和卫生保健指导,让家庭成员了解家庭问题和生活事件发生、发展的阶段和规律,掌握若干解决问题的方法也有着重要意义。

每个家庭在不同的生活时期会面临一些相似的家庭问题,尤其是在生活周期的转折阶段,而家庭对于这类问题可事先采取预防措施或做好充分准备,以免陷入危机状态。了解家庭所处的生活周期可帮助全科医生鉴别正常和异常的家庭发展状态,预测和识别家庭在特定阶段可能或已出现的问题,及时地进行教育和咨询,采取必要的预防和干预措施,以避免出现严重后果。

四、家庭生活周期存在的常见健康问题及保健对策

家庭健康问题泛指与家庭成员健康状况、家庭伤害事件,以及疾病的发生、进展和转归有关的多层次问题,常见健康问题是这些问题中出现频次较高的相对概念。以家庭生活周期为导向,在儿童、青少年、中年、老年期各阶段均存在可预见的家庭健康问题。良好的家庭结构、和谐的角色关系、健全的家庭功能和充足的家庭资源在解决家庭常见健康问题过程中至关重要。根据家庭生活周期的不同阶段,提供周全、可预测性的服务,已成为全科医疗有别于专科医疗的特色。因此,以家庭为单位的健康照顾不仅是照顾家庭生活周期的某一阶段的健康问题而是全过程,也不单是为家庭某一健康危险因素而是为影响家庭健康的各种因素提供可预测性的服务。家庭保健的内容包括预防、保健、康复三个方面和生理、心理、社会三个层面。

(一) 新婚阶段的家庭

男女婚后应相依相伴、荣辱与共,新婚的开启时期存在各自的家庭观念和习俗,因此新婚夫妇可能会面临以下问题。适应问题:新婚夫妇各自的生活习惯、性格、价值观、信仰等出自不同的家庭,常有适应不良及压力,需要相互适应、磨合。人际关系问题:接纳对方的亲友,处理新的人际关系,需建立情感的适应。性生活与家庭计划:性生活的协调、避孕、遗传性问题等。妊娠相关问题:妊娠的时间、计划与生活、工作的冲突及协调,对产前检查、孕期保健的支持,不孕不育的治疗等。全科医生应预先了解双方对婚姻的态度和适应情况,以便指导生育计划、孕期保健及检查,并指导新婚夫妇做好为人父母的心理准备。

(二) 第一个孩子出生的家庭

全科医生应协助父母处理婴幼儿的睡眠和喂养问题(喂养方法及营养添加并进行发育评估)、确定预防接种的时间、先天畸形及异常(如新生儿黄疸、隐睾、疝气、婴儿腹泻、先天性甲状腺功能减退、佝偻病)的处理。这一阶段,全科医疗照顾的重心是围绕婴幼儿的哺育及健康问题,以减轻父母的担忧。婴幼儿心理处于原我状态,孩子的活动不需太多约束,但应告诫父母重视其安全,防止意外事故发生。此期,产后的护理非常重要,应以医疗行业的常规,定期上门随访。看护处理产后的恶露及检查子宫复旧的状况,有无妇科感染及乳房护理等妇科问题。此外,产后抑郁现已引起人们的高度重视,全科医生更应该及时发现这样的问题,避免因误诊酿成悲剧。第一个孩子出生的家庭非常需要全科医生提供的连续性、综合性的服务,尤其是年轻的母亲更需要得到多方面的支持。

(三) 有学龄前儿童的家庭

此阶段的任务是促进小儿的成长发育。幼儿的心智发育特别快,如语言发展,2 岁时词汇急速

增加,3 岁可运用基本语法,4 岁能与人交谈。幼儿喜欢发问、尝试和模仿,家庭医生应告知家长对孩子多以启发式的游戏代替枯燥的学习,并注意身教,以优良的举止和行为作为仿效的榜样。学龄前儿童仍以自我为中心,自我意识尚未成熟,应引导儿童的理性思维。躯体健康方面,此期儿童生长发育较慢,告诫家长不需过于担心。在此期需关注儿童是否存在不明原因发热、胃肠炎、扁桃体肥大、腺样体肥大、扁桃体炎、呼吸道感染、哮喘、贫血、白血病、疝气、睾丸未降、失明、语言障碍、惊厥、脑膜炎、行走障碍、膝内翻及外翻等疾病,及时予以处理。儿童常有食欲缺乏、挑食、爱吮指头、咬下嘴唇,应注意便秘、饮食、情绪等问题。还有跌伤、烫伤等问题,应加强安全防范及儿童的环境卫生。全科医生应该把保证孩子的身心健康、开发孩子的智力、使孩子养成良好的个性结合在一起,设计成一个综合性的幼儿保健项目,以便引导家长积极参与。

(四)有学龄儿童的家庭

此阶段孩子到了入学年龄,学习知识、社会规范、道德价值及人际关系。其认知能力和社会能力不断增加,自我为中心的行为渐渐减少,但会遇到困难,出现适应障碍、学习障碍、行为障碍,常表现出情绪不安、学习困难、恐学、身体不适,且出现头痛、腹痛、气喘等躯体症状。全科医生应协助家长鼓励儿童努力学习,并使之从中获得满足,逐渐形成毅力和意志,促进儿童精神成长。另外,此年龄段常出现口腔疾病、听力障碍、视力障碍、咽喉感染、肾炎、肥胖、肠道寄生虫、白血病、扭伤、拉伤、软组织损伤、骨折等问题,女孩常有泌尿系统感染等,全科医生应关注此类问题并及时处理。同时,应给予父母婚姻指导,计划生育,对家庭危机及时干预。

(五)有青少年的家庭

青少年期是人生身心变化最显著的阶段,身高、体重快速增加,第二性征及性功能出现。在心理-社会方面,青少年追求独立自主、自我认同及执着的理想,常表现出叛逆、尖刻、冲动、不愿妥协的行为。全科医生应指导家长,为人父母要谅解儿女,尊重其独立自主性,应平等地进行沟通。在合理范围内让其发挥,不要严加指责,否则会起到相反的作用,但要注意避免出现偏离行为和误入歧途。青少年易于冒险,存在易于染上毒瘾、婚前性行为及精神问题等。全科医生应施以心理咨询纠正其偏离行为,并特别注意隐私保密。他们重视外表,常因外表的疾病而造成心理困扰,应给予心理支持及积极的治疗。在生理方面,此阶段需关注青春期早熟、生理发育迟滞、体重不足、青少年糖尿病、闭经、痤疮和皮肤病、脊柱侧弯等相关疾病。此时段,其父母可能出现吸烟损伤、口腔疾病、溃疡病、胃炎、功能性胃病、溃疡性结肠炎及大肠功能性疾病、尿路感染、肾盂肾炎、肾结石、肾病、男性生殖疾病、妇科疾病、性传播疾病等。此外,全科医生给予父母婚姻指导,对家庭危机进行干预。其父母已 40 岁左右,需关注其壮年的来临,开始着手慢性疾病的防治。全科医生提供生殖健康服务及安排疾病筛检,如周期性地检查血压、血糖、血脂、肝功能、乳房、宫颈涂片等。

(六)孩子离家创业的家庭

孩子离家求学、创业、结婚,与父母已为成人间的关系。告诫父母不宜过多约束成年子女,以免造成疏离,宜以精神支持辅助子女。此阶段,保健重心完全转移到对中年父母的照顾。他们的身体功能出现减退现象,如心脑血管疾病、癌症的发生,男女更年期的到来。全科医生应注意其是否存在吸烟,高糖、高盐、高脂膳食,少运动、肥胖等慢性病的危险因素,关注糖尿病、甲状腺及甲状旁腺疾病、肾上腺疾病、脂代谢疾病、痛风、高血压、心肌缺血/心肌梗死、心律不齐、心肌病,泌尿道感染、肾病综合征等泌尿生殖系统疾病,更年期综合征、乳腺疾患、脑血管意外、偏头痛、周围神经病、重症肌无力、骨关节病、颈椎病、椎间盘病变、慢性腰痛、坐骨神经痛、腱鞘炎及囊肿,胃炎及肠炎等消化系统疾病,肺癌及结直肠癌等各系统肿瘤等。此时期,多进行家庭健康教育、疾病筛查和防治工作,并指导家长开始培养自我兴趣及社交,做好退休准备,以排遣空虚和寂寞,告诫配偶之间多加关心。对中年父母心理危机的干预,及时舒缓各种压力。

(七) 空巢期家庭

空巢,即家中仅剩两位老年人,子女皆成人离家。此段时期双亲常出现心理-社会障碍,易患焦虑、失眠、忧郁。夫妻已经开始衰老,患病机会增多,各种慢性病接踵而至。女性多发生骨质疏松、腰酸背痛,多有不适,全科医生应告知其丈夫,多给予妻子心理安慰和关心,多携伴活动;男性易发生心脑血管疾病、关节炎、前列腺肥大等。全科医生对两位老年人宜注意疾病防治,给予衰老生理健康教育,提供营养咨询,协助完成定期健康检查。双亲此时可能已经是祖父母,建议他们尽量少干涉青年夫妻的生活方式,以免滋生困扰。在经济上,全科医生应告诫其早做规划。

(八) 退休的家庭——老年家庭

此期男女均已超过 65 岁,步入老年期,身体老化明显,疾病多、残障多。此期,老年人易存在顽固性疼痛、胃癌、萎缩性胃炎、溃疡、吸收不良、胰腺癌、肠梗阻、慢性便秘、肠癌、支气管扩张、肺栓塞、肺结核、动脉硬化症、高血压、肾功能不全、慢性心功能不全、肺心病、心律失常、心瓣膜病、周围血管病、前列腺肥大、睾丸癌、阴茎癌、乳腺癌、皮肤癌、白内障、目盲、耳聋、梅尼埃病、脑血管病、短暂性脑缺血发作、记忆力减退、帕金森病、三叉神经痛、面瘫、带状疱疹、骨关节病、骨质疏松、运动疾病、骨折等疾病。老人最需要熟知自己状况的全科医生,应多上门随访,指导服药、检查安全、营养咨询和指导合理的活动,并安排社区护士随访,照顾老年人及解决疾病问题。心理健康方面,老年人易出现无聊感、无用感,除焦虑和忧郁外,还易患睡眠障碍、阿尔茨海默病、妄想性精神病等。在家庭和社会层面上,存在独生子女照顾的老年人、老年人与儿媳或女婿的关系、家庭及养老院护理等相关问题。全科医生应早加预防,及时发现、及时处理,主动关心与社会支持,协同子女处理老人诸多的躯体、心理疾病。必要时,做好临终照顾,给家庭生活周期画上完美的句号。

了解患者的性别、处于生命周期的哪个阶段及其家庭/社会角色,评估患者的需求,全科医生可为其提供对应的健康教育与咨询。全科医生也可针对不同年龄、性别而进行周期性健康检查。通过国家健康信息平台建设、各业务信息系统互联建设、健康医疗大数据建设,构建居民全生命周期智能健康档案系统。借助医疗健康大数据平台和人工智能,实现居民智能健康档案全生命周期的管理和应用,提升医疗服务效率和质量。

第三节　家庭评估与照顾

一、家庭评估

家庭评估(family assessment)是完整家庭照顾的重要组成部分,其目的是了解家庭的结构、家庭所处的家庭生活周期阶段、家庭资源和家庭功能等,进一步分析家庭存在的健康问题或疾病,以及在照顾患者健康问题或疾病过程中可以利用的家庭资源。

家庭的评估不限于个体,更重要的是整个家庭系统。为科学、真实、客观地反映出不同家庭的健康状况和特点,国内外已有相关研究致力于构建健康家庭评估指标。目前比较权威的家庭评估指标和有关的文件、标准和工作要求有:家庭功能 APGAR 量表、欧洲五维健康量表(EQ-5D-5L)、世界卫生组织健康 10 条标准、《心理健康六项标准》(2012 年中国心理卫生协会)、《中国公民健康素养——基本知识与技能(2015 年版)》《全国健康城市评价指标体系(2018 版)》《国民体质测定标准(2023 年修订)》等。

目前,全科医疗中广泛应用的家庭评估方法主要是:家庭基本资料收集(包括家庭生活方式评估、家庭健康文化评估、家庭健康管理评估)、家系图、家庭圈、生态图、家庭功能 APGAR 量表、家庭凝聚度和适应度等。家庭评估通过对家庭资料全面、完整、各维度分析,得出个体或家庭问题的解决途径。

(一)家庭基本资料

家庭基本资料包括:家庭环境、家庭各成员的基本情况(姓名、性别、年龄、家庭角色、职业、教育、文化、婚姻及主要健康问题等)、家庭经济状况(经济来源、年均收入、人均收入、消费观念等)、家庭环境(居室环境、家居设施、交通工具等)等。这是最为常用、最为简便的方法。同时评估家庭生活方式、家庭健康文化、家庭健康管理,分"好""中""差"三种程度。

1. 家庭生活方式 由本人、家庭其他成员或社区医生对家庭及其成员从个人卫生、饮食和营养、锻炼身体、生活规律四方面进行评估。

2. 家庭健康文化 包括家庭健康的理念、家庭健康知识、健康家庭文化三方面进行评估。

3. 家庭健康管理 从正确就医、家庭健康监测、家庭保健三方面进行评估。

(二)常用的家庭评估图

1. 家系图 家系图(family genogram,family tree)可用来描述家庭结构、医疗史、家庭成员的疾病有无遗传、家庭关系及家庭重要事件等。通过家系图,医生可以很快掌握大量的家庭基本资料。

2. 家庭圈 家庭圈(family circle)是以患者的观点看待家庭成员与自己的关系,自绘的圈形图,是一种患者主观评价的方法。家庭圈随着个人观点的改变而变化,因此,情况变化后需要重绘,以便医生获得新的资料及下一步咨询。家庭圈有利于医生探讨家庭的互动关系及家庭的动态表征。

3. ECO-MAP 图 即生态图,是评估家庭外资源的一种方法,它把家庭作为对象,调查家庭外在资源有关成分的有无及多少,记录各种资源成分与家庭的联系强度;图中圈的大小表示资源的多少,不同的连线表示联系的强度。该图以社会的观点进行家庭评估,有助于指出家庭所处社会环境的基本特质,亦可用于治疗。

(三)家庭功能评估

APGAR 家庭评估问题表(表 3-2)是 Dr. Smilkstein 于 1978 年研究设计的检测家庭功能的问卷,主要用来测量家庭成员对家庭功能的主观满意度。具有问题较少、评分容易、比较适宜在基层工作中使用的优点。

APGAR 量表的具体名称和含义如下:

1. 适应度(adaptation) 家庭遭遇危机时,利用家庭内、外资源解决问题的能力。

2. **合作度（partnership）**　家庭成员分担责任和共同做出决定的程度。

3. **成长度（growth）**　家庭成员通过互相支持所达到的身心成熟程度和自我实现的程度。

4. **情感度（affection）**　家庭成员间相爱的程度。

5. **亲密度（resolve）**　家庭成员间共享相聚时光、金钱和空间的程度。

表 3-2　APGAR 量表

内容	经常	有时	很少
	2 分	1 分	0 分
1. 当我遭遇困难时,可以从家人得到满意的帮助			
2. 我很满意家人与我讨论各种事情,以及分析问题的方式			
3. 当我希望从事新的活动或发展时,家人都能接受且给予支持			
4. 我很满意家人对我表达感情的方式,以及对我的情绪反应			
5. 我很满意家人与我共度时光的方式			

本表共 5 个题目,回答"经常"得 2 分,回答"有时"得 1 分,回答"很少"得 0 分;总分 7~10 分表示家庭功能良好,4~6 分表示家庭功能中度障碍,0~3 分表示家庭功能严重障碍。而且能根据每个问题的得分情况,可以初步了解哪一方面的家庭功能出了问题。在使用 APGAR 评估量表时,需要注意一些细节,例如需要将本量表通俗化和本土化,使被评估成员能准确理解问题的精髓;也要注意其时效性和主观性。

（四）家庭凝聚度和适应度

家庭凝聚度（family cohesion）是反映家庭成员之间的亲密及自主性程度。家庭的凝聚力是家庭的动力,凝聚度异常往往是家庭功能不良的原因。家庭适应度（family adaptability）,即成员的适应力及家庭对生活压力事件的反应和调适能力。一般采用家庭适应度和凝聚度评估量表（family adaptability and cohesion evaluation scale,FACES）进行评定。该量表内容、评分方法较为复杂,不在此叙述。

二、家庭照顾

对家庭的照顾是全科医学的核心特征之一,家庭中各种因素、家庭成员间的相互作用关系及家庭资源的利用等对患者患病、治疗和康复具有重要意义。因此,全科医生在临床诊疗中,在考虑患者个人健康问题的同时,还需关注患者的家庭。

（一）家庭照顾中的三级预防

家庭照顾是全科医生区别于专科医生的工作特色之一,全科医生把家庭也看作一个"患者",综合考虑家庭对其成员疾病的影响,以及家庭成员间的相互作用,在整个家庭的范围内,提供咨询、教育、治疗和预防服务,促进整体的家庭健康。预防可以最大程度地促进并保持健康或减少疾病,它涉及去除或减少发病风险、早期诊断、早期治疗、减少并发症,最大程度地适应病理状态。全科医生对家庭的照顾,始终贯穿三级预防,并在家庭的参与下实施(表 3-3)。

表 3-3 家庭三级预防的实施

预防等级	内容
第一级预防	生活方式相关问题指导 健康维护 家庭生活教育
第二级预防	医患共同监测健康,心理咨询 鼓励及时就医,早发现、早治疗 监督遵医性,治疗及管理
第三级预防	对慢性病成员,持续性管理,督促遵医性,指导适当的活动能力 对于慢性病患者带给家庭的变化,指导全体成员参与并做出相应调整 对重病或临终家庭,提供团队合作家庭照顾和临终关怀

(二)家庭访视

提供以家庭为单位的照顾形式主要包括一般性照顾、家庭咨询、家庭访视和家庭病床服务。家庭访视(home visit)是全科医疗的一部分,体现了以家庭为背景的情境性照顾,保持了与家庭的密切往来,提供了居家式的服务。家庭访视可以快速直观地评估家庭问题,考察家庭环境,掌握患者的真实病情和生活习惯,对患者患病、治疗和康复具有重要意义。家庭访视可作为全科门诊服务的补充形式,适用于基层卫生保健的社区环境。

家庭访视通过干预-评估-再干预-再评估的良性循环,不断协调家庭内外部资源,切实达到管理患者及家庭健康问题的目的,最终减少生活不良事件的发生,改善患者的预后,融洽家庭成员间的关系。通过长期连续性的家庭访视服务,体现了全科医疗以个人为中心、家庭为单位、社区为基础的全方位服务特征。

(三)家庭咨询及健康促进

医生对人类本性的理解来源于对世界的丰富认识,可以通过熟练的谈话和对其职业的热情来帮助和感染患者。全科医生为家庭成员提供咨询,与其他卫生工作者群体(包括心理学家、精神科医生、社会工作者、婚姻指导顾问)相比,人们会更愿意去全科医生那里寻求咨询。全科医生有机会观察和了解家庭成员及其家庭环境,他们擅长将家庭成员和家庭看作一个整体,提供综合性、持续性的健康照顾和家庭咨询,必要时会寻求其他专业人员的帮助和建议。因此,全科医生非常适合在家庭咨询中做出最重要的贡献,以满足家庭成员在该领域的需求。同时全科医生需要拥有资深的心理学阅历和掌握精神分析的方法。家庭咨询应该营造有益于精神的环境,构建良好的家庭氛围。

全科医生在健康促进和预防方面扮演着至关重要的角色。他们教会患者如何保持或获得良好的健康,以及有关避免疾病的方法和信息,通常负责提供以下方面的健康教育,例如:均衡饮食、适量运动、免疫接种、意外预防、疾病预防、性健康教育、健康监测、心理健康、定期体检、健康资源等。

全科医生健康促进的措施包括以下几种:①确保自身能够持续获得信息更新和进行继续医学教育,尤其是在预防方面。②为患者使用健康教育宣传材料:分发资料、候诊室海报、候诊室视频系统。③拥有高效的病历系统。④患者信息管理和定期随访。⑤鼓励对高危人群进行定期健康检查。⑥就以下方面定期提供建议:营养、锻炼、压力管理、控制体重。⑦向新生婴儿的父母提供其健康记录。

全科医生的干预对改善患者健康生活方式的态度能产生重大影响。全科医生如果要对改善家庭健康产生影响,必须鼓励患者对自己的健康负责,从而获得更健康的生活方式;同时,患者必须得到一位有爱心的医生的支持,才能遵循相同的指导方案并持之以恒,比如改善饮食习惯、营养、戒烟、减少酒精摄入、进行锻炼、预防抑郁和焦虑。

(四) 安宁疗护

安宁疗护又称临终关怀、舒缓医疗、姑息治疗,是为疾病终末期或老年患者在临终前提供身体、心理、精神等方面的照料和人文关怀等服务,缓解痛苦和不适症状,提高生命质量,帮助患者舒适、安详、有尊严地离世。

安宁疗护 1967 年发源于英国,并得到了快速发展。至 2015 年全球 136 个国家/地区建立了安宁疗护机构,20 个国家/地区把安宁疗护纳入国民医保体系,美国临终关怀机构约有 3 650 家。中国安宁疗护始于 20 世纪 80 年代,至 2017 年,我国已设有临终关怀科的医疗机构约 2 342 家。

随着人口老龄化和慢性病患病率增加,安宁疗护的需求正在增加。2021 年世界卫生组织估计,全球每年约有 5 680 万人需要安宁疗护,成人安宁疗护的最大单一疾病组是癌症。根据 2019 年的数据,英国的安宁疗护由以全科医生和护士为核心的初级保健小组提供,负责 45.2% 的患者居家和疗养院安宁疗护,直至他们离世。挪威全科医生和社区护士是社区安宁疗护的主要承担者,全科医生和专业肿瘤科护士的合作非常适于初级保健安宁疗护,将成为趋势。世界全科医师组织(WONCA)建议:在社区范围内,以全科医生为主体开展临终关怀是各个国家在普及临终关怀过程中的一项重要工作。

使一个人能够在整个疾病期间过上尊严、和平和舒适的生活,意味着需要对其身体、心理、情感、社会和精神需求做出回应。安宁疗护以综合、人性化、居家式的服务及提高临终生命质量为宗旨,提供身心一体的照顾,使临终者安然度过最后的时光。安宁疗护不仅适用于无法治愈的恶性肿瘤,还适用于末期器官衰竭等疾病。

1. 安宁疗护的基本原则

(1) 良好的沟通;

(2) 管理规划;

(3) 症状控制,尤其是缓解任何疼痛;

(4) 情感、社会和精神支持;

(5) 医疗咨询和教育;

(6) 患者参与决策;

(7) 支持照顾者。

2. 疼痛管理　2022 年全球统计数据显示,癌症新发病例数将近 2 000 万,死亡估计 970 万例。疼痛是最常见、最痛苦,但也是晚期癌症中最可治疗的症状。缓解临终者的疼痛不仅是使用单一的止痛药物,还包含对其心理及社会活动的支持。采用综合措施,可以减轻患者肉体和心灵的上的痛苦。

(1) 疼痛评估:癌痛评估是合理、有效进行止痛治疗的前提,应当遵循常规、量化、全面、动态的原则。常用的视觉模拟评分法(VAS)、面部表情疼痛评分量表法,用作疼痛研究工具并经过充分验证,可用于记录急性和慢性疼痛水平。对于慢性疼痛,可采用多维度的量表,包括:麦吉尔疼痛问卷、疼痛残疾指数、健康调查量表 36（SF-36）、Oswestry 功能障碍指数问卷等。全科医生不仅要评估患者身体的基础痛苦，还要关注其心理、情绪、应对能力、态度和家庭情况。

（2）止痛药物及止痛原则：为合理止痛，1986 年，WHO 首次提出"癌痛三阶梯治疗原则"，该原则已在全球范围内广泛推广，对于癌痛控制发挥了不可替代的作用。2018 年《世界卫生组织成人和青少年癌痛药物治疗和放射治疗管理指南》对该原则做出了更改，不再严格要求"按阶梯给药"，"三阶梯止痛"治疗原则仅可用作疼痛全程管理中的一个普遍性指导原则。新指南更新了疼痛管理七大原则：

1）疼痛管理的最佳目标是将疼痛缓解至患者可接受的生活质量水平。

2）应充分了解患者病情和对疼痛表述的不同情况，对患者的疼痛整体评估后进行临床治疗指导。

3）务必确保患者、护理人员、医疗保健服务人员和社区安全以及社会的安定。

4）疼痛管理计划不仅包括药物治疗管理，还应包含社会心理因素和精神因素的护理。

5）包括阿片类药物在内的镇痛药物必须要能够保证药品的可及性，既要保障供应，又要价格合理。

6）镇痛药物的给药原则应遵循"口服给药""按时给药""个体化给药"和"注意具体细节"。

7）癌痛管理应作为癌症治疗过程的一部分纳入癌症治疗计划。

（3）联合止痛：联合止痛指实施治疗、心理看护、社会支持的综合措施，以最大程度缓解患者疼痛，包括止痛药物、神经封闭、麻醉、医护呵护、居家团队合作及支持。

3. 中医药结合安宁疗护照护方法　控制疼痛是基础，临终患者常见的需要控制的症状还有厌食、恶心和呕吐、便秘、呼吸和分泌物过多、咳嗽、呼吸困难、截瘫、虚弱和体重减轻等，以及抑郁、躁动等心理问题。为提高终末期疾病治疗效果，医生常会使用大量西药来控制症状，故同时面临各种药物副作用和药物禁忌证等难题。研究表明，中医在癌症患者疼痛控制、皮肤护理、便秘症状控制、恶心呕吐控制方面疗效较好，患者配合度高。常用方法有中药包热敷、按摩、穴位注射、耳穴、芳香疗法、食疗等。中医药结合安宁疗护能够提高患者生命质量，更好地从身体、心理方面做好患者的照护。《2018 中国卫生健康统计年鉴》分析了我国社区卫生服务中心开展专科服务现状，数据显示：社区卫生服务中心的科室设置以全科医学科为主，中医科发展较快。中医药文化精华——整体观念，与安宁疗护有机结合，可以打造我国安宁疗护的特色和亮点。

4. 心理社会支持　安宁疗护需要一支多学科的专业队伍，包括医生、护士、药剂师、营养师、心理咨询师、理疗师、法律顾问、协调人员、志愿者及宗教人员等，共同协作来满足临终者及其家人的生理、心理、社会和经济需要。研究表明，临终患者最常见的问题是厌倦和害怕。因此，安宁疗护应做到以下几点：

（1）给予情感支持。

（2）倾听并接收隐含的"信息"。

（3）以正常、公开、热情和自信的方式对待患者。

（4）表现出同理心和同情心。

（5）运用良好的沟通技巧。

（6）给出真诚的回答，不强调重点或给予虚假的希望。

（7）提供提问和解释的机会。

（8）表现出对患者需求和文化的理解。

（9）个体化护理：制订符合患者身体、心理及精神需求和偏好的个体化护理计划。

（10）预测并为可能出现的问题做好准备。

需要特别注意的关键点有以下几项：

（1）患者需要安全感。

（2）确保患者不遭受不必要的痛苦。

（3）准备好采取主动并召集其他可以提供帮助的人（如癌症支持小组、按摩治疗师等）。

（4）家人和医生可能会共同决定不向患者透露关于病情的全部信息，以避免给患者带来情绪上的冲击或压力，这种做法称为"保持缄默的协定"。这可能会让患者感到被排除在外，无法了解自己的真实状况，从而感到孤立和无助。因此，要确保患者不会感到孤立，也不会成为家人和医生之间达成的一种默契的受害者。

（5）临终患者所能感受到的最糟糕的感觉是医生的排斥和不适。

（6）随时准备向肿瘤科医生或适当的治疗师咨询关于进一步治疗的其他意见。

5. 对临终患者的家庭照顾　除围绕临终者的服务外，还包括对其家庭的照顾，包括：对家人的治疗、帮助和指导；提醒家庭应为患者做些什么；鼓励家人发泄压抑的情绪；安排邻居、亲友中有相同体验的人与难以解脱的成员进行交流；暂时脱离原来的环境，避免睹物思人。

近年来，国内外学者在相关政策的有力支持下，从硬件建设、队伍建设、制度流程、服务内容、宣传教育、质量控制等方面开展全科医生安宁疗护服务实践与探索，目前已形成居家与住院相结合的社区安宁疗护服务模式，并不断发展与完善。

【课后思考题】

1. 从家庭结构和功能出发，谈谈家庭对于全科照护的意义。
2. 家庭生活周期分为哪几个时期？
3. 家庭生活周期中出现的问题可分为哪三个阶段？
4. 在青少年期，全科医生应注意哪些问题，如何进行保健？
5. 如何理解以家庭为单位的健康照顾？
6. 简述家庭评估在全科医生诊疗过程中的作用和意义。
7. 安宁疗护疼痛管理的基本原则是什么？
8. 请谈谈您对家庭照顾中三级预防的理解，您的家庭是否重视并做到了呢？

Chapter Three:

Family-based Health Care

Section 1   Overview of the Family

It is difficult to define what a family is. Traditional families were established based on blood lineage. As generations have changed, the family has become more multicultural. The influence of relatives on us has gradually diminished. There is a growing trend towards free choice of spouse. Women's rights are increasingly recognized. The influence of children in the family is increasingly recognized.

The family structure is the foundation of the family framework. Family structure is divided into the external and internal structure of the family. The extrinsic structure refers to the demographic structure of the family, i.e. the type of family. The main types of external family structures are the nuclear family and the extended family. Intrinsic family structure is the structure of family relationships, including family roles, power structures, forms of communication (patterns of interaction) and family values.

The normal performance of the functions of the family is the basis for the maintenance of the regularity of the family and the smooth operation of society. The transformation of modern society, changes in family structure, and family relations have altered the traditional functions of the family. Many new elements have appeared in modern family functions, but the traditional forms of functions, such as economic, emotional, nurturing, reproductive, socialization, and health-care functions, are still important.

Section 2   The Family Life Cycle and Its Health Issues

The family life cycle refers to the process of generation, development, and extinction experienced by the family in accordance with the laws of society and nature. It usually goes through periods of love, marriage, pregnancy, raising children, children marrying and settling down, empty nests, retirement, and widowed living alone.

The family life cycle is generally divided into several stages in accordance with changes in the composition of family members and developmental tasks. The family life cycle model, the most famous and most commonly used, was proposed by Duvall (1997). She divided the family life cycle into 8 stages according to the structural and functional characteristics of the family in each development period, namely: the newlywed period, the first child is born, there are preschool children, there are school-age children, there are teenagers, and the children leave home to start a business, empty nest period and retirement period. Meanwhile, for the main family problems faced at each stage of the family life cycle, Duvall defines them as "family development", moreover, believes that these problems arise as the family enters a certain period.

Guided by the family life cycle, there are foreseeable family health problems at all stages of children, adolescents, middle-aged and old age. Family problems and life events that may occur at various stages of the family life cycle are predictable, and Medalie (1979) considers that families have specific developmental issues at each developmental stage. According to the period of family life problems, they can be divided into three states in which they are anticipatory stage, screening stage, and symptomatic stage.

Every family will be confronted with some similar family issues at different times in their lives, especially at the turning points of the life cycle. Acquainting the life cycle of the family and its stage in the service can help general practitioners to identify normal and abnormal family development status, predict and identify the problems that may occur or have occurred in the family at a specific stage, and conduct education and consultation in a timely manner, and take necessary preventive and intervention measures to avoid serious consequences.

Section 3   Family Assessment and Family Care

Family assessment constitutes a critical component of comprehensive family care, enabling a thorough understanding of familial structures, resources, and dynamics. It is incumbent upon general practitioners to proficiently utilize a variety of assessment tools, such as genograms, ecological maps, and the APGAR Family Assessment Questionnaire, to unravel the complexities of family systems and address both individual and collective health challenges. These instruments are indispensable in devising tailored care strategies that encompass the entire family unit, rather than focusing solely on the individual.

In the realm of family care, tertiary prevention is paramount, as it necessitates a systemic approach that accounts for the intricate web of familial interactions and their impact on health outcomes. General practitioners are tasked with the delivery of a broad spectrum of services, ranging from counseling to disease prevention, all within the unique context of each family.

The discourse further explores palliative care, championing a holistic and compassionate methodology aimed at augmenting the quality of life for individuals with terminal illnesses. It delineates fundamental palliative principles, such as effective communication, strategic management, rigorous symptom control, and comprehensive support across emotional, social, and spiritual domains.

The text underscores the pivotal role of general practitioners in the progression of community palliative care, spotlighting their essential contribution to the development of hospice care and the comprehensive fulfillment of patient needs. This section thus stands as a vital guide, accentuating the importance of family-oriented care, the judicious application of assessment tools for familial analysis, and the seamless integration of palliative care into general practice to ensure respectful and dignified treatment for those with serious health conditions.

第四章

以社区为范围的健康照顾

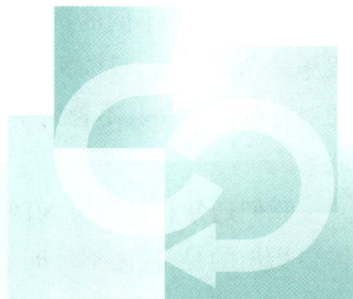

【学习目标】

☐ 掌握社区卫生的定义、要素，社区诊断，以社区为导向的基层医疗（COPC）的基本概念和步骤。

☐ 熟悉社会因素与健康的关系，COPC在社区人群和个体化照顾中的应用，实施社区诊断的方法，全科医生在社区卫生服务中的角色。

☐ 了解社区常见健康问题及其特点，以社区为范围的基层医疗的意义及产生历史，社区全科医疗团队的作用。

随着医学现代化的发展，环境对健康的影响越来越受到人们的重视。社区是人群聚集地，是个人和家庭日常生活、社会活动和维护自身健康的重要场所，也是影响个人和家庭健康的重要因素。社区是全科医生进行医学实践活动的主要场所，全科医生对社区环境进行分析、诊断、管理，消除影响人群健康的各种隐患，营造良好的社区氛围环境，使人群在社区范围内得到健康照顾。

第一节 社 区 概 述

一、社区的定义与要素

（一）社区的定义

社区（community）一词最早源于德国社会学家F. 汤尼斯（F. Tonnies）《社区和社会》（1887年出版）一书，他认为，社区由共同生活在一个区域内的一群人组成，这些人关系亲密、守望相助、防御疾病、富有人情味；社区是以家庭为单位、血缘和地缘共同体的结合。1933年，我国著名社会学家费孝通将英文"community"译为"社区"引入我国，他认为，社区是若干社会群体（家庭、氏族）或社会组织（机关、团体），聚集在某一地域里所形成的一个生活上相互关联的大集体。世界卫生组织（WHO）于1978年在阿拉木图召开的国际基层卫生保健大会上将社区定义为"社区是以某种经济的、文化的、种族的或某种社会凝聚力，使人们生活在一起的一种社会组织或团体"。

多年来,在不同的历史时期、不同的研究和应用领域,对社区的定义有所不同。从社区卫生服务的角度来看,目前国际上对社区概念采用最多的是 WHO 对社区的定义,而国内多采用费孝通对社区的定义。不管采用哪一种社区的定义,其最核心的内涵是社区中的人们具有某种内在的联系。

我们通常将社区分为两类:功能型社区,如企事业单位;生活社区,如街道、乡镇、村等。这里需要指出的是,社区不等同于"行政区域",两者有联系,也有区别。联系是,有的行政区域与社区在地域上可能是重合的,如我国的城市街道和农村的镇,因为它既是行政区域又是人们社会生活的集中地,所以把它们称为社区。区别是,行政区是为了实施社会管理,依据政治、经济、历史文化等因素,人为划定,边界比较清楚。而社区则是人们在长期共同的社会生产和生活中自然形成的,其边界比较模糊。同一社区可划分为不同行政区,而同一行政区却包含不同社区的情况会比较普遍。

(二) 社区的构成要素

1. 一定数量的人群　人群是社区的主体,他们是以一定社会关系为基础组织起来共同生活的人群。社区人口的数量可多可少,并无一定要求。世界卫生组织(WHO)认为,一个有代表性的社区,其人口数量大约在 10 万~30 万之间。

2. 一定范围的地域　一定的地理区域范围,为社区人群进行生产和生活活动提供场所。至于其面积大小,无一定标准。WHO 提出的社区面积为 5 000~50 000km^2。

3. 一定的社区服务设施　社区生活服务设施既满足居民的物质需要,也是精神需要的基础,是社区成熟度的重要指标。包括住房、学校、医院、文化市场、商业网点、交通、通信等。

4. 特定的生活方式和文化背景　由于长期生活在同一地域,社区居民有某些共同的需要,如物质生活、精神生活、社会生活等;也有某些共同的问题,如生活状况、卫生服务、教育水平、环境污染问题等。他们往往有一些相同的生活方式,因此他们不仅具有一定的共同利益,而且具有特有的文化背景、行为准则,以维持人际关系的相互协调。

5. 一定的生活制度和管理机构　为满足社区居民的需要和解决社区面临的问题,社区应建立一定的生活制度和规章制度。社区管理机构如街道办事处、居委会以及各种社团组织,是保障制度落实的组织,也是开展社区医疗保健的组织保证。

社区的五个要素中,人群和地域是两个关键要素。社区人群、地域的大小往往有较大的不同,但任何社区一般都具有以上几个要素,使社区成为一个有组织的社会。社区文化是社区得以存在和发展的内在要素。它是人们在社区这个特定的社会生活共同体中长期从事物质与精神活动的结晶。它渗入到社区生活的各个方面,不仅体现在人们的物质生活中,更深入地反映在人们的精神生活中。一个社区的风土人情、风俗习惯、管理方式,社区成员的心理特质、行为模式、价值观念等都体现着社区的文化,它是社区内在凝聚力、认同感和社会资本的基础,从而成为开展社区预防及卫生工作的内在动力。

社区是个人及其家庭日常生活、社会活动和维护自身健康的重要场所和可用资源,也是影响个人及其家庭健康的重要因素。就预防工作来讲,服务的群体一般都是以周围人群为对象的,有它特定的服务半径和范围;许多疾病的传播和流行常带有地域性;当地环境条件的优劣直接影响人的健康;从文化上讲,一定区域有着特定的风土人情,直接影响着人的健康行为等。所以,以社区为范围开展健康促进和疾病防治就有非常明确的针对性。从医疗服务来讲,以社区为范围,则便于医患交往,便于家庭、亲属对患者的照顾。对卫生资源消费来说,加强社区卫生也有利于节约和减轻患者负担。更为重要的是,通过社区服务网络,能有组织地动员群众参与,依靠社区群众自身的力量,改善社区的卫生环境,加强有利于群体健康发展的措施,达到提高社会健康水平的目的。在社区内还可依靠群众的互助共济解决个人无力承担的疾病问题,这既反映着我国民族的优良传统,也是健全社会健康保障体系的有效手段。

二、社会因素与健康

（一）环境因素对健康的影响

随着社会的发展,环境因素对社区人群健康的影响亦越来越大,世界卫生组织报道,全球近四分之一的死亡源于不健康环境。社区环境因素包含自然环境因素和社会环境因素两个层面。

1. 自然环境因素对健康的影响　自然环境因素主要指地理和气候因素。一些传染病及自然疫源性疾病,都有较严格的地域性和季节性。如寨卡病毒、血吸虫病、钩端螺旋体病、出血热等,都因其生态环境适合于病原体的繁殖或传播媒介的生存。又如布氏菌病、棘球蚴病流行于畜牧社区,是因为中间宿主牛羊成群的牧区环境。卫生环境差的农村社区会有蛔虫病、蛲虫病的流行。

现代的城市社区,环境中的物理、化学和生物因素均是影响健康的重要因素。环境污染已成为影响健康的重大问题。如生活用水是否安全,空气质量、噪声、排污设施是否健全等,都可直接或间接地影响社区居民健康。所以,全科医生考虑患者生活的社区是否有各种环境污染、是否有地方病;考虑患者的职业环境,以判断其是否有与特定职业相关的健康问题。据 WHO《通过健康环境预防疾病:对环境风险疾病负担的全球评估》报告显示,空气污染(包括二手烟烟雾)造成的非传染性疾病死亡人数高达 820 万。中风、心脏病、癌症和慢性呼吸系统疾病等非传染性疾病死亡人数现已占不健康环境造成的死亡总数的近三分之二。可见环境因素对健康的影响,是广泛且惊人的。

2. 社会环境因素对健康的影响　社区是社会的一个缩影,影响健康的社会因素包括社会制度、经济、文化、人口、社会心理因素等方面:

（1）社会制度:社会制度包括政治制度、经济制度、家庭婚姻制度、思想文化制度、医疗保健制度等。社会制度关系到社会对公众健康的经济投入、关心程度以及社会对健康维护活动的参与程度,也是影响医疗保健体制和社区卫生服务的组织形式。

（2）社区经济:社区的经济资源是搞好社区健康教育与健康促进的重要因素之一。经济发达,可以提高公共卫生设施和卫生保健服务水平,有利于提高人们对健康的认识水平,改变人们的思想观念,进而改变人们的行为。

（3）社区文化:每个社区都有其特征性的文化背景,这种文化背景在某种程度上决定着人群对健康和疾病的信念、对健康维护的态度及就医行为,也影响人群的行为方式、自我保护能力和生活习惯。

（4）社区人口:社区人口的基本构成直接影响社区居民的健康状况。没有人群也就无所谓社区,人口过剩或人口老龄化、被赡养人口比例增大、对医疗服务需要量增多所致的卫生资源分配不均衡,人际关系紧张、家庭问题增多等都可引起社区的健康问题。

（5）社会心理因素:社会心理因素包括社会角色、社会竞争等,社会心理因素是导致心理疾病和躯体疾病的重要原因,对人群健康至关重要。全科医生应对心理因素导致健康的影响有深刻透彻的认识,从而促使社区居民树立积极的人生观,保持良好的心态,具有较强的心理承受能力,获得真正的健康。

(二)生物因素对健康的影响

1. 传染性疾病对健康的影响　虽然传染病已不再猖獗流行,但乙型肝炎、丙型肝炎等仍是各社区的高发病,导致慢性肝炎—肝硬化—肝癌,严重危害社区的健康。在农村社区,结核病近年亦呈上升趋势,多发于青少年及老年人。新生 Zika、SARS、H5N1、禽流感及牛海绵状脑病等,依然威胁着世界不同地域社区的健康。特别是 2020 年以来新型冠状病毒的世界流行,为人类再一次敲响了警钟,现今新旧传染病依然威胁着世界的健康和发展,对于传染病的预防和管理,是社区内实施健康照顾的重要内容,也是全科医生的主要责任。

2. 慢性疾病对健康的影响　以心脏病、高血压、心脑血管病、肿瘤、糖尿病、慢性阻塞性肺疾病、风湿病、红斑狼疮等为代表的慢性非传染性疾病和退行性疾病,成为当代人群的主要疾病谱,使人们长期遭受疾病折磨,严重地影响生活质量,此类疾病缺乏有效的治疗,唯一的途径是及早预防。因此,全科医生在社区范围内实施健康照顾,让人们通晓防病知识并进行慢性病的三级预防是极为重要的工作内容。

3. 遗传性疾病对健康的影响　遗传性疾病给健康带来严重危害,随着医学科学的发展,关于遗传病的发现越来越多,据估计人群中约有 25%~30% 受遗传病的危害,单基因遗传病占 10%,多基因遗传病占 14%~20%,由染色体引起的遗传病约占 1%,但却造成了严重的疾病或畸形。遗传疾病造成智力障碍儿童,给家庭和社会带来了负担。许多常见病如精神病、糖尿病、动脉粥样硬化、恶性肿瘤等都与遗传相关。近亲繁衍导致遗传病,在偏远社区、山区并未完全消亡。社区卫生服务应实施有效措施,传播婚前检查、生育指导、围生期保健、宫内诊断等信息,预防遗传病的发生。

(三)生活方式及行为对健康的影响

生活方式,是在维持生存、延续种族和适应环境的变化中形成的行为模式,因此,传统的生活习惯是较难改变的,但不是不能改变。社会进步使人们越来越认识到,不良的生活方式是影响健康的重要因素。就行为与健康的关系而言,行为影响健康,健康又反作用于个体的行为。据 WHO 调查,人类 60% 以上的死亡是由不良行为生活方式引起的,其中影响较大的有吸烟、酗酒、饮食不当、缺乏运动、赌博、性行为混乱等,在我国 60% 的死亡同样是由不良行为生活方式引起的。大量研究表明,许多慢性疾病发病率增高,与不良的生活方式及不健康行为密切关联。因此,应采取全人群策略和高危人群策略促进健康,改变已知慢性病的生活方式。慢性病重在一级预防,即针对其病因及危险因素,这是赋予社区医疗的艰巨任务,因大医院和专科运作无法做到。据统计,改变人们的生活方式可起到 70% 的作用,而医疗技术只起到 30% 的作用。因此,全科医生应重视矫正群体的偏离行为,使社区内居民建立良好的健康生活方式。

(四)健康照顾系统对健康的影响

人群的健康状况与社区的健康照顾系统密切相关,社区的健康照顾系统,是指集社区的卫生、医疗和卫生人力的统筹安排等为一体的系统。人群能否得到有效的健康照顾,与社区有无高水平的全科医生及医疗的可及性极为相关。社区卫生服务机构对人群健康影响的大小,显示了人们在那里是否能够得到及时、有效的治疗,且治疗措施的花费是否与患者的经济承担能力相符合。可见,社区卫生服务机构的可用程度、可得性和有效性对社区健康有明显的影响。社区卫生服务机构是卫生保健系统的基础和门户,是维护社区健康的主要力量,必要时,它可以利用社区内外的各种资源,通过转诊、会诊和合作,解决大部分社区健康问题。社区卫生保健机构与其他机构或团体的关系、医务人员的服务观念、服务能力和服务方式、卫生保健领导者在社区中的威信和号召力,以及可动用的社区资源多寡都将影响社区卫生保健系统提供社区健康服务的能力。社区卫生保健机构必须与社区内外的医疗或非医疗资源建立牢固的、有效的合作机制,以确保满足维护社区健康的需要。当前我国缺乏高品质的全科医生、有效的廉价药物及卫生服务的真诚态度是社区健康照顾的瓶颈。

第二节　社区常见健康问题

一、社区中健康问题的流行病学特征

随着社会和经济的发展,生活和医疗保健水平的提高,人群疾病死亡率和发病率大幅度下降,疾病谱和死因谱发生了很大的改变。我国在人口老龄化问题上面临严峻考验,不良生活习惯、环境压力及慢性病带来了新的健康问题。医疗手段的高科技化、不合理大处方药等,使医药费用上升过快,产生了经济方面的压力;绝大多数社区核心家庭占社区家庭类型的 60% 以上,核心家庭规模小,对社区化、家庭化卫生服务的需求较迫切,社区常见的健康问题也具有了时代特征,因此带来了社区健康服务方式的变化。

我国 2020 年国家卫生服务调查结果显示,城乡居民两周患病率排在前几位的疾病是:高血压,急性上呼吸道感染,糖尿病,心脏病,肌肉、骨骼结缔组织疾病,类风湿性关节炎等。《健康中国行动(2019—2030 年)》明确提出心脑血管疾病、癌症、慢性呼吸系统疾病、糖尿病这四类重要慢性病的防治行动,并针对重点人群给出相应指导建议及应对举措。社区健康的问题种类繁多,但常见的健康问题相对集中,据统计,一个全科医生工作量的 60% 左右是用来解决常见的健康问题,如腿部不适、咽喉痛、腰痛、咳嗽、要求进行体格检查、关于药物的咨询、感冒、手臂问题、腹痛、妊娠检查、头痛、疲劳、血压高、体重增加、创伤等。White KL 和 Green LA 等分别在 1961 年和 2001 年对卫生服务生态学进行了调查研究,两者得出相似的结果,即社区医疗服务能覆盖到 80%~90% 的居民健康问题。White KL 等调查的对象为 16 岁以上居民,Green LA 等调查的对象为所有年龄段的居民,结果表明,平均 1 000 名社区居民在 1 个月期间,分别有 33.3%(250/750)和 40.9%(327/800)有自觉症状的人到医疗机构就医,有 5 人转诊,8 人住院,只有 1 人需要转到综合医院住院治疗。值得关注的是,有 60% 左右有自觉症状的人没有利用任何卫生服务,依靠自我保健或亲人朋友的帮助得以康复。由此可见,自我保健在维护个人健康中是非常重要的。

全科医生对社区常见健康问题的构成及其发展规律的研究,对了解患者的主要就诊原因及社区疾病谱的基本特征有所帮助,也可使全科医生了解本社区全科医疗服务的主要范围。全科医生还可根据社区健康问题的流行病学特征来确定社区人群和个体化预防保健的重点,以及全科医疗服务团队的专业技能提高和改进的方向。此外,全科医生应该了解社区健康问题、疾病的流行特征不是一成不变的,其会随着社会经济发展、医疗技术水平、社区环境等因素的变化而变化。因此,全科医生应该不断根据社区健康问题的变化特点,来调整卫生服务的重点和方式。

二、社区内常见健康问题的特点

由于不同社区影响健康的因素分布不同,所以不同社区的常见健康问题也存在差异。全科医生必须清楚其所在社区人群的健康问题,有针对性地开展工作,才能满足社区居民不同的需求。《2020 中国卫生健康统计年鉴》显示,城市农村地区的高血压均为居民疾病两周患病率首位,但位居第二位的具有很大差异,农村地区为急性上呼吸道感染,城市地区为糖尿病,可见,城乡社区差异明显。因此,全科医生在提供社区卫生服务时要满足不同的需求。

1. 社区常见健康问题多处于早期未分化阶段　社区居民在出现健康问题的早期阶段,只有一些轻微的、不典型的、非特异性的症状或体征,在疾病与临床表现之间不易建立明确的逻辑联系,如:性情暴躁、情绪低落、记忆力减退等;或个人只是在整体上自己感觉病了;或仅表现出夫妻关系紧张等生活方面的问题,可能会因为社区就医方便或者和全科医生关系密切而就诊。这些早期未分化的疾患症状,不能明确建立逻辑关系,即使就诊于综合性医院的专科医生,也很可能到最后也无法明确诊断或其问题无法用疾病的概念来定义,而被忽略或疏于处理。所以,社区全科医生应着重掌握认识和处理早期未分化的健康问题的基本技能,一是在疾病早期阶段将严重的、威胁生命的疾病从一过性的、轻微的疾病中鉴别出来;二是鉴定健康问题的性质是心理和社会源性,还是生物源性的,以达到早期诊断、早期治疗的目的。

2. 疾病具有很大的变异和隐匿性　全科医生的服务对象是社区内所有居民,包括不同年龄、性别,以及生物、心理社会等多因素导致的健康问题和疾病。因此,全科医生面对的疾病与健康问题有很大的变异性。而我国的全科医生大多在专科医院完成专业技能训练,专科医疗面对的疾病特点与社区内的健康问题有很大差异,这就要求全科医生不断充实理论知识和实践经验,从而把握不同个体、家庭社区中的健康问题。社区居民中患有健康问题且主动就诊者只占所有真正患病者的三分之一,还有更多患者因种种原因未能就医,这些患者需要全科医生主动去发现。有时,来就诊的可能不是真正的患者,真正的患者是家庭的其他成员或这个家庭;患者提供的线索可能不是真正的原因,而与问题的性质有关的重要线索却始终未被提及;问题可能不像表面上所表现的那样,关键性的问题可能隐藏在更深的层次之中;心理、社会问题常常通过躯体症状表现出来;同时,有些人群有健康问题但不主动就医,常习惯性否认有心理、社会方面的问题,这不仅具有很大的变异性,而且具有明显的隐蔽性。建立健全社区的健康档案和信息,了解掌握疾病的诱因、流行病学和不同临床表现的知识,是全科医生应对疾病变异和不确定性的有效方法和措施。

3. 健康问题有广泛性与关联性

(1)社区内就诊的人群经常是多种健康问题共存:特别是社区患者的健康问题往往涉及多个器官、系统,与多种因素有关,诊疗和照顾涉及多个专业学科领域的知识和技能,需要多学科合作来处理。全科医生多通过转诊、会诊或组成多学科照顾团队来应对此种情况。

(2)健康问题的原因和影响因素通常是多维和复杂的:社区中健康问题的原因和影响因素可能涉及生物、心理、个人、家庭、人际关系、社区、社会、政治、经济、文化、医生和医疗保健水平等多种因素和多个方面,以上因素之间又存在错综复杂的相互作用。全科医生在社区中提供医疗服务能够接触到问题的所有方面,对于整体把握问题极为有利,但要掌握相应技能,以解决这些健康问题。

(3)疾病的分科不明确,需要全科医生进行全面整体的诊疗服务:全科医生接触的问题多处于未分化阶段,难以确定症状或问题的性质及所属的专科。患者的问题往往涉及身体的多个器官、系统,并与多种因素有关,需要全科医生整合多个专科和领域的知识与技能,才能为患者提供理想的服务。

4. 健康问题多于疾病、常见病多于罕见病 随着疾病谱的改变,环境因素、心理生活行为方式对人群健康的影响越来越大,现代社会中导致疾病的危险因素广泛存在,吸烟、饮酒、高热量膳食、缺乏运动等不良行为和生活方式在社区内流行和大量积聚,这些因素导致健康问题成为全科医生日常工作的主要内容。患有慢性疾病的人群,大多处于稳定期,这些人群就诊频繁,不以治愈为目的,而是重在控制疾病的发展。患者可以带病生活,涉及广泛的心理、社会问题,需要连续性、综合性的医疗保健服务,而社区、家庭是其治疗、康复的最佳场所,所以这些患者是全科医生日常服务的主要对象。总之,全科医生在社区范围内面对的疾病谱,与世界范围内的疾病有所改变,健康问题多于疾病、常见病多于少见病及罕见病。

三、以社区为导向的基层医疗

我国目前实行分级诊疗制度,其中基层医疗是该制度体系的第一线,主要处理社区常见病、多发病及未分化疾病,80% 以上的社区居民健康问题应该是在基层医疗体系中得到解决,其他无法解决的健康问题转诊到上级医疗体系。有效的转诊可以减少医疗资源的浪费,提高医疗资源的使用率。由此可见,基层医疗在整个医疗保健体系中占据举足轻重的作用。为健全我国医疗服务体系,必须加强基层医疗保健的建设与发展,积极倡导"以社区为导向的健康照顾"是我国医疗发展的趋势。

(一) 以社区为导向的基层医疗的概念、意义和分级

1. 概念 以社区为导向的基层医疗(community-oriented primary care,COPC)是一种将以个人为单位、治疗为目的的基层医疗与以社区为单位、重视预防保健的社区医疗相结合的基层照顾工作模式。COPC 要求在基层医疗中,重视社区、环境、行为等因素与健康问题的关系,把服务的范围由狭小的临床治疗,扩大到站在流行病学和社区的观点上来提供照顾。

COPC 的概念最早由 Sidney 提出。20 世纪 50 年代,Sidney 在南非政府资金的支持下,通过对多种医疗相关从业人员进行有计划的培训,组织医疗团队,提供包含医疗、保健、预防医学等多层面的医疗服务,证实 COPC 的医疗模式可以有效促进社区居民的健康状态。Sidney 认为,社区的健康问题与社区的生物性、文化性、社会性特征密切相关,健康服务不应局限在患者和疾病上,而应注意与社区环境和行为的关系。20 世纪 70 年代以后,COPC 的发展主要局限在美国,多所著名大学医院在政府基金的支持下,在亚利桑那州的印第安人保留区,肯塔基州、密西西比州、马萨诸塞州的贫穷社区进行 COPC 的大型研究计划,都证实有显著成效。之后,作为基层医疗的成功经验被推广使用。

COPC 是在传统的医疗实践中产生的,是基层医疗实践与流行病学、社区医学的有机结合,它体现了多学科间的相互交叉与融合,打破原来基层医疗仅为个人主动求医的患者提供诊疗服务的传统医疗模式,拓宽了基层医疗的范围,基层医生在行 COPC 时,首先要搜集社区的健康信息,通过社区诊断发现社区的主要健康问题,分析社区内影响该问题的各种因素,设计可行的解决方案,动员基层医疗单位和社区的力量实施并评价。COPC 对现代的基层医生提出了新的要求,要求一线的基层医生必须以生物-心理-社会医学模式为指导,必须掌握临床医学、流行病学、社区医学、卫生统计

学、社会医学、卫生经济学和社会科学等多种相关学科的方法与技术,立足于社区,针对社区的健康问题,以预防为导向,同时关心就医者和未就医者,强调对社区全体居民的长效健康照顾责任制。

COPC 是以患者为中心,以积极的健康观防治为一体的基层医疗模式,一般包括三个基本要素:基层医疗机构、特定的人群和确定及解决社区主要健康问题的过程。

2. 意义

(1)通过以社区为范围的服务,了解人群健康问题的根源,获得健康问题的完整因素。因此,维护个人、家庭的健康必须以社区为导向。

(2)社区是健康隐患的重要背景。以社区为背景观察健康问题,以系统论将健康问题还原于原位,暴露涉及的全部因素。如果忽视社区背景因素,疾病观狭隘,则不能科学地诊治慢性病和提供合理的照顾。

(3)以社区为范围,医生关心社区内所有服务人群,完整地维护居民健康。社区预防相比个体诊治对人群更具意义。

(4)以社区为范围的服务,可有效控制疾病在社区的流行。

(5)以社区为范围的服务,能合理利用有限的卫生资源,动员群防群治,最大限度满足居民的健康需求。维护社区人群健康,是整个社区及社会的责任,社区积极参与可弥补卫生资源的不足,使维护健康的活动在政策、制度、行政干预下,成为全体居民参与的群众行为,摆脱以纯粹医疗无法取得的效果,是"人人享有卫生保健"的途径。

3. 分级 从单纯的基层医疗发展到 COPC 模式,需要有一个过程,尤其对全科医生更好地实施基层医疗提出了更高要求,包括其观念转变、更新知识和服务技能等。根据 COPC 实施的情况,一般把 COPC 分为五个发展阶段或等级:

0 级:以传统的医疗模式,只对就诊患者提供非连续性的医疗,没有社区概念,不关注社区的健康问题。

1 级:对所在社区的健康资料有所了解,缺乏第一手资料,以医生的主观印象推断解决健康问题的方案。

2 级:对所在社区的健康问题有一定了解,有间接的二手资料,有计划和评价的能力。

3 级:通过社区调查或社区健康档案资料掌握 90% 以上居民的健康状况,针对健康问题采取解决方案,但缺乏有效的预防措施。

4 级:建立社区居民的健康档案,掌握所有健康问题,具有有效预防和治疗的措施,建立了社区健康问题资料收集和评价系统,具有解决问题和管理社区资源的能力。

以上可见,0 级是 COPC 的原始阶段,4 级是 COPC 实施的理想阶段,也是 COPC 的目标。目前我国大部分地区处于 0 级和 1 级阶段之间,随着我国社区卫生服务的完善,全科医生首诊制度的开展,部分发达地区已经达到 2~3 级的水平。

(二)以社区为导向的基层医疗实施步骤和条件

1. 实施步骤 COPC 的实施是从个人疾病的诊疗服务扩大到社区医学服务的过程。一是在服务的社区确定主要的健康问题,并找出影响这些健康问题的各种因素。二是设计合适的具有可操作性的方案,利用社区内的各种资源实施、追踪、评价及改进方案,以此提高社区人群的健康水平,提高社区居民的生命质量。具体步骤如图 4-1 所示。

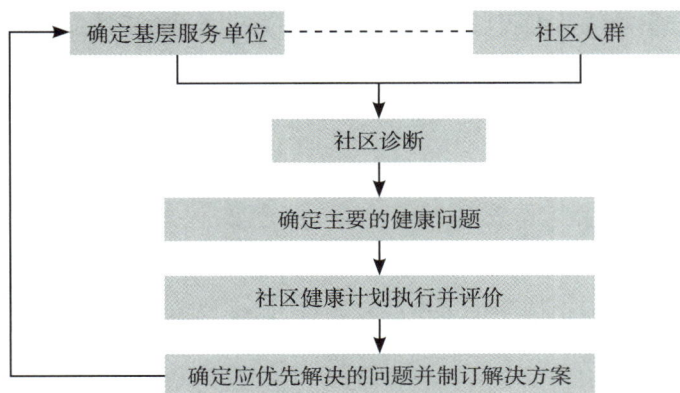

图 4-1　实施 COPC 的基本步骤

（1）确定社区以及社区人群的特点：实施 COPC 时首先要确定社区的范围，如确定某个街道或一个村为一个社区。需要注意的是，COPC 中所涉及的社区，可以是社会学意义上的社区，也可以是一群邻居；可以是某一职业的一群职员或是某学校的学生；也可以是登记下的一群患者；或者是特定服务的使用者。确定社区后，收集确切的人口学及社会学资料，建立健康档案。

（2）确定一个基层医疗单位：基层医疗单位是 COPC 的基本要素，是 COPC 主要执行者，是必不可少的。如确定由某市某区的一个社区卫生服务中心为负责实施 COPC 的基层医疗单位。

（3）确定社区主要的健康问题：社区卫生诊断过程采用流行病学、人口统计学的方法评价社区人群的健康状态与特征，找出存在的主要的健康问题。根据确定的社区、人群和一定的步骤，基层医疗单位进行社区卫生诊断，确定社区里存在的主要健康问题，按优先原则确定优先解决的问题，然后制订解决问题的计划，并要不断地评估修订计划，实施初步计划，并评估。

（4）确定应优先解决的问题并制订解决方案：在同一时期、一个社区或人群，所面临的卫生问题往往是众多的。因为大多数社区都不具有同时解决社区居民所有健康问题的人力、物力和财力，因此应根据具体情况确定优先解决的问题并制订解决方案。在制订方案时，应同时考虑居民的需求和社区的客观需要及社区现有的和潜在的资源，并结合相关部门和社区居民的意愿。在确定优先解决的问题时，应遵循以下五个原则：一是普遍性，即所要优先解决的健康问题在社区的居民中普遍存在，而不仅仅存在于某一区域或人群；二是严重性，即该健康问题对人群的健康状况影响很大，所造成的后果较为严重；三是可干预性，即该健康问题能够通过某些特定的活动或措施加以解决或得到改善；四是紧迫性，即该健康问题已经引起了政府的强烈关注，国家有相应的政策支持，要求必须在近期内解决的问题；五是效益性，即在相对固定的资源条件下，解决该健康问题所取得的社会效益与经济效益均为最佳，也就是具有较高成本效益。

（5）执行方案并进行评价：方案或项目的实施评价是指根据预先确定的目标，对整个项目的各项策略活动的发展和实施、适合程度、效率和效益等进行分析比较，来判断目标是否达到以及达到的程度，为方案制订者提供有价值的反馈信息，以进一步改进和调整方案的实施。

2. 遵循原则　在进行 COPC 时，全科医生应该遵循以下原则进行工作：

（1）界定所照顾社区的范围；

（2）确定社区主要健康问题以及明确其优先次序时，必须要有流行病学调查资料的依据；

（3）必须事先拟定解决这些健康问题的方案；

（4）决定采用的方案需包括疾病自然史中各个阶段可能发生的问题；

（5）需要社区的参与；

（6）需要将针对个人、家庭以及社区的健康服务都整合到计划中；

（7）做好跟踪评估；

（8）实施信息化管理，提高工作效率。

3. 实施条件　COPC 模式作为改善基层医疗服务质量的一种较为理想的方法，在全科医学发展、研究和实践中不断发展，但也遇到很多挑战和困难，如是否具备足够的资金、技术的支持及相关人们的观念、认同感等。

（1）筹资问题：COPC 模式是以社区为基础的基层医疗服务，实施中一般需要提供外部资金，主要需要来自政府、基金会或个人所投放的项目资金支持。

（2）对 COPC 模式缺乏认同感：近年来我国医药卫生事业改革的不断深化和社区卫生服务的进一步发展，为 COPC 模式的教育和应用带来了新的机遇。

（3）观念问题：在 COPC 模式实施者和教育者中，对它的认识仍然存在概念不清或理解不到位和实施过程的问题，提供基层医疗服务能力不足。应该对全科医生积极开展 COPC 模式的教育和培训，并有足够的时间保证。

（4）有一定的学术力量支持：COPC 模式的实施不同于一般的流行病学研究，它需要评估或做其他与健康有关的调查，因此应有一定学术力量支持。要具有知识结构合理、能够开展 COPC 的社区医疗服务团队。所以开展 COPC 的工作需要全科医生的协作，作为一名全科医生至少应具备如下能力：

1）理解 COPC 模式的核心内容和过程；

2）掌握流行病学等方法，识别和明确社区主要健康问题和需要优先解决的问题；

3）掌握社区人群的健康促进和干预技术，解决社区健康问题；

4）能组建 COPC 工作团队；

5）能通过评价说明 COPC 实施的价值；

6）能建立和使用电子健康档案；

7）具备检索相关卫生资料和信息的能力。

4. 全科医生在 COPC 中的作用　全科医师通过实施 COPC 可以为社区居民提供完整的健康照顾。COPC 的重要特征是全社区参与，但国外很多研究表明：实施 COPC 是由全科医生来执行的，而不是社区本身来执行。任何地区的 COPC 实施都离不开全科医生的参与，这说明，如果想实现 COPC，全科医生的参与尤为重要。

社区是个人及其家庭日常生活、社区活动的重要场所，社区为社区内居民提供有效的健康资源，同时也是影响个人及家庭健康的重要因素。全科医生要充分意识到 COPC 的重要意义，把提供以社区为导向的基层医疗作为自己的职责和使命。COPC 服务运用预防为主观念、流行病学方法为社区居民提供连续、综合和协调的卫生服务，与日常诊疗活动相结合，通过实施 COPC，主动服务于社区人群，维护整个社区的健康。

COPC 的实施需要团队合作和社区参与，体现全科医学的综合性、协调性等特点。全科医生不仅是医疗者，面对整个社区，还承担领导者、协调者、教育者、管理者、监督者等多重角色，服务范围从个人、家庭到整个社区。全科医生的知识体系除了临床医学外，还要加强流行病学、社区医学、行为医学、生态学等相关知识的学习，确保全科医生多种角色的发挥和功能的完善。

四、社区居民健康档案的建立

在全科医学的照顾中，为每位社区居民建立详尽、准确的健康档案，全面收集其健康信息是非常重要的。居民健康档案是记录居民健康状况的系统化文件和资料库，包括个人患病记录、健康检查记录、各年龄阶段保健记录及个人和家庭一般情况记录等。好的健康档案是良好照顾患者的基础，也是临床、医学教育、科研及司法工作的重要工具，这是广大医务科研工作者的共识。

（一）建立居民健康档案的主要意义

1. 作为社区卫生规划的资料来源　完整的健康档案不仅记载了居民健康状况以及与之相关的健康信息，还记载了有关社区卫生机构、卫生人力等社区资源的信息，从而为社区诊断、制定社区卫生服务计划提供基础资料。

2. 作为全科医生全面掌握居民健康状况的基本工具　全科医生在实施社区卫生服务中，要为社区居民提供连续性、综合性、协调性和高质量的医疗保健服务，正确理解和鉴定居民或患者所提出的问题，就必须充分了解居民个人和家庭的背景资料。通过掌握和了解社区居民的情况，主动挖掘个人、家庭的问题。

3. 全科医疗教学的重要参考资料　健康档案是对社区居民以问题为中心的健康记录，反映了生物、心理和社会方面的问题，具有连续性、逻辑性，可运用于医学教学，有利于培养医学生的临床思维能力和处理问题的能力。

4. 规范的居民健康档案是宝贵的科研资料　准确完整、规范和连续性的居民健康档案为前瞻性研究居民健康状况，探讨危险因素提供了理想的资料。

5. 可用于考核全科医生技术水平　以问题为中心的健康记录，强调完整性、逻辑性、准确性，有利于考核全科医生处理各种问题的医疗质量和技术水平。

6. 完整的居民健康档案还是司法工作的重要参考资料。

（二）居民健康档案的内容

就目前全科医生的社区卫生服务工作而言，居民健康档案应包括个人健康档案、家庭健康档案和社区健康档案。

1. 个人健康档案　包括以问题为中心的个人健康问题记录和以预防为导向的周期性健康检查记录，以及长期用药记录、辅助检查记录、住院记录、转诊记录、会诊记录等。这些记录主要以表格形式呈现。

（1）个人健康问题记录：目前，全科医疗中个人健康问题记录多采取以问题为中心的医疗记录（problem oriented medical record，POMR）。POMR由基本资料问题目录、问题描述病情流程表等组成。

1）基本资料：基本资料一般包括人口学资料（如年龄、性别、教育程度、职业、婚姻、种族、社会经济状况等），行为资料（如吸烟、饮酒、饮食习惯、运动、就医行为等），个人史（药物过敏、月经史等）。

2）问题目录：问题目录中所记录的问题是指过去影响、现在正在影响或将来还要影响患者健康的异常情况。可以是明确的或不明确的诊断,可以是无法解释的症状、体征或实验室检查结果,也可以是社会、经济、心理、行为问题(如失业及偏异行为等)。问题目录常以表格形式记录,将确认后的问题按发生的年代顺序逐一编号记入表中,分主要问题目录和暂时性问题目录,前者多列慢性问题及尚未解决的问题,后者则列急性问题。

3)问题描述及问题进展记录:问题描述是将问题表中的每一问题依序号逐一以"S-O-A-P"的形式进行描述。

S 代表患者的主观资料(subjective data):主观资料是由患者提供的主诉、症状、病史、家族史等,医生的主观看法不可加入其中,要求尽量用患者的语言来描述。

O 代表客观资料(objective data):是医生诊疗过程中观察到的患者的资料,包括体检所见之体征、实验室检查、X 线等检查的资料,以及患者的态度、行为等。

A 代表评估(assessment):评估是 SOAP 中最重要、最困难的一部分,是医生对主诉和客观信息的分析,包括诊断、鉴别诊断等。完整的评估应包括诊断、鉴别诊断、问题的关系、问题的轻重程度及预后等。

P 代表计划(plan):计划也称与问题相关的计划,是针对问题而提出的,每个问题都有相应的计划,包括诊断计划、治疗计划、患者指导等健康干预计划等。

4)病情流程表:是以列表的形式描述病情(或其他问题)在一段时间内的变化情况,包括症状、体征、检验用药、行为等的动态观察。流程表常在病情(或问题)进展一段时间后,将资料做一图表化的总结回顾,可以概括出清晰的轮廓,及时掌握病情,修订治疗计划、患者教育计划等。如若长期积累,于教学、科研益处匪浅,也是自我学习提高的良好教材。需要指出的是,并非所有患者的健康档案均有必要设计、记录病情流程表,而是对于患有各种慢性病或某些特殊疾病的患者或患有医生感兴趣的病种的患者时,才有必要使用病情流程表。除按表格记录病情流程外,也可按 SOAP 描述。

(2)长期用药记录:记录患者长期主要用药的名称、用量用法、开始用药时间,用药后的不良反应以及变更情况等。

(3)辅助检查记录:记录实验室检查、超声检查、X 线检查等项目名称、检查结果及结果描述。

(4)住院记录:记录住院病历号、医院名称、科别、诊断和处理及结果等。

(5)会诊和转诊记录

1)转诊:即把患者某一问题的部分照顾责任暂时转给别的医生。

2)会诊:是指某一医生为患者的问题请教别的医生。

转诊和会诊是全科医生与专科医生协调合作,为患者提供连续性、完整性照顾的过程,会诊时全科医生对患者负有全部责任,转诊也只是把患者照顾的责任部分地转移,全科医生把会诊和转诊作为服务的有效方式,通过组织、利用社区其他卫生机构或人力,保证患者照顾的连续性、完整性。

(6)家庭病床记录:居民因病需要在家建立病床,由社区卫生服务机构派医护人员上门服务。记录问题名称、发生日期、建床日期、撤床日期和患者转归等。

(7)周期性健康检查记录:内容包括有计划的健康普查(如测血压、乳房检查、胃镜检查、尿液检查等),计划免疫(预防免疫接种等)和健康教育等。

(8)特殊人群保健记录

1)儿童保健记录:为社区 7 岁以下的儿童建立保健记录,包括一般情况,预防接种记录,婴(幼)

儿询问记录,婴(幼)儿、儿童体格检查记录,缺点矫治及异常情况处理记录等。

2)老人保健记录:为社区 60 岁以上的老人建立保健记录,包括生活行为与习惯、生活能力、慢性病史、体检记录等。

3)妇女保健记录:为社区已婚妇女或 20 岁以上的未婚妇女建立有关围婚期、围产期、围绝经期的保健记录,包括一般情况、围产期保健(妊娠情况、分娩情况、产后访视)、妇科检查记录等。

(9)慢性病随访记录:根据社区居民慢性病发病情况,建立主要慢性病随访监测记录,为实施慢性病预防措施提供依据,内容包括症状、体征、实验室检查、并发症、转诊、指导用药和不良行为生活方式改变情况等。

2. 家庭健康档案　　家庭是个人生活的主要环境之一,它影响到个人的遗传和生长发育,影响疾病的发生、发展、传播及康复,家庭与居民的健康息息相关。因此,家庭健康档案是居民健康档案的重要组成部分。全科医疗中的家庭健康档案包括家庭的基本资料、家系图、家庭生活周期、家庭卫生保健、家庭主要问题目录及问题描述和家庭各成员的健康档案(其形式与内容见个人健康档案),是全科医生实施以家庭为单位的保健的重要参考资料。

(1)家庭基本资料:包括家庭住址、人数及每人的基本资料、建档医生和护士姓名、建档日期等。

(2)家系图:家系图以绘图的方式表示家庭结构及各成员的健康状况和社会资料,是简明的家庭综合资料(包括家庭各成员的医疗史、疾病间的遗传联系及重要事件等),其使用符号有一定规定。

(3)家庭生活周期:可分为八个阶段(新婚、第一个孩子出生、有学龄前儿童、有学龄儿童、有青少年、孩子离家创业、空巢期和退休),周期中面临的问题,包括生物学、行为学、社会学等方面的正常转变及意料之外和待协调的危机。全科医生需对每个家庭所处的阶段及存在的问题做出判断,并预测可能出现的转变和危机,进而制订适宜的处理计划并实施之。

(4)家庭卫生保健记录:记录家庭环境的卫生状况、居住条件、生活起居方式,为评价家庭功能、确定健康状况提供参考资料。

(5)家庭主要问题目录及其描述:记载家庭生活压力事件及危机的发生日期、问题描述及结果等。家庭主要问题目录中所列的问题可依编号按 POMR 中的 SOAP 方式描述。

3. 社区健康档案　　包括社区的自然资源、居住环境、经济状况、人口数量和结构、健康状况、交通通信以及卫生资源与利用等。

(1)社区基本资料

1)社区地理位置、自然和人文环境特征等;

2)社区产业及经济状况;

3)社区组织现状,即社区内部各种组织及其相互关系等。

(2)社区卫生服务资源

1)卫生服务机构:包括卫生行政机构、各级医院、卫生院、诊所、防疫站、妇幼保健院以及疗养院等;

2)卫生人力资源:医生、护士、技师、药剂师等人员的数量及结构状况。

(3)社区卫生服务状况:包括各类卫生服务机构的门诊及住院服务情况。

（4）居民健康状况

1）社会人口学资料：包括人口数量、年龄结构、性别分布、文化构成、婚姻类型构成、职业状况、出生率、死亡率和自然增长率等。

2）患病和死亡资料：包括社区疾病谱、主要疾病分布、死因谱等。

第三节　社 区 诊 断

社区卫生是采用健康促进的策略，以健康为中心、社区为范围、人群为对象，动员社区内多部门合作和人人参与的综合性服务。要解决社区的健康问题，首先要宣传动员那些在社区和家庭中起关键作用的人，让他们了解社区卫生服务的目的和意义，然后通过自身的积极参与，来促进社区的健康发展。即在社区诊断之前，我们一定进行有效的社区动员。"社区动员"是指通过发动社区人民群众的广泛参与，让他们依靠自己的力量实现特定社区健康发展目标的群众性运动。包括在社会各阶层、各部门之间建立对话机制，动员必要的社会资源、有效的信息传递，争取跨部门合作，建立多学科联盟等。总之，社区动员贯穿于整个卫生服务过程中，是持续不断的行为。

一、社区诊断概述

（一）社区诊断的概念

1. 社区诊断　社区诊断（community diagnosis）就是把社区作为一个被照顾者，用流行病学、卫生统计学、社会医学、心理学等定性和/或定量的方法收集并分析资料，明确社区及其与健康相关的特征，并掌握社区卫生服务资源的过程。社区诊断的名词最早出现于 1950 年，是引用国外社区医疗的经验，它将疾病的诊断从个体扩展到群体，在我国又称为社区卫生诊断（community health diagnosis），或叫作社区需求评估。每个社区都拥有自身的特征和健康问题。因此，社区诊断是围绕社区疾病和疾病隐患而服务于临床的过程，其基本的目标是预防、控制和消除疾病。

2. 社区诊断与临床诊断比较　社区诊断与临床诊断不同，社区诊断着眼于人群，临床诊断则针对就医的个体患者。社区诊断是社区卫生服务者主动地对社区健康状况进行描述，并确定社区内主要的健康问题的过程；临床诊断则是临床医师在疾病发生以后，对患者进行物理检查和实验室检查后得出的结论。两者的比较如表 4-1 所示。

表 4-1　社区诊断与临床诊断比较

项目	社区诊断	临床诊断
对象	人群、社区环境	个体
问题	事件或现象、人群反应、人群健康状况	个体的症状
资料	文献资料、健康档案、居民状况	主诉、现病史、既往史
方法	社区调查、筛查、统计分析	物理检查、实验室检查
结果	发现社区健康问题及其原因	确定疾病名称、找出病因
处理	针对健康问题制定社区卫生计划	治疗处方
目的	预防疾病、促进社区健康	治愈疾病、缓解症状

（二）社区诊断的目的和意义

1. 社区诊断的目的

（1）发现社区的健康问题,明确社区的需要与需求。

（2）判断造成社区健康问题的原因,了解社区解决问题的程度和能力,确定社区中需要优先解决的卫生问题。

（3）提供符合社区需求的卫生计划资料。

（4）动员全社区的力量参与社区卫生服务计划的制定与实施。

2. 社区诊断的意义　社区诊断是社区卫生服务工作周期的重要环节,是制订社区卫生计划的基础,通过实施卫生服务计划,不断推动社区卫生服务工作的开展。其意义可以概括为以下几点:

（1）为卫生行政管理部门及有关部门编制卫生计划和决策提供科学依据。

（2）有利于有针对性地开展社区防治和自我保健。

（3）有利于评价卫生工作的成效,寻找今后工作重点。

（4）有助于将有限的卫生资源用于解决主要的卫生问题,提高卫生资源的利用效益。

（5）有助于树立大卫生观,推进医学模式的转变。

社区诊断是社区医生管理疾病的一种医疗行为和手段,它也是围绕社区医疗工作。社区诊断有明确的目的性,例如某一社区的高血压发病率为什么比其他的社区高,经过社区诊断调查后,获悉这一社区人们习惯于腌制食用咸菜,得出群体的病因为"摄盐过多"。社区医生就要通过健康教育、改善旧的生活习惯,尽量免除病因,使疾病得以控制。社区诊断强调不同社区具有不同的特征,存在不同的卫生问题,即"不同社区拥有不同需求及自主性"。进行社区诊断的过程中,要考虑社区医疗的范围及能力,而且要与行政和流行病学调查相区别。

二、社区诊断的主要内容及步骤

（一）社区诊断的主要内容

1. 社区的自然环境状况　社区的地理位置、范围、地貌、地质矿藏、地震等自然灾害发生情况、江河湖泊、绿化、耕地、一般气候、生活水源、具有传染性的动物密度、人口居住情况、自来水普及率、环境污染(空气、水、土壤、噪声、射线)、生活环境和工作环境、卫生设施和卫生条件等。

2. 社区人口学的特征　总人口数、年龄及性别分布、出生率、死亡率、人口自然增长率、平均寿命、种族特征、遗传危险、智力发育情况、计划生育实施情况、生育观念等。

3. 社区人文、社会环境状况　当地的传统习俗、宗教、迷信、文化遗产、思想渊源、教育水平;社区的管理机构及模式、领导观念及威信;当地的经济产业结构、主要的经济来源、消费水平、经济水平、消费意识、发展潜力;其他社会团体的发展情况、作用、影响;文化活动、娱乐场所、公众的精神面貌、精神文明建设;家庭结构、婚姻状况、家庭功能、家庭文明建设;民事纠纷、刑事犯罪、公共秩序、社会治安等情况。

4. 社区健康状况

（1）健康问题的分布及严重程度:各种疾病的发病率和患病率、社区疾病谱、年龄、性别、职业构成比;各种疾病的死亡率、死因、社区死因谱、年龄、性别、职业构成比,婴儿死亡率、孕产妇死亡率、两周发病率、总的发病率和患病率、病残率、因病缺勤率、就诊率和医疗费用支出情况。因病致贫率和因贫致病率。

（2）健康危险因素：营养发育状况、吸烟、酗酒、高盐饮食、肥胖、消瘦、高脂饮食、药物成瘾、缺乏体育锻炼、缺乏定期健康检查、延误就医、免疫接种率低、紧张的工作环境、生活事件、不良的防御机制、不戴安全帽、违章作业、违章开车、居住空间拥挤、人际关系紧张、行为类型、性功能障碍、获得卫生服务障碍、人格障碍。

5. 社区资源

（1）机构资源：①医疗机构，如医院、医学院校、私人诊所、村卫生室、医疗站、乡镇卫生院、疗养院等；②非医疗机构，如政府机构、工厂、学校、宗教团体、妇联、社会福利机构、养老院、幼儿园、文化娱乐场所等。应了解机构的可用程度和可得性，必要时要建立密切的联系。

（2）经济资源：政府对卫生事业的投入及其占国内生产总值的比例；个人对卫生经费的投入及其占个人收入的比例；集体或企业对卫生事业的投入、其他公共福利基金、合作医疗基金等，应考虑这些资金的到位情况和可用程度。

（3）人力资源：包括社区内和社区外的医疗和非医疗人力资源，如专家、领导人员、组织人员、实施人员、参与人员、备用力量等。

（4）社区动员潜力：指社区内可动员来为医疗卫生保健服务的所有人、财、物、信息、技术等资源。包括居民的社区意识、社区组织的活动、社区居民对卫生事业的关心程度、社区人口的素质与经济能力等。

（5）争取有关组织和机构的支持：社区卫生服务工作不仅是卫生部门的事，还应是全社区的责任。卫生工作者应积极争取社区有关组织和机构的理解与支持；建立必要的机制，使"健康为人人，人人为健康"的目标成为现实。

（二）社区诊断的步骤

1. 确定社区卫生诊断的目标　社区卫生诊断的目标可以是诊断社区的卫生需要或需求，也可以是较特异的目标，如促进新生儿的健康或预防治疗高血压等。

2. 确定所需要的信息　社区卫生诊断所需信息应包括社会人口学、流行病学、环境与行为、教育与组织、管理与政策等。

3. 信息的收集　社区资料是进行社区卫生诊断的基础。只有在完整、可靠的信息基础上才能发现社区的卫生问题，做出正确诊断。

4. 现有资料的收集

（1）现有资料：包括统计报表、经常性工作记录和既往做过的调查。从卫生行政部门和政府机构可以得到许多统计资料，如免疫接种卡、儿童保健卡、妇女保健卡、传染病报告卡、死亡证明或登记表、人口普查资料等。从派出所可以得到与人口有关的资料，从政府机构可得到社会、文化、经济等方面的资料，归纳如表4-2所示。这些资料方便、易得，适用于初期的社区诊断，但比较肤浅，无针对性。应首先利用现有资料，对其进行资料质量评价，经确定为可靠、可用资料后，再行进一步的数据分析。

（2）现场资料的收集：现场资料是进行社区卫生诊断的基础，它是根据一定的调查目的，选择合适的调查方法，收集有关社区卫生的资料，并进行统计分析。资料收集的主要方法包括观察法、访谈、专题小组讨论、问卷调查等。

表 4-2 社区现有资料来源

内容	来源途径	注意事项
生命统计资料	防疫站	标准一致性
人口学资料	公安局、统计局	标准化与可比性
健康体检记录	企事业单位、学校	诊断标准
出生、死亡资料	公安局	死因诊断依据
疾病监测资料	防疫站	覆盖人口面和代表性
疾病现患率资料	卫健委或医院	分母的定义与范围
疾病现患及其危险因素研究结果	科研院所、杂志期刊	标准统一
交通事故统计资料	交管局	分类与标准
有关政策、组织、机构文件	政府行政部门	日期、有效期、保密与否

5. 分析所获信息 对收集到的社区卫生诊断资料,在开始分析之前应先完成资料的质量评价工作。即评价收集到的数据的可靠性,并通过数据的整理、逻辑检错、垃圾数据处理等手段,把数据变为可供分析的数据库。数据收集的来源不同,质量评价的内容也各异。

(1)现有资料应用时应注意评价:不同年代的资料所选择的诊断标准是否一致;原来收集资料的目的是什么,与本次社区卫生诊断目的是否一致,收集资料有无先天缺陷,如缺失指标或缺失数据;现有资料的完整性;数据覆盖人口面和代表性等。

(2)定量资料在应用时应从调查表设计、调查员质控、被调查者应答态度和调查环境控制四个方面进行评价,以确定收集到的数据质量是否合格、可靠。

(3)定性资料的评价比较简单,重点看访谈对象的态度与合作程度、访谈环境、主持人访谈技巧及记录的质量,以此来评价访谈资料的质量。在数据质量评价的基础上,就可以进行数据分析了。对收集资料的分析包括卫生统计分析、流行病学分析、归纳综合分析等。

6. 撰写社区卫生诊断报告 社区卫生诊断内容包括社区优先卫生问题、社区重点干预对象、社区重点干预因素、社区综合防治策略与措施。社区在同一时期所面临的卫生问题往往是众多的。研究者应从中决定优先解决的问题,只有这样才能集中资源和精力达到预期目标。利用社区卫生诊断所获得的资料发现本社区的主要健康问题,包括:①引起大量死亡的疾病或死亡顺位中的前几位;②造成潜在寿命损失的主要原因和疾病;③本社区发病、死亡情况严重于全国平均水平的疾病;④与这些疾病和死亡相关的主要危险因素,包括行为和非行为危险因素。例如,某社区有人口 187 520 人,男性、女性各占 51.8% 和 48.2%。导致居民死亡的前五位死因为脑血管疾病、恶性肿瘤、呼吸系统疾病、损伤和中毒、心血管疾病。社区 35 岁以上人群高血压发病率为 28.2%,管理率 51.0%;糖尿病患病率为 25.0%,管理率 42.0%,社区主要健康问题是高血压、糖尿病。影响社区居民整体健康水平的主要因素是:居民对高血压、糖尿病知识的知晓率低,不参加体育锻炼,不食用或少食用奶及奶制品,吸烟,口味偏咸。

7. 考虑干预的可行性 社区卫生诊断一旦确定,就应制定目标,确定从哪些方面着手改善卫生服务,确定最应该受到卫生服务单位照顾的对象是谁,何时提供这些服务等。制订和实施目标计划,要考虑可供利用的资源——人力、物力、财力,并进行效果评价。了解所制订的计划是否有效,是否已达到了预期目标,然后再回到社区卫生诊断,再一次寻找出新的卫生问题,重复上述流程。如此往复来推动社区卫生服务工作的开展。

三、社区诊断的基本方法

(一) 定性研究

1. 访谈　又称记者采访法。就是调查人员带着问题去征求某些人的意见和看法。访谈对象可以是社区领导者、医务人员和/或专家等。

调查对象选择标准:①本社区行政领导中的关键人物;②本社区卫生事业的主管领导;③本社区医疗卫生事业的专家与学者;④在本社区享有声望,能在疾病综合防治中起关键作用的人员;⑤热心支持社区活动的居民。

调查内容:①您认为社区中主要的疾病和健康问题是什么? ②您认为造成这些问题的主要原因是什么? ③您认为怎样才能减少这些问题? ④您认为这些问题中应首先解决哪几个问题? ⑤在解决这些问题中,社区中的关键人物和关键部门是哪些? ⑥您是否支持和参加社区慢性病综合防治工作?

记录内容:①被调查者的年龄、性别、职务;②被调查者回答问题时的态度(积极热情、一般、消极应付);③被调查者在社区中的角色;④被调查者在本社区已工作的年限;⑤被调查者的主要意见和建议。

访谈步骤:①确定访谈名单;②列出访谈提纲;③采用开放式问卷方式;④认真做好访谈记录。

2. 专题小组讨论　根据调查目的确定讨论主题,小组调查对象在一个主持人的带领下,用1~1.5个小时围绕主题进行讨论并由记录员现场记录。这种形式的调查就是专题小组讨论。

调查对象:①本社区医疗、卫生工作人员;②本社区的居民代表;③本社区的行政管理工作人员;④一般 8~10 人一组。

调查内容:①与访谈内容基本相同;②您认为改善现状需开展哪些工作,提供哪些服务? ③您个人或家庭中常见的健康问题是什么? ④您认为社区疾病防治中最大的困难和负担是什么?

主持人要求:①受过专门的人际交流技能训练,并有一定的经验;②熟悉本项工作,了解当地的基本情况;③能鼓励和启发大家讨论;④能随时调整和控制讨论的内容与进度;⑤善于发现重要信息,并深入探索;⑥能认真倾听,不妄加评议;⑦善于运用非语言性行为(如目光、点头、微笑等)。

记录内容:①参加人数及人口学特征;②座谈会的时间与地点;③座谈对象参与讨论的态度;④讨论中提出的主要问题和建议;⑤必要时进行录音。

3. 选题小组讨论　选题小组讨论是作为一种确定优先权的方法。主要解决组织在面对复杂问题时存在达到一致性决定的困难,它为团队决策提供了一种框架。群体讨论和信息交流是其主要特征,但相对普通群体会议方法,它达成一致意见要更快些,并且每个人提出意见的机会均等。

(1)确定决策群体结构:这一阶段主要解决两个问题,群体规模有多大? 群体应分为几个子群?

这主要跟要解决问题的复杂程度、广度有关。如果一个主题下有若干具体问题,针对每一具体问题所确定的访谈群体即子群也需确定。选题小组讨论群体规模最小是 6~10 人,但决策群体规模要大些。当参与者人数增加，最终结果也会得到改进，但所花费的时间和过程的复杂性也会增加。

（2）界定问题大小：由协调人主持群体专题讨论，他负责陈述问题和解释整个过程。每个参与者都要独立填写一份描述问题的"选题小组任务陈述表"（nominal group task statement form），多个表单有助于对问题达成总的意见，然后由协调人汇总一份总表单，包含所有问题/解决方法指标。

（3）任务表中条目的讨论：所有条目记录完毕后，协调人主持对陈述问题、建议、指标的讨论。讨论的目的是明确描述辩护现有条目内容。条目的贡献者不一定要进行解释或辩论，成员中的任何一人都有可能承担此任务。在这个过程中，条目有可能增加或删除。

（4）方案和评价：所有任务表单讨论完成后，要求每位参与者根据给定标准评价问题/方法，参与者的评价过程必须独立完成。

（5）问题/方法排序：每个参与者依次列出 10 个（主要根据解决方法的总数而定）重要的解决方法，每个方法单独记录在索引卡上（index card），包括解决方法的名称和排序次序（以 10 分制计算，最重要的方法分值是 10，以此类推）。当所有参与者完成各自排序后，在点数单（tally sheet）上记录票数，每种方法的总票数反映了各自的相对重要性。

（6）排序讨论：一旦票数记录和统计完成后，协调人要引导对排序结果的讨论。在此过程中，参与者可以再次确定阐述或辩论这些初步结果。

（7）最终排序：对排序讨论完成后，协调人允许参与者在自己索引卡上调整优先顺序，参与者以百分制来进行打分，最重要的解决方法 100 分，其余 9 张索引卡以 0~99 分来评定。协调人对修改后的排序结果进行整理，有着最高分值的解决方案就是在解决组织目标时群体的一致选择。

（二）定量研究

1. 社区卫生调查　社区卫生调查的任务是为社区卫生诊断收集资料，提供科学的依据。调查范围包括人群健康状况、社区环境状况、资源的可动员潜力及居民的健康意识和行为、对卫生事业的关心程度、居民素质、政策倾向等。

（1）社区调查的基本内容

1）社区健康状况：人口学特征、社区经济状况、居民健康状况及其影响因素、居民卫生条件等。

2）社区卫生资源：卫生机构数量、结构和分布，卫生人员数量、结构和分布，卫生经费来源和使用情况，医疗技术和服务能力、医疗设备数量以及利用情况等。

3）社区卫生服务情况：卫生服务数量与质量、卫生服务效果、效益和效率。

（2）社区调查基本步骤

1）提出问题：问题要明确、问题范围要适当，依据主客观条件，先提出最急需解决、最可能解决的问题，对所提出的问题进行详细的剖析和说明。

2）调查设计与调查计划：调查设计包括确定调查对象、调查范围、调查内容、调查项目、调查方式和方法等。调查计划包括人员配备、实施步骤、进度以及经费预算等。

3）实施调查：开展预调查，调查中开展复查、互查和补漏工作。

4）统计分析和总结报告：对收集数据进行统计分析，完成社区调查报告。

（3）社区调查方式和方法

1）确定调查对象和范围：根据确定的调查对象和范围的方法不同，社区调查分为以下类型：

① 典型调查或个案调查：是针对个别发生的典型事例进行的专门调查，这种类型的调查应用于

偶发事件或罕见病例。

②暴发调查：调查对象是针对一个局部地区，在短时间内连续发生多起同种疾病的事件或性质相似事件的调查。调查对象包括所有或大部分有关的人员，调查重点是这一类事件的共同特征和规律。

③专题调查或抽样调查：是针对某问题的专门调查，重在了解这些问题在社区中的发生情况、严重程度、规律性和解决这个问题的有效措施。

④普查：是针对社区中所有人口进行的调查。目的是全面了解社区的各种特征。

2）获取原始资料的方法：采用观察法、访问法和填表法收集原始资料。

①观察法：调查人员对被调查对象进行直接观察、感知与记录。

②访问法：调查人员分别拜访有关单位和人员，通过有组织的交流收集资料。

③填表法：调查人员将事先设计好的调查表发给被调查对象，填好后寄回研究单位。

2. 社区筛检　社区筛检（screening）是在社区中运用快速简便的实验室检查或其他手段，在看上去健康的人群中发现那些未被识别的可疑患者或有缺陷者。筛检试验不是诊断试验，仅是一个初步检查，对筛检试验阳性和可疑阳性的人必须进行确诊检查，对确诊后的患者进行治疗。

（1）社区筛检的主要用途

1）早期发现那些处于临床前期或临床初期的可疑患者，以进行早诊断、早治疗，提高治愈率或延缓疾病的发展，改善预后。

2）及时发现某些疾病的高危人群，以预防疾病的发生。

3）开展流行病学监测，了解疾病的患病率及其趋势，为公共卫生决策提供科学依据。

（2）社区筛检的方法：筛检的方法应简单易行，灵敏价廉，安全有效。筛检的形式可因研究目的而异。

根据筛检对象的范围分类，可分为整群筛检（mass screening）和选择筛检（selective screening）。整群筛检是指当疾病的患病率较高时，需要从社区的整个人群中将患该病可能性较大的个体筛检出来的一种方法。

选择筛检是指在社区内重点选择高危人群进行筛检，最大限度地发现那些无临床症状的病例，以取得最大的筛检效益。

筛检又可根据所用筛检方法的数量分为单项筛检（single screening）和多项筛检（multiple screening），后者是指采用几种方法筛检同一疾病。

（3）社区筛检的评价指标：筛检方法应在保证可行性的前提下，尽量提高其科学性。从方法学上评价一项筛检试验时，要考虑到其真实性、可靠性和收益等方面。

1）真实性：筛检真实性（validity），又称效度，是指筛检结果反映真实情况的程度。与研究的人群特点、研究内容、诊断标准、测量方法、测量仪器、研究人员素质等因素有关。筛检真实性可用灵敏度与假阴性率（漏诊率）、特异度与假阳性率（误诊率）、正确指数、似然比和符合率等表示。

2）可靠性：筛检可靠性（reliability），又称信度，是指筛检方法在相同条件下重复测量同一受试者时，所获结果的一致性。可靠性与个体本身的差异、测量仪器、检测技术和测量员等因素有关。

3）收益：收益即收益量（yield），是指经筛检后能使多少原来未发现的患者及时得到诊断和治疗。与收益有关的因素有：某病的患病率、筛检试验的灵敏度、以前筛检的次数。早期发现病例导致的治愈率、转阴率、生存率的提高或死亡率的下降等,可作为评价筛检效果的依据。

为了使一项社区筛检工作取得明显的效果,所要筛检的疾病应该是社区患病率较高的疾病。而且,应准备必要的条件为筛检阳性者做进一步诊断试验,对确诊者应及时安排治疗。开展社区筛检工作时要耗费不少人力、物力和资源,当地卫生管理机构要充分考虑将有限的资源放在对社区群众有益的工作中。

3. 社区卫生评价 评价(evaluation)指判断某些事情价值的过程。社区卫生服务的评价,是根据预先确定的目标,对整个项目各项活动的发展实施、适合程度、效果、效率、费用等进行分析比较,判断项目中设定的目标是否达到预期的程度,为决策者提供有价值的反馈信息,以改进和调整项目的实施。评价主要包括以下三种类型。

(1)形成性评价(formative evaluation):对将要实施的项目的合理性、可行性以及科学性进行评价。

(2)过程性评价(process evaluation):测量项目的活动、质量,以了解项目确定的目标以及工作计划与实际执行过程是否一致。

(3)效果评价(effect evaluation):包括近期影响评价(impact evaluation)和远期效果评价(outcome evaluation)。近期影响评价的目的是确定项目实施后对中期目标如行为或政策改变的作用,即项目执行后的直接效果。远期效果评价的目的是评价项目实施后对最终目的或结果的作用,即项目执行的长期效果,如患病率或健康状况的改变,人们的生活质量是否得到改进等。

评价本身不是目的,通过评价应进一步改进和调整项目的活动。利用各种渠道让更多的人分享评价的结果,包括使有关人员对评价结果感兴趣,利用各种渠道使信息传递给有关人员,总结撰写评价结果使有关人员更易看懂等。评价报告的撰写需要根据读者的不同,撰写不同的版本,特别是交给决策者的版本,一定要短小精悍、直截了当,达到短时间内掌握报告要点的作用。

(三)社区诊断案例

1. 社区的基本情况 某社区居民的总人口数为 146 631 人,男性占 54%,女性占 46%,60 岁以上的老人占 8%。经过 6 个月调查,居民的主要死因为肝硬化、慢性阻塞性肺疾病、脑血管意外等。社区人群贫血的患病率为 31%,肝病患病率为 10%,结核病患病率为 0.6%,管理率分别为 30%、4% 和 40%。社区门诊就医最多见消化不良、呼吸系统疾病和腹泻等。

综合分析:社区的主要健康问题是,居民的饮食习惯问题(以长期食辣椒代替蔬菜,高盐饮食)和卫生问题(无饭前、便后洗手的习惯,缺乏一般的卫生常识)。根据以上情况,着手逐步改善社区的卫生状况,以使社区康复。首先应制定需要解决的健康问题。

2. 解决卫生问题的次序

(1)缺乏卫生常识。

(2)不良的饮食习惯问题。

(3)肝病问题及肝病的诊断准确性问题。

(4)肝病、结核病的传播途径问题。

3. 卫生行动计划(立即付诸行动)

(1)开展健康教育和卫生宣教:通过宣教,让居民懂得饮食合理搭配、注意蛋白摄入、低盐饮食、常食多食蔬菜、饭前便后洗手、不食用不洁饮食和水果,不随地吐痰,长晒被褥等卫生常识,讲解有关疾病的一般知识。

（2）对结核病患者进行统一登记管理，实行全程监督治疗。

（3）对肝炎的诊断及鉴别水平的培训。

（4）对肝炎传播途径进行调查，调查各村医疗站的医疗器械和用品的使用情况，反高压消毒问题，以杜绝医源性血液传播途径。

4. 执行和评估卫生计划　包括卫生计划落实如何，执行的效果如何，下一步计划的修改。

（1）卫生宣教力度如何？知识讲解水平怎样？群众是否听得懂和乐于接受。

（2）是否充分挖掘了社区资源，其他医疗机构包括儿保、妇保、防疫配合情况，镇、村委会的支持情况。

（3）传染病诊断水平及治疗效果，群众的经济承受能力。

（4）各医疗单位供应消毒程序检查是否合格。

（5）各类患病率是否降低，卫生常识水平是否提高。

5. 下一步社区诊断　通过以上实施后的效果评估，结合当前社区的突出健康问题，以制订下一轮社区卫生计划。

以上是一个完整的社区诊断过程的案例，从中可以发现，调查的疾病与实施的卫生计划是完全不同的内容。疾病，即指社区的几大疾病或几大死因。卫生计划，是将要付诸的实际行动，目的是从社区的主要疾病中寻找出其发病的危险因素及预防途径和措施。社区诊断，是一步一步地深入探究其致病的原因和导致的因素，终究辨明了问题、管理了疾病、提升了健康水平，且上一次的社区诊断将作为下一次社区诊断的依据和基础，即形成了周而复始的运作。

【课后思考题】

1. 社区的概念和其构成要素是什么？请列举你生活周围的社区有哪些，尝试说明它们属于哪一类型的社区。

2. 在社区范围内，影响人群健康的因素有哪些？结合目前社区人群健康状况考虑（或你所处的社区进行观察），哪些因素是影响的主要因素？为什么？

3. 作为一名全科医生，你是如何理解COPC，它的内涵是什么？

4. 通过学习社区诊断的内容、步骤及研究方法，尝试分析它与临床诊断有哪些不同？（从服务对象、健康问题、资料来源、研究方法、如何处理及诊断目的等方面进行阐述）

Chapter Four:

Community-based Health Care

Section 1   Overview of the Community

Community is the main place for general practitioners to carry out medical practice activities. General practitioners analyze, diagnose and manage the community environment, eliminate various hidden dangers affecting the health of people, and build a good community atmosphere and environment, so that people can get health care within the community. The World Health Organization (WHO) at the International Congress on Primary Health Care in Almaty in 1978 defined a community as "a social organization or group that makes people live together in some economic, cultural, ethnic or social cohesion". Communities are divided into two categories: one is functional communities such as enterprises and institutions; the other is living communities such as streets, towns, villages, etc. The constituent elements of the community consist of population, region, service facilities, lifestyle and cultural background, and living system and management organization.

The impact of social factors on health, we should understand from four aspects: ①Community environment, natural environment and social environmental factors, natural environmental factors mainly refer to geographical and climatic factors. Some infectious diseases and natural epidemic source diseases have stricter regional and seasonal features. In modern urban communities, physical, chemical and biological factors in the environment are all important factors affecting health. Environmental pollution has become a major problem affecting the health. Community is a microcosm of society, the social factors affecting health include social system, culture, population, economy, social psychology factors and other aspects; ②The influence of biological factors on health. It includes the old and new infectious diseases still threatening the health and development of the world, chronic non-communicable diseases and degenerative diseases, which become the main disease spectrum of the contemporary population, and the discovery of genetic diseases more and more; ③The impact of lifestyle and behavior on health. In terms of the relationship between behavior and health, behavior affects health, and health reacts on the individual's behavior. According to the WHO survey, more than 60% of human deaths are caused by bad behavioral lifestyle, including smoking, drinking, improper diet, lack of exercise, gambling, sexual disorder; ④The impact of health care system on health. The health care system of the community refers to the overall arrangement of health, medical treatment and health resources in the community. The availability of the population for effective health care is highly related to the high level of general practitioners and medical access in the community.

Section 2　Common Health Problems in the Community

Community health problems are varied, but common health problems are relatively concentrated. According to the statistics, as a general practitioner, about 60% of his/her workload revolves around solving common health problems, such as leg discomfort, sore throat, lower back pain, cough, requirements for physical examination, consultation about drugs, cold, arm problems, abdominal pain, pregnancy examination, headache, fatigue, high blood pressure, weight gain, trauma, etc. The study of general practitioners on the composition and development rules of common health problems in the community is helpful to understand the main causes of patients and the basic characteristics of the community disease spectrum, and enables general practitioners to understand the main scope of general practice services in the community. General practitioners can also identify the community population and individualized preventive care based on the epidemiological characteristics of community health problems, and the direction of professional improvement and improvement of the general practice service team. In addition, general practitioners should understand the community health problems, the prevalence of disease is not fixed, it will change with the social and economic development, medical technology, the community environment factors. Therefore, general practitioners should constantly adjust the focus of health services and way according to the change of community health problems.

General practitioners must be aware of the health issues of community residents and carry out targeted work to meet the different needs of the community residents. Common health problems in the community are characterized by: ①they are mostly in the early undifferentiated stage; ②diseases have great variation and concealment; ③health problems are extensive and related; ④health problems are more than diseases and more common diseases than rare diseases.

Community-oriented primary care (COPC) is a mode of primary care that combines individual medical care and treatment with community medical care and preventive health care. COPC is a patient-centered primary medical care model with a positive health concept and active prevention and treatment. It generally includes three basic elements: primary medical institutions, specific populations, and the process of identifying and solving major health problems in the community. According to the implementation of COPC, COPC is generally divided into five development stages or grades. Level 0 is the original stage of COPC, and level 4 is the ideal stage of the implementation of COPC, and it is also the goal of COPC. At present, the condition of COPC in most areas of China are between level 0 and level 1. With the improvement of community health services in China and the development of the first diagnosis system of general practitioners, some developed areas have reached the level of level 2~3.

Family health records are an important part of the residents' health records. Family health records in general practice include basic family information, family diagram, family life cycle, family health care, catalogue of major family problems and health records of various family members, which are important reference for general practitioners to implement family-based health care.

Section 3 Diagnosis of the Community

Community diagnosis is the process of collecting and analyzing the community as a caregiver, collecting and analyzing data by qualitative and/or quantitative methods such as epidemiology, health statistics, social medicine, psychology and so on, clarifying the community and its health-related characteristics, and mastering the community health service resources. Community diagnosis is different from clinical diagnosis. Community diagnosis focuses on the population, while clinical diagnosis is for individual patients seeking medical treatment. Community diagnosis is the process of community health service to actively describe the community health status and determine the main health problems in the community, clinical diagnosis is the conclusion drawn by the clinicians after conducting physical and laboratory examinations on the patient after the occurrence of the disease.

The main content of the community diagnosis: the natural environment of the community, the characteristics of community graphics, community humanities, social environment, community health (distribution and severity of health problems, health risk factors), community resources (institutional resources, economic resources, human resources, community mobilization potential, for the support of relevant organizations and institutions).

Steps of community diagnosis: ①determine the goal of community health diagnosis; ②determine the information needed; ③collection of information; ④collection of existing data; ⑤analysis of information; ⑥write community health diagnosis report; ⑦consider the feasibility of intervention.

The basic methods of community diagnosis are qualitative and quantitative research. Qualitative research includes interview method, focus group discussion, topic selection group discussion, etc.; quantitative research includes community health survey, community screening, and community health evaluation.

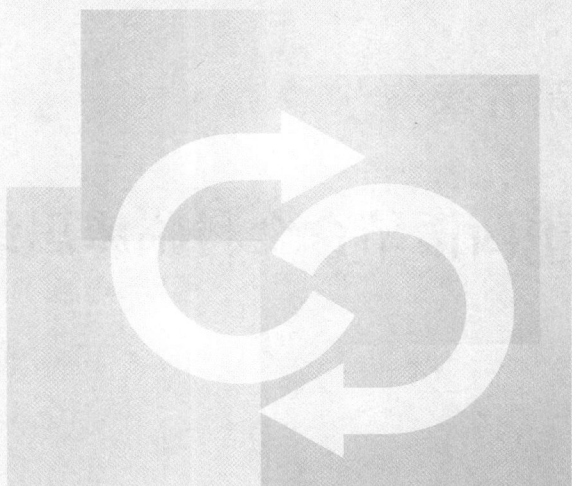

第二篇

中西医结合全科医学诊疗思维

第五章

中西医结合全科临床思维

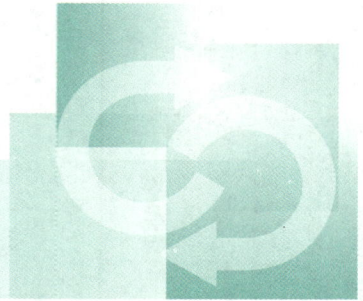

【学习目标】

□ 了解临床思维的概念、要素,掌握中西医结合临床思维的基础及方法学意义。

□ 掌握全科医生应该具备的素质,熟练掌握及运用中西医结合全科医学的诊疗技能。

□ 诊疗的确立不仅要求全科医生掌握诊疗疾病的基本理论和临床经验,而且必须具备必要的诊疗策略。

第一节　中西医结合临床思维

全科医学作为一门综合性临床医学学科,具有独特的临床思维方法及诊疗模式。它整合了生物医学、行为科学和社会科学的最新研究成果以及以往医疗成功经验,并在此基础上产生了独特的价值观和方法论。

一、临床思维

(一)临床思维的概念

临床思维是临床医生利用医学科学、自然科学、人文社会科学和行为科学的知识,对临床资料进行综合分析、逻辑推理,从错综复杂的线索中找出主要矛盾并加以解决的过程。临床思维贯穿于疾病诊断及处理的全过程。临床思维不是脱离实际的凭空猜想,而必须具备扎实的医学知识和丰富的临床实践,两者缺一不可。

完整的临床思维概念需要包括主导者、实施对象、实施基础、借助方式及主要内容。医疗团队是临床思维的主导者,患有身体或心理疾病的人是临床思维的实施对象,医学科学、自然科学、人文社会科学和行为科学的知识,以及手头的和其他可利用的最佳证据和信息,借助以患者为中心的充分沟通交流、病史采集、体格检查和必要的实验室检查,从而得到一手资料是其实施基础。临床思维的主要内容是结合患者的家庭与人文背景、疾病症状体征和检查结果等多方面信息,进行批判性地分析、综合、类比、判断和鉴别诊断,以及形成诊断、治疗、康复和预防的个性化方案并予以执行和修正的思维过程和思维活动。

（二）临床思维的要素

临床思维可分为三个阶段，即临床收集资料、分析资料做出诊断和通过观察病情的发展及治疗对诊断进行检验和修正。真实、系统、完整、准确的临床资料是临床思维的必备要素。临床资料收集过程包括病史采集、体格检查及实验室和辅助检查资料等临床一手资料的获取。

1. 病史采集技巧　病史是患者提供的第一手资料，也是医生进行临床思维的依据。医生收集病史的过程就是运用自己所有的知识，筛取各种可能有意义的病情资料，进行即时分析思考的过程。临床医生采集病史不是简单地听患者讲述和记录，而是充分运用所有知识，调动全部感知能力，注意患者的表情、语气语调及姿势等变化，梳理出对诊断有意义的重要线索，进行及时分析思考。在全科医疗中，病史对于明确诊断更加重要，可根据病史对 80% 的问题做出诊断。采集病史的过程，医生不仅要了解疾病，还要了解患者本身，包括社会特性和个人性格，此过程是建立理想的医患关系的基础。

2. 细致的体格检查　通过采集病史，临床医生对患者的病情有了一定的了解，并有了初步诊断，而体格检查则是对病史资料遗漏或不足的补充，有助于对初步诊断进行肯定或否定。通过体格检查，从患者身上寻找阳性或阴性体征，可使诊断思维更加准确。

体格检查既要求全面系统，又要有重点。所谓全面系统的检查可以避免重要部位的遗漏；而所谓重点，是指在收集病史过程中发现的疑点要重点检查，对与疑点有关的体征做出有把握的肯定结论，无论是阳性或阴性，都有重要的鉴别诊断意义。例如，直肠指检是临床诊断直肠肿瘤最直接的体格检查，可以避免直肠肿瘤的漏诊和误诊。需要注意的是，当病情有变化时应再次进行体检。

3. 正确解读实验室检查和辅助检查的临床意义　实验室检查和辅助检查是病史和体格检查的延伸。合理的实验室和辅助检查有助于进一步支持诊断，使诊断更加可靠和完善。临床医生要对各种常规检查的敏感性和特异性有充分的理解，在判断检查结果的临床意义时，需同时考虑患者和实验室两方面的因素。如肿瘤标志物的升高对于肿瘤的诊断有较高的敏感性，但并不具备特异性，其受多方面因素的影响，需要医生进行综合判断。如果临床医生缺乏这方面的知识，有可能会导致错误诊断。同时由于各种辅助检查都有一定的局限性，因此既要全面理解和分析各种检查结果，也要注意细心观察患者、结合查体综合思考，与临床实际相结合。

由于病情是复杂多变的，做出临床诊断后，还要不断验证。对于诊断不明确、治疗效果欠佳的病例需要不断地去思考，并且注意动态观察病情变化，通过补充问诊，仔细反复体检及必要的辅助检查来验证诊断。临床思维是一个反复观察、不断思考、充分验证的动态过程。

思维是行为的先导。医务人员必须认真研究和领悟思维活动，形成科学的完整的临床思维习惯，培养和提升医学专业人员的临床综合能力，才能适应现代医学模式的转变以及健康卫生事业进步的需要。

二、全科临床思维

全科医生的临床工作具有其自身特点，他们的工作性质不同于专科医生，客观环节、工作条件直接影响诊疗工作的开展与临床思维的形成，故而其临床思维方法与模式也必然有自己的特色。其工作特点大概体现在以下几方面：患者群体的特征、患者的疾病谱、患者疾病的阶段、患者的期望与诉求，等等。这些特点要求全科医生的诊治思维进行相应的转变：以"生物-心理-社会医学模式"

为基础,以预防医学为导向,以综合性、连续性、主动服务为目标。

由于全科医疗自身诊治思维所具备的鲜明特点,一种不同于专科医疗临床思维模式的系统、规范、完善的培训模式的建立成为其内在要求。作为一名全科医生,除了基础医学和临床医学等医学知识外,还应主动了解自然科学和社会科学知识、生活知识和社会经验等。这些知识表面上与诊断疾病没有直接关系,但实际上可能有助于拓宽全科医生的诊断思路。所谓临床实践,包括直接和间接实践。直接实践是指深入临床接触患者,通过问诊、体检和诊疗操作等参与患者的诊治,细致而周密地观察病情,发现问题、分析问题和解决问题;而间接实践则是通过阅读医学文献、参加临床病例讨论等,从其他人的临床实践中获取经验或教训。临床实践需要仔细的临床观察、经验的积累和理论的补充。临床医生通过实践获得的资料越多、知识越丰富,就可以越快做出正确的诊断与合理的处置。因此,大量的临床实践是积累丰富的经验和进行科学临床思维的基础。同时,临床思维需要不断进行修正和完善,它将伴随着医学发展的全过程。

全科医学教育是一个面向社区与家庭,整合临床医学、预防医学、康复医学以及人文社会学科等内容于一体的综合性医学专业学科,其范围涵盖了各种年龄、性别,各个器官系统以及各类疾病,其主旨是强调以患者为中心、以家庭为单位、以社区为范围,以整体健康的维护和促进为方向的长期综合性、负责式照顾,并将个体和整体融为一体。

全科医生是我国当前基层紧缺和急需型人才,现阶段主要依靠对基层在岗临床医生进行转岗培训来缓解全科医学人才培养过渡期的用人困境。我国全科医学教育起步较晚,师资队伍薄弱,积极发展全科医学教育,构建合理的全科医学临床思维培训系统,是当前全科医学教育改革的重要任务。

三、中西医结合全科临床思维

(一) 中西医结合全科临床思维的基础

中西医结合全科医学是在中医和全科医学的指导下,面向社区和家庭,研究全科医学相关疾病的一门临床学科。中医学同全科医学存在很多的相关性,具体如下:

1. 注重医德　中医学同全科医学一样,重视医德修养和医学伦理。孙思邈和希波格拉底是著名的代表。孙思邈提出"凡大医治病……先发大慈恻隐之心,誓愿普救含灵之苦。若有疾厄来求救者,不得闻其贵贱贫富,长幼妍媸……普同一等,皆如至亲之想……如此可为苍生大医"。希波格拉底提出"无论到了什么地方,也无论需诊治的病人是男是女、是自由民是奴婢,对他们我一视同仁,为他们谋幸福是我唯一的目的"。

2. 防治结合　中医学和全科医学均强调疾病预防及早发现、早治疗。中医学的预防思想源远流长。《黄帝内经》形成了未病先防、既病防变、瘥后防复等思想,并提出了很多实用、有效的治疗方法。同时,两者都主张规律作息、适量运动、节制饮食、保持良好情绪,贯彻预防为主的思想。将内因作为主导,强调持续性、综合性、个体化,不忽略外因的作用,提高健康水平,促进疾病痊愈。

3. 整体观念和辨证论治　整体观念在中医学中体现得淋漓尽致。中医学认为人是一个有机整体,所有的脏腑经络、皮肉筋骨、四肢百骸等组织器官,包括情志的变化都相互联系,相互影响;认为人体与自然界是一个密切联系的整体,"天地合气,命之曰人",同时宇宙万物的运动变化、自然形态又影响到人体;同时认为人与社会是一个整体,社会因素对人体健康和疾病起到很大作用。全科医学中"生物-心理-社会医学模式",强调把患者看作社会和自然系统中的一部分,从生理、心理、社会、文化等因素来观察、认识和处理健康问题。

辨证论治是中医学最突出的特点,是中医诊治疾病的基本法则。中医诊病重在辨证,根据证探究病的性质,确定治则,故有"同病异治、异病同治"的说法。整体观念强调联系,辨证论治更注重个体的特异性,符合全科医学提倡的个体化原则。

中医学和全科医学都重视临床各科的有机结合。整体观念要求中医师考虑到各脏腑组织之间的联系,避免出现"头痛医头、脚痛医脚",辨证论治要求抓住病机,拒绝处方千篇一律。

中医和全科医学的相似性是现代科技发展的必然结果,也是以人为本推进的必然要求。中医"望闻问切"的诊病方法和诸多简便验廉的治疗手段,更适合广大社区和家庭。中西医结合全科思维是未来医学发展的趋势。

(二)中西医结合全科临床思维的方法学意义

中西医结合全科临床思维决定了其相应的治则。治则即治疗原则,是治疗疾病必须遵循的法则,在通过四诊确立病机后,指导临床立法,遣方用药。治则是治疗疾病的总规律。

1. 治病求本　治疗疾病时必须找出疾病的根本原因、本质并进行针对性治疗。在治疗疾病过程中,要善于询问病情发生时的情况,包括节气、时辰、所处的环境、情绪状态等,尤其对于病情复杂、病程缠绵的患者,抓住病因是治疗疾病的关键。

2. 调节整体平衡　阴阳失衡是疾病的根本矛盾。"生之本,本于阴阳""阴平阳秘,精神乃治"。因此,治以"谨察阴阳之所在而调之,以平为期";气血是人体活动的物质基础,人之生以气血为本。调和气血就是根据气和血的不足及其各自功能的异常,以及气血互用的功能失常等病理变化,采取"补不足,泻有余"的原则,使气顺血和,气血协调;通过调整脏腑的阴阳气血、顺应脏腑的生理特性及协调脏腑之间的关系,使"五脏病各有所得者愈"。

3. 扶正祛邪　正邪势力的抗争决定疾病的走势。临床上应该分析正邪双方的强弱,决定扶正或者祛邪,或扶正祛邪的先后,做到"邪去正自安","扶正不留邪,祛邪不伤正"。

4. 标本先后　标本先后是针对临床病证中标本主次的不同,采取"急则治标,缓则治本"或者"标本同治"的法则,以达到治病求本的目的。

5. 正治与反治　正治是逆其证候性质而治,适用于疾病本质与现象相一致的病证。反治是顺从疾病假象而治,适用于疾病的征象与本质不完全一致的病证。正治与反治都是针对疾病的本质进行治疗,均属于治病求本范畴。

6. 三因制宜　疾病的发生、发展与转归,受多方面影响,治疗疾病应考虑到时间、地点、个体的差别,具体情况具体分析,采取适宜的治疗方法,称为三因制宜。

7. 心理摄生　中医学认为,良好的心理状态有利于正气增长,疾病向愈。因此,调整人们的心理状态,用来防病治病是中医学的一大特色。

第二节　中西医结合全科医学诊疗技能

一、全科医生应具备的素质

全科医生是卫生健康的"守门人",需要提供综合性、连续性、负责式的卫生保健服务,因此需要掌握对多发病、常见病的诊断和治疗,对较复杂的大病、危重病能够做到诊断、急症的常规处理诊断并及时转诊的技能。全科医生需要同时具备强烈的人文情感、卓越的管理才能和执着的科学精神,具备处理个体常见的健康问题和疾病的能力、服务于家庭和社区的能力、经营和管理能力、人际沟通能力和学习与自我发展的能力等五大能力。全科医生需要具备良好的交流技能、全面的专业知识和娴熟的业务技能。交流技能包括与不同年龄阶段人群交流(婴儿、幼儿、儿童),与特殊疾病患者交流(精神病患者、特殊传染病患者),与不同文化层次人群的交流,与普通患者之间的交流,等等。中西医结合全科医师还应具有中医理论基础、中医临床思维能力、针灸推拿专业知识和综合诊疗技能,能够熟练运用中医、中药、针灸推拿等中医适宜技术开展中西医结合诊疗、预防、养生保健、康复、健康教育等服务。

(一) 问诊技能

问诊要善于察言观色。通过第一眼可以观察到患者的性别、体形、大致年龄等;通过穿着可以观察患者生活水平、职业特点等;通过口音可以判断患者是哪里人及其生活、饮食习惯;通过谈吐、词汇可以推测患者文化程度;通过表情、神态、语调可以判断患者情绪、心理等;通过动作、语音、语速可以断定患者病情轻重;通过表达方式可以推测患者的性格;通过面色可以判断患者大致是什么病;通过陪同人情况可以判断患者家庭是否幸福,等等。

(二) 全面体格检查技能

全科医生需要掌握全面的体格检查技能。包括望诊技巧、正确的触诊手法、正确的叩诊顺序,心脏杂音、血管杂音等听诊技能,五官科、神经科、骨科、妇产科等专科检查技能及中医的四诊技能。

(三) 较全面的操作技能

全科医生需要掌握基本的操作技能,包括心肺复苏术、气管插管术、除颤术、胸腔穿刺、腹腔穿刺、腰椎穿刺、止血固定转运等常规操作技术。

(四) 掌握诊断流程图

诊疗流程图是疾病诊断过程中常用的工具,通过诊断流程图的构建可以帮助医生简明扼要地勾画出临床预防、诊断、治疗等关键环节与基本工作框架,提供思路清晰、逻辑性强、程序明确的临床工作流程和工具。全科医生诊疗流程图强调每前进一步都要求医生根据患者的具体情况认真思考并做出判断。其特点是有明确的开始和结束,而中间是一系列过程及重要决策点,全科医生需要在关键决策点做出重要的决策判断。流程图中确定急重患者是其关键步骤,之后再按部就班地进行相应鉴别诊断和处置。整个过程需要全科医生充分问诊、全面体检、辅助检查及评估、诊断及处理。

二、诊疗模式和诊疗阶段

全科医学诊疗模式的基本特征体现在以患者为中心、以问题为导向、以证据为基础的临床思维;体现生物-心理-社会医学模式;遵循辩证思维、逻辑思维的基本认识规律;坚持科学的批判性思维。临床诊疗模式就是收集临床资料,进行推理、判断、验证到做出决策的过程。

(一) 以患者为中心的思维模式

与传统医疗服务模式(以疾病为中心)相比,以患者为中心的模式更具有时代与人文特色,更能适应社会发展与人们医疗卫生需求的变化趋势,与全科医疗的工作性质更为契合。

以患者为中心的临床思维更系统、更全面。首先,更加充分地了解患者。全科医生通过系统的问诊了解患者的背景,包括个人背景、家庭背景、社会背景及疾病背景。其次,更加关注患者的就医背景,包括患者就医的原因,患者的需要、健康信念、患病体验,患病对患者生活的影响等。只有全面了解患者的就医背景,才能建立亲密的医患关系,并为患者制定长期的健康管理计划,提高依从性。再次,以生物-心理-社会的医学模式来确认现存问题,该模式是以人的整体健康为最终目标,疾病仅是患者的一部分,患者的需求和期望与生理疾病同等重要。最后,体现全人照顾的特点,即照顾完整的人、全面的家庭照顾、连续性的照顾和多学科的全面照顾。全科医生不能只局限于医学领域,而是应将社会学和人文学等相关领域的内容纳入临床思维体系中,对患者的社会、经济、文化、心理等各个方面的因素加以考虑,以解决患者的实际问题。

"以患者为中心"的思维模式,其主要内涵和特点在于强调医患之间的相互联系与相互影响。"以患者为中心"需要对患者进行全面了解,除了重视疾病的诊断、治疗外,还须关注患者的发病和患病经历,疾病的诊断与患病感受,疾病对患者身心功能的影响,患者对医生治疗措施的期望等。这些过程就需要靠医患之间良好的交流来实现。当医生能够注意到这些问题并认真对待时,大部分患者对医疗服务过程都会比较满意,且能较好地遵从医嘱、完成治疗;当患者接受自己可以主动参与整个医疗活动时,医生的工作也会变得简单而富有效率。

(二) 以问题为导向的诊疗思维模式

以问题为导向的诊疗思维是以发现和解决个人、家庭、社区的疾病与健康问题为导向,综合运用临床医学、预防医学、心理学与社会学等学科方法,对各种疾病与健康问题进行诊断,了解其产生的原因及影响因素,确定健康需求,制订和实施相应的诊疗措施,以实现对各种疾病与健康问题的有效治疗和照顾。它是一种以问题的发现、分析、诊断和处理为主线的疾病诊疗和健康照护过程,强调以疾病和健康问题的发现和诊断为出发点,以问题的妥善处理、个体和群体的健康维护和促进为实现目标。

以问题为导向的诊疗思维模式要求全科医生始终围绕疾病与健康问题,准确分析和鉴别常见病的一般症状和特异症状,并善于从患者主诉的一系列问题中分清主要问题和次要问题。全科医生在疾病处理过程中应遵循全面性、联系性和系统性的原则,充分利用与患者之间形成的相对稳定的医患关系,动态地观察、跟踪疾病和健康问题的变化,及时收集相关信息,不断调整和修正诊疗方案。

(三) 以证据为基础的临床思维模式

以证据为基础的临床思维模式是一种科学的思维模式和临床决策方法。临床医学是证据科学和经验科学的结合,全科医学通过从众多的医学资源中寻找最佳的证据为患者提供更好的诊疗和健康照顾。

以证据为基础的临床思维可以分为 5 个步骤(5A 程序),即提出问题(ask)、寻找证据(acquire)、评价证据(appraise)、应用证据(apply)和评价结果(assess)。第一步从临床工作中提出问题;第二步从书籍、文献、网络等途径寻找证据,可以充分利用循证医学的证据;第三步通过证据的可信度、重要性和实用性进行证据评价;第四步将目前获得的最佳、最新的证据应用于工作中;第五步对最佳证据应用于临床后的结果进行评价。

(四) 中医特色临床思维模式

形象思维:以客观事物的具体性和形象性为依据,采用"取象比类""司外揣内"的方法来推论事物的本质。

整体思维:中医的整体思维体现在人与社会的一体性、人与自然的一体性、人体自身的一体性。

治疗以维护和恢复整体动态平衡为目标,充分考虑个体差异、先天禀赋、后天调摄、自然气候、水土环境、社会环境等因素对病证的影响,强调三因制宜。

中庸思维:中庸即中和、和谐之义。中庸思想渗透到中医的各个方面,生理上强调"阴平阳秘,精神乃治",诊断上强调"观过与不及之理",治疗原则上主张"以平为期"。

恒动思维:《格致余论》提出"天之生物,故恒于动,人之有生,亦恒于动"。人体阴阳、气血、脏腑、经络等都在动中取得平衡,维持人体健康。临床疾病瞬息万变,治疗应当"谨守病机,各司其属,有者求之,无者求之","观其脉证,知犯何逆,随证治之"。

顺势思维:顺势因时见于《灵枢·顺气一日分为四时》"顺天之时,而病可与期,顺者为工,逆者为粗"。治疗脏腑疾病需要顺应脏腑生理之势,治疗其他疾病亦要顺应正气抗邪之势。

三、安全的诊疗策略

(一)概念

全科医生在诊疗过程中,病史资料采集应该认真细致,要透过表面去挖掘深层次的信息;临床决策制定要全面而慎重;诊疗策略制定要考虑各相关因素和矛盾关系,包括整体与局部的关系,手术与非手术的关系,用药与劝慰的关系等;重视思维过程的时限;同时要进行反思和验证。

(二)安全的内涵

安全,既要注意法律问题,比如尊重患者人格、保护患者隐私、特殊位置的检查、脱衣、锁门等,还要注意医学问题,特别是早期识别危重患者。在医疗卫生服务中,患者安全是第一位的,全科医生要具备在疾病早期阶段将严重的、威胁生命的关键问题识别出来,并及时进行转诊的技能。在接诊患者时,一定要根据患者病史及查体的结果判断其症状的轻重缓急,并进行相应处理。对危重患者可以利用危险问题标识法。

(三)常用的处置策略

常用的处置策略包括安慰和解释、建议、处方、转诊、检查、随诊、预防。取得患者的信赖是治疗成功的基石。合理权衡治疗手段的利与弊,为患者谋取利益最大化。选择治疗方案时,应该认真考虑治疗过程中患者的生活质量。尽量避免产生医源性疾病,包括药物的严重副作用及防止医生的语言和态度对患者造成伤害。

四、双向转诊

双向转诊是目前我国医疗体制改革的一项基本政策,在积极发挥大中型医院在人才、技术及设备等优势的同时,充分利用各社区医院的服务功能及网点资源,促使"小病进社区,大病进医院"。双向转诊需要全科医生明确转诊指征,明确转诊的时间及地点,转诊前的相关处理,转诊交接手续以及涉及的责任判别。

(一)明确转诊指征

对于已经明确或者怀疑有危险问题的患者应该及时进行转诊,对于留下来需要继续观察和治疗的患者需告知患者可能的结果,并继续观察病情,确定诊断。

(二)明确转诊时间及地点

全科医生需要根据不同的转诊要求选择合适的转诊时间及地点。部分患者转诊是为了进一步完善相关检查,明确诊断及治疗;部分患者转诊的目的是专科复诊或者随诊;还有一些特殊规定的疾病,比如传染病、公共卫生及地方病需要转诊。

(三)转诊前的相关处理

全科医生在转诊前需要进行一些必要的处理。比如外伤需要固定、加压止血、包扎,心搏骤停患者需要紧急心肺复苏以及其他院前急救等,并且积极与急救中心取得联系。

(四)转诊交接手续以及涉及的责任判别

双向转诊需要履行必要的转诊交接手续,同时全科医生要明确其中涉及的责任判别,特别是在一些急危重症患者的转诊过程中出现的病情变化。

第三节　中西医结合全科医学诊疗策略

全科医生所接触的健康问题大多处于早期阶段,并且限于社区辅助检查设备的缺乏,及时作出明确的疾病诊断比较困难。因此,全科医生在诊断疾病时需要采取独特的临床诊疗策略,全面系统地认识和处理各种健康问题,运用动态、联系和发展的眼光去看待疾病的发生、发展及转化过程。诊疗的确立不仅要求全科医生掌握诊疗疾病的基本理论和临床经验,而且必须具备必要的诊疗策略。临床工作中诊疗策略通常是多种方法并用,相互补充。

一、病因初步诊断法

全科医生要对产生症状的最可能的病因做出初步诊断,同时排除各种严重疾病。基本步骤:①认真听取患者的症状陈述;②了解症状的性质特点及病程;③判断患者的症状是否危及生命或者紧急情况;④根据患者的症状和个人信息,列出一系列可能导致该症状的鉴别诊断;⑤根据所列鉴别诊断情况,进一步收集病史,进行适当的体格检查,确认最可能的诊断,排除其他诊断;⑥诊断不明或者需要排除潜在严重疾病时,需要进一步完善检查,必要时进行转诊。

二、基本临床诊断思维法

基本临床诊断思维法包括从症状入手、从疾病入手和从系统入手三种方法,其中,从症状入手临床最为常用。症状是疾病的基本信号和线索,同时也是患者就诊的主要原因。因此,从患者的主诉、体征着手进行疾病诊断是最为常用的诊断思维方法,也是最符合临床认知规律的。该方法包括刻画诊断法、归纳诊断法、菱形诊断法和诊断三联征等多种方法。其中,诊断三联征主要由具有疾病识别特征的三个关键症状和体征构成,是全科医生基于症状和体征的疾病快速识别和诊断的常用方法之一。典型的诊断三联征举例如下:

发热＋头痛＋颈抵抗＝脑膜炎

腹痛＋寒战高热＋黄疸＝急诊胆管炎

腹痛＋停经＋阴道异常出血＝异位妊娠

三、临床推理法

临床推理是临床思维的具体呈现,通过短期特定的策略、技巧和知识并不能培养医生的临床推理能力,只有通过大量精心设计的病例实践来理解概念知识,积累解决问题的经验才是培养临床推理能力的关键。

医学判断是由医学概念组成的一种思维形式,医学推理则更近了一步,它是由若干个医学判断组成的一种医学思维形式。这种思维形式将若干个判断组合为前提和结论两部分:以一个或者几个判断为前提部分,并以前提为依据推导出一个新的判断为结论部分。医学推理必须符合逻辑,确保推理的各部分之间存在必然联系。这种联系的原则包括:①符合医学实践的客观逻辑:推理必须基于医学知识和经验,与医学实践相一致。②符合医学实践者思维的程序和规律:推理过程应遵循医学专业人员的思维习惯和逻辑顺序。医学推理形式主要分为假设演绎推理、归纳推理和类比推理三大类。

(一)假设演绎推理

假设演绎推理是指在观察和分析的基础上提出问题及解释问题的假说,根据假说进行演绎推理,再通过实验验证演绎推理的结论,从而比较患者临床表现是否符合诊断标准。演绎推理就是从一般性前提推到特殊或个别的结论的间接推理。这是临床上最常用的一种思维方法。演绎推理可分为直接推理和间接推理。

假设演绎推理法通常先将患者的临床资料进行整合,找出主要问题,通过推理和想象提出可能的诊断假设。例如患者有突发的呼吸困难、胸痛及咯血,推理出他患肺梗死的可能性诊断假设;如果在体格检查时发现下肢静脉血栓形成、下肢水肿等体征,那么疾病诊断为肺梗死的假设就获得了更多的证据支持,诊断也就更为可靠。而患者的辅助检查如肺动脉 CT 血管成像(computed tomography angiography,CTA)提示肺动脉充盈缺损、D-二聚体明显升高,则该诊断假设的概率是正确的;反之,则说明诊断假设是错误的。

假设演绎推理法虽然是一种高效和有效的临床诊断策略,但因其对于假设和检验项目不加限制,有可能导致过度利用医疗资源。为了适应社区居民健康“守门人”的角色要求,全科医生的临床思维应该是一种有限制的假设演绎过程,即利用低成本的诊疗手段获得最大的健康效果和经济效益。

(二)归纳推理

归纳推理是一种从个别和特殊的临床表现推导出一般性或普遍性结论的推理方法。归纳推理是一种以已知判断为前提来推出一个未知的新判断的推理形式。医生所搜集的每个诊断依据都是个别的,根据这些诊断依据而提出的临床初步诊断,就是由个别上升到一般,由特殊性上升到普遍性的过程和结果。它同演绎推理有两点显著的区别:一是推导的方向恰恰相反。演绎推理是由一般性知识推出个别的、特殊的知识,而归纳则是由个别的、特殊的知识推出一般性的知识。二是演绎推理的前提数目极少,通常只有一至两个前提,而归纳推理的前提数目在两个以上。医学归纳推理的方式有完全归纳推理和不完全归纳推理两种。

(三)类比推理

类比推理是根据两个或两个以上疾病在临床表现上有某些相同或者相似,但也有不同之处,经过比较、鉴别、推理而确定其中一个疾病的推理方法。类比推理是临床医生认识疾病的重要方法之一,临床上常用它来进行鉴别诊断。

四、横向列举法

横向列举法是根据临床表现及实验室等检查结果考虑各种疾病的可能,逐渐查找诊断依据或进一步选择其他检查,将思维引导到正确的方向,或逐渐缩小诊断范围,直到落实到某一疾病。横向列举法是一种横向地向空间发展,向四面八方扩散的思维,是对问题本身不断地提出问题、重构问题,并且不断探究、观察事物的不同方面。

五、模型识别法

模型识别就是典型患者的识别,是对与已知疾病的图像或模型相符合的患者问题的即刻辨认。这种诊断方法仅靠观察患者便可得出,但只有在患者症状典型、符合唯一的疾病模型时,才能使用此种方法。但是临床上大部分患者的症状并不典型,因此模型识别法的应用非常有限。

六、疾病概率推断法

概率是指一个特定事件(疾病)将要发生的可能性。疾病的诊断和鉴别诊断过程实质上是肯定疾病和排除疾病的过程,也是对患病概率的一种判断。如果患病的可能性为100%,则肯定患病,单从诊断角度无需进一步检查,如果患病概率为0,则可以排除患病,也无需进一步检查。临床上患病概率往往介于两者之间,需要通过病史、症状、体征等进行推断。

七、诊断假设验证法

全科医生的工作场所主要在社区,缺乏综合性医院的高级诊断设备。因此,全科医生应努力从以下几方面着手来检验诊断假设:①进一步询问病史,特别应针对几种需要鉴别的疾病假设,有目的地收集有助于鉴别诊断的相关信息,特别是疾病自然史和症状出现的规律或特征性等方面的信息;②针对需要鉴别的疾病假设,有针对性地开展体检,以便发现一些隐藏的体征;③适当开展一些试验性治疗并对其干预效果进行追踪观察;④密切观察患者,等待更有价值的临床表现出现;⑤必要时将患者转诊至上级医院进一步检查,寻求专科医生会诊。

【CASE】A 20-year-old woman with sore throat

Emily is one of your friends' daughters. Two families have been spending summer holidays together since the children were very young. She went to see you for a consultation with tonsillitis several times as a student. She came again for an emergency appointment on a Friday morning. She has waited for over an hour to see you.

She told you that she recently graduated and got a summer job in a local insurance call center. She and Ben, her boyfriend moved in together when she had a job. Furthermore, Ben is going to the USA for a few weeks to work in a summer camp. You noted from her previous records that she was prescribed the contraceptive pill. She said she had a sore throat 3 days ago.

What questions do you want to ask Emily?

- Does she feel unwell?
- Does she have a fever or headache?
- Does she feel nausea or vomiting?
- Is she taking any medications?

- Does she smoke?
- Why does she come for consultation today?

Emily told you she felt uncomfortable and did not take any medications apart from the contraceptive pill. She felt a bit hot at night but had no headache or vomiting. She smokes when she goes to the pub with her friends, only about 5 cigarettes per week.

She asked you to prescribe some antibiotics because she did not want to miss work. Otherwise, she will not be paid if she does not go to work but she needs the money to clear her student loan.

Are there any other things you might like to ask?

- What has she treated herself with so far?
- What does she think is the cause?
- What does she hope you can do for her?
- You are wondering whether work is really her issue.

She told you she took paracetamol and some over-the-counter lozenges, but they did not work. She realized that the talking at work is very difficult. She is worried she will not be able to do her job. She wants a prescription for penicillin. She had experiences with sore throat a lot as a teenager, which she got better by taking antibiotics.

What examination might you want to do and why?

You will inspect her throat and neck lymph nodes to check whether she had enlarged tonsils with pus in the crypts (bacterial tonsillitis) or evidence of other causes of sore throat such as *Candida* (white patches) or glandular fever, also known as infectious mononucleosis (palatal hemorrhages).

You will also take her temperature and check her pulse to get an idea of how unwell Emily is. As a high temperature indicates that it might be due to a bacterial infection and she may have bad breath.

When you examined her throat, you found she had a red and enlarged tonsil, enlarged cervical nodes, but no pus. She had no fever or bad breath. Her pulse rate was 68 beats/min.

What are the diagnostic possibilities?

- Viral pharyngitis/tonsillitis
- Bacterial pharyngitis/tonsillitis
- Glandular fever
- Meningitis
- Gonorrhea
- Pharyngeal thrush

Based on the fact that she had no fever and without a rapid pulse, you deduced she probably had viral tonsillitis. Although meningitis is not common, it can show sore throat and physical discomfort. It is necessary to keep this in mind, especially in young people, whose incidence rate is higher than that of the elderly.

What will you do in the next step?

- Explain your findings to the patient.

- Your throat is a bit red, showing no sign of bacterial infection.

- Explore her understanding of the natural history of the illness.

- Ninety percent of sore throats are usually caused by viruses. Antibiotics do not help viral infections.

Emily says she knows all this as she was always told the same old stuff by doctors. but she thinks that her situation will only get worse if she doesn't take antibiotics, and she will eventually have more rest time, which she can't afford.

You are in a difficult position now, but you need to negotiate a management plan.

What measures will you take at this point?

- Symptomatic treatment only, such as regular paracetamol and gargling.

- Prescribe antibiotics.

- Negotiate a delayed prescription.

What are the possible consequences of each measure?

- Symptomatic treatment only.

- She may improve.

- She may come back and make another appointment.

- She may get worse and develop a secondary complication of streptococcal infection such as nephritis, and blame you for not diagnosing and treating her correctly.

- Your subsequent relationship may be affected if you do not prescribe antibiotics.

- Her expectation of antibiotics will increase next time she has a sore throat.

- She will be less likely to self-treat a minor self-limiting illness.

- You will contribute to the development of antibiotic resistance.

Finally, you decide to give her a delayed or "back pocket" prescription for antibiotics. This is a prescription that a patient can use if the symptoms do not improve within 48 hours. For the treatment of streptococcus pyogenes, the optimal treatment time is 10 days with penicillin V 250mg qid or erythromycin 250mg qid. Both antibiotics require a long course of treatment and it is difficult to remember to take them four times a day. Many patients are unable to complete the course of treatment.

Severe complications of tonsillitis, such as rheumatic heat, nephritis, and peritonsillar abscess, are rare, but more common in low socioeconomic status individuals living in poverty or crowded conditions.

What are the other things you should discuss with her at this point?

- Natural history of the condition-her symptoms are likely to resolve in a few days.

- 90% are viral infections.

- Inquire if she is allergic to any antibiotics.

- You discuss the pros and cons of antibiotics (which may cause diarrhea or thrush).

- Antibiotics may shorten the course of the illness slightly.

- You can explain the importance of completing the course of antibiotics if she did take them.

- You tell her to take additional contraceptive precautions while taking antibiotics and within 7 days after taking them. This is also an opportunity to carry out some patient education.

- You discuss quitting smoking because smoking increases the likelihood of upper respiratory tract infections.

- If her throat does not relieve within 7 days, you suggest she come back. You may need to consider other diagnoses, such as glandular fever.

- If she experiences high fever, vomiting, severe headache, or drowsiness, she should seek medical help immediately as this may indicate meningitis (Ben also needs to be aware of this).

Emily tells you that if her symptoms do not improve soon, she may receive a prescription. She wants to know if she needs to undergo surgery to remove her tonsils. After all, she has had this situation before.

You acknowledge her concern and state that you are willing to discuss the pros and cons of tonsillectomy if it fails to get better.

When she leaves, she hesitates to ask for a sick leave note from you.

You discuss the self-limiting nature of the disease and suggest that she does not need a sick leave note for the first 7 days of illness. She should have recovered by then. You have decided to ask more questions about work.

Emily says she finds this job very boring and wants to spend some time with Ben before he goes to the United States. The company does not accept certificates written by herself, so she requires you to only write one sick leave note.

You feel unhappy about this but decide not to compromise your relationship with her. You are tired and she gave you a hard time about the antibiotics.

CASE REVIEW

Sore throat is a very common problem in general practice.

As Swartzman mentioned in 1994 that antibiotic resistance is a common problem, and the benefits are marginal. Bacterial carriage may be as high as 30% and throat swabs may be misleading. Emily did not have signs of bacterial tonsillitis so antibiotics are not indicated, although they may reduce the duration of symptoms by 24h.

Although penicillin is cheap, sore throat is common and the number of prescriptions issued is large. 10% of the population is allergic to penicillin.

Complications of tonsillitis such as rheumatic fever are becoming less and less common in industrialized countries, therefore prescribing a prescription might do more harm than good.

The consequences of prescribing are considerable:

- It legitimizes the sore throat as an illness for which you need to see a doctor.
- It encourages future attendance for a minor self-limiting condition.
- It encourages the expectation of a prescription.
- It undermines self-management strategies (e.g. gargles, aspirin).

This will impact the doctor's workload.

Many factors will influence whether or not a doctor prescribes medication and many of these in primary care are not exclusively clinical. In this case, they might include the doctor's previous relationship with the patient and family, or factors related to the patient such as Emily's wait of 1 h to see the GP and her insistence on antibiotics. Alternatively, the doctor may have had a patient who developed complications as a result of not being given antibiotics or had a complaint in the past about not prescribing.

Studies have shown that prescribing antibiotics for sore throat by GPs declined between 1995 and 1999, and has remained static since then. There are many reasons for this situation, including doctors educating on unnecessary prescriptions, increasing awareness of antibiotic resistance, and fewer consultations for sore throats than in the past.

Tonsillectomy may help adults with recurrent tonsillitis (more than five attacks per year).

KEY POINTS

- Sore throat is a common condition.
- Most (90%) suffering from sore throat will resolve within 7 days without specific treatment.
- Complications are uncommon.
- Antibiotic resistance is rising.
- Complications of antibiotic treatment can be significant.
- Decisions about treatment have considerable implications on doctors, patients, and society.
- Patient education is important.

【课后思考题】

1. 什么是中西医结合全科临床思维?
2. 中西医结合全科临床思维的特点是什么?
3. 如何运用中西医结合全科临床思维进行诊断?

第六章

中西医结合全科医学研究与循证医学

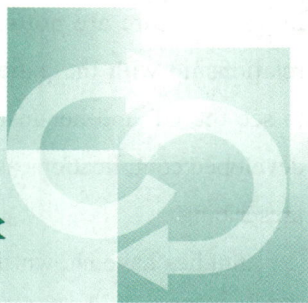

第一节 中医的科学性

一、中医的发展

中医是中华民族创造的,经过几千年的实践总结发展而来,用于防病治病、养生保健的医学思维与运用科学。中医理论体系的构建基本完成于战国至东汉时期,距今已有两千年的历史。中医理论体系的形成是以长期的医疗知识、经验积累为基础,并以当时的古代哲学思想为指导,是知识经验和中国古代哲学有机结合的产物。由于古代哲学(阴阳五行等理论)在中医理论体系中占有重要地位,中医具有极其鲜明的人文医学特征,即以人为中心而不以物为中心,具体表现为注重人体的正气(抗病能力);重视整体观念,崇尚思辨,运用高度的哲学概括。

(一)中医基础知识

中医是一门什么样的医学?有人把它与西方引入的现代医学相对应,称其为传统医学;有人认为中医学是实践经验的积累,称其为经验医学;也有人根据中医理论中有许多中国古代传统文化内容,称其为传统文化。这些说法虽然有一定道理,但均不够全面。综合而言,中医学是中华民族在与疾病作斗争的过程中创造的,内含丰富人文精神,用于防病治病、养生保健的医学科学。医圣张仲景在《伤寒杂病论》中讲到"上以疗君亲之疾,下以救贫贱之厄,中以保身长全,以养其生"。更重要的是,中医学是经过几千年,并且经过诊治数以千万计的患者而被反复证明行之有效的医学科学。另外,中医学产生于中华文化的氛围之中,其理论中含有丰富的古代哲学与文化内容,譬如天人合一思想、气一元论、阴阳五行学说等。

在人类社会的最初阶段,人们经常误食某些有毒的植物,因而发生呕吐、腹泻、昏迷甚至死亡等情况。经过无数次尝试,人们逐渐认识到某些植物对人体有益,某些植物对人体有害,某些植物可以治病,这样便逐步积累了一些关于植物药的知识。为了认识更多的植物药,古人还有目的地对植物进行细致的观察和尝试,因而有神农尝百草"一日而遇七十毒"的记载。同时,在早期生活过程中,人们常常会发生外伤,因此,用泥土、树叶、草茎等涂裹伤口的方法就逐渐产生,久而久之,发现了一些外用药,这便是外治法的起源。在生产实践中,人们还发现某些生产工具可以用于医疗,例如砭石可用来刺破脓疮,治疗痈肿。所以《说文解字》有"砭,以石刺病也"。可见砭石不仅是原始的外科医疗工具,也是我国针术的萌芽。

随着社会的发展以及古人认识药物的数量不断增多,积累的医疗经验也越来越丰富。中医一方面与当时的一些自然科学相联系,譬如天文、历法、气象;另一方面与古代的哲学相结合,例如元气论、阴阳学说、五行学说。这样就把人体、疾病与自然界的万事万物有机地联系起来,形成了以整体观念、辨证施治为特点的中医药学理论体系。

在中医药学理论体系的形成与发展过程中,中医学体系基本上由基础理论、中药方剂、临床各科与养生保健四大部分构成。

基础理论包括中医学中的哲学思想、人体的构成、病因与病机、诊法与辨证、治则与治法。中医学中的哲学思想主要论述古代哲学思想基本观点及其在中医学理论中的作用,包含气一元论、阴阳学说、五行学说。值得说明的是,气、阴阳、五行作为古代哲学渗透到中医学中,成为中医理论的组成部分,有些内容又被赋予了新的含义。人体是由内在的五脏六腑和外在的骨骼、肌肉、皮肤、五官九窍,通过血管、经络联系,整体有序地进行气的吐故纳新、血液的循环不息、水液的代谢等,维持着正常的生命活动。病因与发病主要包括致病因素的种类与特点,以及在发病中的作用。如外感六淫、内伤七情、劳逸、饮食、外伤等。这些致病因素与人体抗病能力(即正气),对是否发病以及发生哪些类型的疾病会起到不同的作用。诊法与辨证是面对疾病如何进行诊断,其内容包括望、闻、问、切四种诊察疾病的方法,以及将四诊收集到的临床资料运用不同的辨证方法进行综合分析,确定病名与证候的过程。治则与治法是讲述疾病治疗的基本原则与方法,包括治病求本、扶正祛邪、调理阴阳、因人因地因时制宜,以及汗、吐、下、和、温、清、消、补等治病八法。

中药方剂是治病使用的药物,就像打仗时使用的武器和弹药一样。中药讲的是单味药物的性味、功效、归经、使用量等,方剂一般是指多种药物组成的处方。由于多种药物合在一起,就牵涉到主次及相互间的作用。中医制方的君、臣、佐、使就是回答这一问题的理论。因此,方剂主要论述药物的组成,君臣佐使之间的关系,针对病证的药物加减等。

临床各科是按照疾病种类和患者人群而划分的学科,包括中医内科、妇科、儿科、外科、骨伤科、针灸科、推拿科等。临床各科主要论述每一种疾病的诊断与治疗,包括病因病机、辨证分型、治则、代表方剂、具体药物以及饮食宜忌等生活注意事项。

养生保健是中医学的特色,古代称为摄生,包括养生的基本原则与方法。根据人的体质可分别采取饮食养生、运动养生、调节情志养生以及运用药物等方法养生。主要目的是预防或减少疾病的发生,延年益寿。由于养生保健一般是在未病之前采取的一种措施,所以《黄帝内经》又将其称为治未病。按照现代医学分类,就相当于预防医学。预防医学具有投入少、社会效益好的特点,我国卫生工作的方针之一也是预防为主。

（二）中医的临床实践

中医学理论体系是经过长期的临床实践,在中国古代哲学指导下逐步形成的。中医学的临床实践有以下基本特点:

1. 整体观念——整体医学的思维模式　所谓整体观念是指事物是一个整体,事物内部的各个部分是互相联系不可分割的,事物与事物之间也是密切联系的。中医从这一观念出发,认为人体自身是一个有机的整体,人又与外在的生活环境关系密切。

（1）人是一个有机的整体:人体由肝、心、脾、肺、肾五脏,胃、小肠、大肠、三焦、膀胱、胆六腑,脑、髓、女子胞等奇恒之府,以及皮、脉、肉、筋、骨五体,眼、耳、鼻、口、前阴和肛门等诸窍共同组成。其中每一个脏器和组织都有独特的功能。所有的脏器、组织通过经络联系起来,成为一个整体。中医学认为人体内外脏器组织构成的系统是有规律的,这就是以脏为主,有关的腑、体、窍相对应。例如肝、胆、筋构成“肝系统”;心、小肠、脉、舌构成“心系统”;脾、胃、肌肉、口构成“脾系统”;肺、大肠、皮、鼻构成“肺系统”;肾、膀胱、骨、耳构成“肾系统”。这样就形成了以五脏为首的五大系统。由于心为“五脏六腑之大主”,所以人体的五大系统都是在心的主宰之下相互促进,维持着整体的平衡。可以看出,人体的五大系统在组织结构上相互联系、不可分割,在生理功能上相互促进、彼此为用。

因此,中医在认识疾病过程中着眼于整体。例如肾虚,既有肾阴不足引起的肝肾阴虚,也有肺失滋润的肺肾阴虚,还有肾阳不足引起的脾肾阳虚。在诊断与治疗疾病时从整体观念出发,注意脏腑形窍之间的关系,察外知内,以内治外。譬如急性结膜炎主要是细菌、病毒感染所致,表现为结膜充血、眼眵多、眼睛干涩而痒等症状,西医一般用抗菌滴眼药局部治疗。中医认为急性结膜炎多为肝经湿热引起,应该用清泻肝经湿热的方法治疗。从临床上看,用龙胆泻肝汤治疗急性结膜炎疗效明显,治愈的案例不胜枚举。这些都说明中医治疗疾病不是头痛医头、足痛医足,而是从整体出发,针对疾病的根本治疗。

（2）人与环境关系密切:人生活在自然环境之中,自然环境发生变化,人体也会发生相应的变化,故《灵枢·邪客》说“人与天地相应也”。一年四季,自然界有春生、夏长、秋收、冬藏的变化规律,气温也有春温、夏热、秋凉、冬寒的变化特点,人体的生理特点也有与之相应的变化。同样,随着四季的变迁,疾病发生的种类也有区别。一般而言,春天肝气升发多鼻衄;夏季贪凉饮冷多泄泻;秋天气候干燥,多有燥咳;冬天气候寒冷,风寒湿阻滞经络,多见痹病。因而在治病用药、饮食调养等方面均有所区别。炎热的夏季,应当少用热药,饮食以清凉为宜,这就是《素问·六元正纪大论》“用热远热”所指。夏天患风寒感冒本应用麻黄峻汗,但因气候炎热,故一般可用香薷治疗,所以中医有“香薷是夏令麻黄”一说。这也是“用热远热”的具体例子。与之相对,寒冷的冬天,当慎用寒凉之药,饮食也以温热为佳,这就是“用寒远寒”。

天人相应,除了时令气候外,还包括地域环境。不同的地区,由于气候、土质、水质等不同,对人体会产生不同的影响。如江南地区,地势低平,气候温暖而湿润,故人体腠理多疏松,易患湿热痹病;西北地区,地势高而多山,气候寒冷干燥,故人体腠理多致密,易患寒燥腹胀一类的疾病。因此,在江南地区治病当重视清热利湿,在西北地区治病应注意散寒润燥。总之,中医的整体医学观念适应当代医学模式由生物医学向生物-心理-社会医学模式的转变,具有广阔的发展前景。

2. 辨证施治——个性化、动态性、针对内在本质的疾病诊治方法　中医学诊治疾病有三种方法,一是辨病施治,二是辨证施治,三是对症施治。与其他医学体系比较,辨证施治最具特色,也是中医学中最为重要、临床上用得最多的诊治疾病的方法,因此,辨证施治是中医学的主要特点。要理解辨证施治,必须把病、证、症三者作一比较。所谓病,就是指特定病因病机、发病形式、发展规律和转归的一种完整的病理过程。如感冒、痢疾、麻疹、中风等。症是症状,是指疾病的具体临床表现,如发热、咳嗽、头痛、腰酸、乏力等。证是证候,既不是疾病全过程的概括,也不是单一的临床症状,而是对疾病发展过程中某一阶段的病理概括。它包含了病变的部位、性质、邪正关系等。譬如感冒,见恶寒、发热、全身酸痛、无汗、鼻塞、舌苔薄白、脉浮紧等症状,它的病位在表、病性为寒、证候属性为实,我们称为风寒表实证。这就是证候。通过三者比较可以看出,证候比病更能灵活、具体地反映每一阶段的病理变化,比症更能反映疾病的内在本质,所以证候可以称为中医诊断疾病的基础,也是治疗疾病的依据。

辨证论治分为辨证和论治两个阶段,辨证是将望闻问切四诊收集到的症状、体征等资料进行分析,辨清疾病的病因、性质、部位以及邪正关系,将其概括为某种证候。论治是根据辨证的结果,确定相应的治疗方法及药物等。由于证候是对某一阶段疾病的病因、病位、病性以及邪正力量的概括,因此同一种病,由于所处的阶段不一样,病位、病性等都不相同,证候也有区别,治疗方法也不一样。这种情况称为“同病异治”。例如细菌性肺炎早期有恶寒、发热、咽痛、咳嗽、肌肉酸痛等症,多属风热在表证,可用辛凉解表法治疗。中期出现高热、胸痛、咳嗽、痰黄稠、气急等,属热邪壅肺,可用清肺平喘法治疗。后期高热已退,表现为干咳少痰、口渴体倦、舌红少津,当属肺气阴两虚,宜补益肺之气阴,以促进身体恢复。与之相对,有时不同的疾病会表现出相同的病理变化,即相同的证候。根据辨证论治的原则,证候相同则治疗也相同,这种情况称为“异病同治”。譬如低血压造成的头晕,脏器下垂中的胃下垂、肾下垂,产后调理不当出现的子宫脱垂,久泻不止造成的脱肛,重症肌无力,这些不同的病,虽然表现不一,但均为脾气不足、中气下陷所致,所以都可以采用益气升提的治疗方法。中医辨证论治以辨别证候为基础,以针对证候治疗为根本,既体现了中医治病抓住内在本质的特点和适应病情变化的灵活性,也体现了中医针对不同患者、不同证候的个性化治疗原则。当然,除了辨证论治外,中医在临床上也同时结合运用辨病施治和对症施治的方法,发挥相得益彰的作用。

3. 简便廉验——简便、有效、安全的治疗手段　中医药治病防病具有简便廉验的特点。“简”就是用材简单,“便”就是治疗手段便捷,“廉”就是花费少,经济实惠,“验”就是疗效确切。中医有很多独特的方法,对多种疾病都行之有效。譬如急性腰扭伤,就是我们常说的“闪腰”,现代骨科一般要求卧床休息,局部理疗,疼痛剧烈的还要进行痛点封闭,耗时较长,取效较慢;而中医常用针灸治疗,手背上有专门的腰痛穴,还有水沟(人中)、后溪等,一边针灸,一边活动腰部,腰痛大多能快速缓解。又如四肢骨折,尤其是长骨闭合性骨折,非常适合用小夹板固定治疗。这种方法损伤小、恢复快、费用低。对于老年性便秘,长期服用泻药效果往往不理想,中医采用食疗方法,如食用芝麻、核桃、蜂蜜等,再配合足三里等穴位的按摩,常能收到较好的效果。另外,一些小面积烫伤,还可用一些民间验方,如鸡蛋油(鸡蛋煮熟后,把鸡蛋黄放在锅中,用小火煎出的油)外敷伤口,不留瘢痕。小儿消化不良、体弱多病者,可采用捏脊方法,起到疏通经络、健脾和胃、调整脏腑、增强体质的作用。诸如此类,不胜枚举。这些方法简便易行,疗效明显,费用低廉,对解决医疗费用昂贵问题有益,值得推广。

中医药不仅简便有效,而且相对安全且可靠。中药使用的形式多为复方,复方的基本原则是君臣佐使配伍,一些峻猛的中药可借助另外性缓的中药加以制约;中医可用炮制、配伍、久煎等方法有效减少毒性,譬如附子有毒,但配以白芍、甘草,加蜜久煎,就会减缓燥热之性,减轻毒副作用,达到安全有效的目的。

4. 寻求疑难疾病治法的重要领域 中医药可以治疗许多难治性疾病。如三氧化二砷制剂可以治疗急性早幼粒细胞白血病,提高临床缓解率。2003 年春暴发的 SARS 疫情,是一种病毒性疾病,对于现代医学是一个挑战。结合 SARS 的临床表现,国家制定了中医诊疗方案,结果发现中西医结合在缩短发热天数、减轻中毒症状、减少激素用量及其副反应、提高治愈率、降低病死率等方面均有一定优势。世界卫生组织也认为中西医结合治疗 SARS "安全有效,具有潜在效益"。这些说明,一些新发生的疑难疾病,有可能从中医药中找出有效的治疗方法。

5. 独特的养生防病保健方法 现代社会,健康与长寿越来越成为人们关心的问题。中医一直非常重视预防疾病,并称之为治未病,把善于治未病的医生称为"上工"。上工通过传授各种中医养生保健方法,使人们达到保持健康、预防疾病的目的。世界卫生组织的调查显示,要达到同样的健康标准,所需的预防投入与治疗费、抢救费的比例为 1∶8.5∶100,从中可以看出,预防在健康卫生工作中的重要性。现阶段,我国基层医疗卫生发展还存在不充分与不平衡的问题,更应发挥中医药在养生防病保健中的作用。早在《周礼》中就已记载,当时的宫廷中有专门的"食医"(营养医生)指导饮食,发挥饮食养生的作用。随后,中医又逐渐形成精神、起居、药物、针灸、按摩、运动等多方面的养生理论及方法。养生重在养神,如《素问·上古天真论》:"恬惔虚无,真气从之,精神内守,病安从来?"对于运动养生,我们最为熟悉的就是五禽戏。相传五禽戏出自华佗,华佗将五禽戏传授给了他的学生吴普,"普施行之,年九十余,耳目聪明,齿牙完坚"。随着社会的发展,人类的疾病谱也发生了显著变化,心脑血管、糖尿病、癌症等非传染性慢性疾病的发病率显著提高。生活方式和行为习惯对这些疾病影响很大,如吃得多、动得少、熬夜、精神压力大等。对此,若能按照中医养生保健的方法推广普及并且持之以恒,这些疾病的发病率就会大大减少,达到不发病或者少发病、迟发病的效果。因此,我们要坚持一贯的"以预防为主""中西医并重"的方针,充分发挥中医药在预防疾病中的作用。

二、中医的科学性

中医学通过大量实践与诊治心得,构建了中医特色的理论体系和行之有效的诊疗方法,并得以长期继承和发展,其科学价值是不容忽视的。中医学的整体观念使其在对疾病的分析、诊断、治疗上,能够兼顾主症和兼症,局部病变和整体状态。

现代科学普遍认为,可验证性实际上是对科学概念的形成和提出的反演。科学从概念到时间具有可检验性。

在科学活动中,一个重要的规律是:任何一个实验事实(实验结论、效果),至少也应该被另一位研究者重复实现,否则就不能被承认。可重复性特色是可检验原则的具体化,它在行为和功能方面,对检验的客观性和现实可能性原则作出保证。医学科学也必然建立在临床实践的基础之上。中医药经历了几千年临床实践及对疗效的连续观察,这种可重复性是从宏观的时间维度和广泛的应用实践中得出的。西医则通过精确的实验设计、控制变量和标准化流程来确保每一步的可重复性,从而验证治疗效果的一致性和普适性。两种医学体系虽然在方法论上存在差异,但都致力于通过可重复性来确立治疗手段的有效性和安全性。

（一）传统中医的科学性

中药治病,不在用药多少,而在方证相对应。"证以方名,名由证立,有一证必有一方,有是证必有是方,方证一体"是经方发展的特点。六经和八纲是辨证的基础,并于此基础上制定治疗准则。用经方治疗各种疾病,是在辨证后再进一步辨方证,关键在于掌握方药和方剂的适应证。

例如,《伤寒杂病论》苓桂术甘汤证,症见心下逆满,气上冲胸,起则头眩,心悸短气等症,或是脾阳虚弱,水气上犯;或是肾阳虚弱,水饮上迫;或是伤寒表不解,心下有水气,不同医家对疾病症状的认识、病因病机的解释有所不同,对药物的性能主治叙述不同,但治疗时用苓桂术甘汤这一方药可使疾病(证候)向愈,因为历代医家都熟悉苓桂术甘汤证这一方药和其适应证,即"有此病,必用此方,用此方,必用此药"。证明了经方是多地、不同人群、不同时期均可被真实检验、可重复的,因而其疗效具有客观的科学性。有一种误解,认为中医用药"因人而异",其实指的是处方时,主方可根据患者的虚实寒热等实际情况,作部分药物的加减运用,可发挥更好的临床疗效,多数属于对症施治范畴,并不改变"方证对应"的本质。当然随着病情的发展或康复应随"证候"的变化而更方,但方证对应仍然是中医辨证(病)论治的基础。

【案例】小柴胡汤证

《伤寒论》原文记载:伤寒五六日,中风,往来寒热,胸胁苦满,默默不欲饮食,心烦,喜呕,或胸中烦而不呕,或渴,或腹中痛,或胁下痞硬,或心下悸,小便不利,或不渴,身有微热,或咳者,与小柴胡汤主之。

小柴胡汤所治疗的病证有"口苦、咽干、目眩、两耳无所闻,目赤,胸中满而烦,头痛,发热,往来寒热,胸胁苦满,默默不欲饮食,心烦喜呕,腹痛,胁下硬满,阳微结和热入血室"等十六证,这十六证中的任何一证,在临床上皆可为单独一个病证,没有外感与内伤之分,皆可用小柴胡汤来治疗。所以,《伤寒论》第101条:"伤寒中风,有柴胡证,但见一证便是,不必悉具。"因此,临床上只要辨证准确,施用小柴胡汤皆可奏效。

辨证论治是运用中医的理论和诊疗方法来检查诊断疾病,观察分析疾病,治疗处理疾病的原则和方法。

辨证:将"四诊"所搜集的资料、症状、体征,通过分析综合,辨清疾病的原因、性质、部位和邪正之间的关系。辨证要求对疾病处于一定阶段的病因、病位、病变性质,以及邪正双方力量对比等情况作出高度概括。辨证内容包括定病位、定病机、阐明证候属性三个方面。在临床上要做到言之有理,理必有据,据证立法,方从法立,理法方药完整统一,才能取得治疗效果。在临床上,病象千变万化,而中医学在长期的医疗实践中,总结出了适用于不同病证的辨证方法,如八纲辨证、脏腑辨证、气血津液辨证等。这些方法各具特点,互相联系。临床上尤其重视审证准确,首先要从阴、阳、寒、热、虚、实中求之,只要大方向正确,就多有效验。

李俊伟等研究表明,经方、时方、祖方都是以辨证为基础来选方用药,在此前提下其疗效都是可检验、可重复的,不管是汉民族还是其他民族,在国内还是国外,传统中医的各门各派的祖传验方在代代相传的过程中,其学派内部也严格把握用药的辨证、规律,用相对一致的辨证用药标准,经过几代证明其科学性,是纵向的、传代式的验证。这也可以被认为传统中医是经过几千年纵向临床实践,验证了其科学性。

(二) 现代中医的科学性

中医药现代化是指将传统中医药理论和实践与现代科学、技术和医学相结合,推动中医药在现代医疗体系中的发展和应用。

以中成药为例。中成药使用历史悠久,早在两千多年前的《五十二病方》中就记载了各种酒制、醋制等丸剂中成药。随着制药工业的发展,中成药新品种、新剂型的增多,其临床应用越来越广泛。中成药是以中药为原料,在中医药理论指导下,按规定的处方和制法大量生产,有特定名称,并标明功能主治、用法用量和规格的药品。中成药、标准饮片等由于稳定和统一的生产工艺,便于中医药推广与疗效验证,使现代中医药得以快速发展。中成药的研发上市,也须采取多中心、随机、双盲的临床药物试验,其科学性已被世人所认同。

中成药虽然在剂型上不同于传统方剂,但其临床使用也需要辨证论治。这也是全科医生在运用中成药时必须遵循的原则,即通过辨证才能准确施治。

三、中医药在病毒感染性疾病中的应用

近些年出现的流行性感冒(简称"流感")、严重急性呼吸综合征(SARS)、新型冠状病毒感染等,中医统称为"瘟疫"或"疠气"。按照中医理论,瘟疫是由疫毒所致的一种烈性传染病,如果治疗不及时,就会造成大面积的人员死亡。中医在我国几千年的发展过程中,在瘟疫的防治方面发挥了重要作用。

温病学把具有强烈传染性和流行性的温病称为温疫。《说文解字》中记载:"疫,民皆疾也。"疫病,即现代医学所说的流行病,瘟疫是指一切传染病的总称;温疫是瘟疫中的一种,一般指温热性质的疫。而疫除了温热性质外,还有寒性、湿性和燥性等。SARS、新型冠状病毒感染以湿瘟为主。中医对急性传染病的认识很早,历代承传,代有发扬,逐步总结形成了一套完整的理论体系,即温病学。

《温疫论》,明代吴又可著,这是我国医学史上一部有代表性的温病专著,首先在病因上提出了"戾气"的概念,这对温病的病因学说是一个划时代的贡献,认为温疫病的发生原因非风、非寒、非暑、非湿,而是天地间别有一种特殊致病因子——"戾气",突破了过去"百病皆生于六气"的观点,在细菌学尚未出现之前是一大创见。其流行特点有"无问老幼,触之皆病";传染途径"有天受,有传染"(空气、接触传染);流行形式有大流行,也有散在发生;在感染途径上,系由口鼻而入,较之邪从皮毛而入的说法,更符合传染病的发病规律。他还提出疫邪自口鼻而入后,常犯膜原。在治疗上,倡导"以逐邪为第一要义",疏利透达为主,重在祛邪的思想,对治疗温疫有现实意义,所制方剂达原饮代表其学术思想和医疗经验。清瘟败毒饮是其治疗疫证的著名方剂。

(一) 瘟疫的特点

1. 传染性强　我国历史上曾发生多次疫病流行,其中不乏大疫(包括"天下疫"或"疾疫大作"),可以认为是强烈流行和广泛流行。《素问·刺法论》中载:"余闻五疫之至,皆相染易。"指出疫病之气具有强烈的传染性和流行性,可通过空气、体液、食物等多种途径传播,由口、鼻等器官进入人体。明代医家吴又可在《温疫论·原病》中讲:"此气之来,无论老少强弱,触之者即病。"指出疠气肆虐之时,传播迅速,疫病所及之地,无论男女老幼,体质禀赋强弱,接触疫病之气者"皆相染易"。说明疫病之气的传染性较强、流行性较广。

2. 病势急,症状相似　《素问·刺法论》讲瘟疫:"无问大小,病状相似。"疠气的种类繁多,但一种疠气只能引起一种疫病。而每一种瘟疫不论年龄、性别,症状多相似。因瘟疫之邪气毒力颇强、潜伏期较短,常夹火热、湿毒等秽浊之气侵犯人体,比一般邪气致病性更强,甚至不接触也会得病。因此都具有"发病急骤、来势较猛、病情危重"的特点。临床多见患者发热,且热势较高,并伴有烦渴、舌红、苔黄等热象。致病后,易伤津、动血、扰神、生风,亦易损害心、肾、肝等重要脏腑。若不及时救治,易致病情险恶,甚至死亡。

3. 死亡率高　在中国历次疫病死亡的记载中,病死人数之多、病死率之高骇人听闻,如"死者十八九""死者百余万""死者相枕"等,说明古代疫病流行时发病、病死人数多,死亡率高。据记载,汉恒帝永寿二年(公元156年)全国人口5 000多万,到三国末年(公元280年),魏、蜀、吴人口合计只有560多万。当时全国人口缩减近90%的原因除了连年战乱以外,疫情肆虐是更为重要的原因。曹植《说疫气》描述当时疫病的惨状:"建安二十二年,疠气流行,家家有僵尸之痛,室室有号泣之哀,或阖门而殪,或覆族而丧"。根据《伤寒论》记载:"余宗族素多,向余二百,建安纪年以来,犹未十稔,其死亡者,三分有二,伤寒十居其七。"可见当时伤寒流行之广,危害之大。

(二) 中医对瘟疫的防治

瘟疫是一种传染病,古人早就认识到瘟疫的传染流行必须同时具备传染源、传播途径和易感人群三个基本环节。因此,中医对瘟疫的防治措施从控制传染源、切断传播途径、保护易感者、治疗感染者四个方面进行。

1. 控制传染源(隔离法)　隔离法,是指将确诊的瘟疫传染者或疑似患者安置在一定场所,让他们不得与其他人群接触。《黄帝内经》提出对瘟疫要注意"避其毒气",即现在的隔离。葛洪的《肘后备急方》中记载了将麻风病患者送入山洞进行隔离的方法:"余又闻上党有赵瞿者,病癞历年,众治之不愈,垂死……将之送置山穴中。"《晋书·王彪之传》记载:"永和末,多疾疫。旧制,朝臣家有时疾,染易三人以上者,身虽无疾,百日不得入宫。"

2. 切断传播途径　传播途径是指病原体从传染源到易感人群的传播过程。常见的传播途径有水、空气、飞沫、土壤、体液等,以烧熏、熏蒸、佩挂和涂抹药物消毒法切断传播途径是中医常用的方法。

(1) 空气消毒法

1) 烧熏法:《肘后备急方》记载诸多烧熏法的辟瘟疫方,如"太乙流金方……中庭烧,温病人亦烧熏之"。

2) 佩挂药物法:《肘后备急方》提出佩挂药物具有辟瘟疫的良效:"有辟瘟疫的单行方术……悬门户上,又人人带之。"

(2) 涂抹药物法:是将药物涂抹在身体表面组织或某一部位,以达到消毒防疫的作用,涂抹部位一般为额上、五心、鼻、人中及耳门等处。雄黄涂鼻法是古代最常用的预防方法之一。

(3) 清洁水源:水源卫生是人体健康的重要保障,《备急千金要方》记载"岁旦屠苏酒"用于井水消毒,可预防瘟疫。《水南翰记》记载:"范文正公所居宅,必先浚井纳青术(即苍术)数斤于其中,以辟瘟气。"

(4) 注重个人卫生阻断瘟疫传播:中医认为药浴可预防疫病。药浴法是将药物作为沐浴汤,通过药浴来辟疫。当瘟疫横行时,煮药汤沐浴,可防疫。

(5) 注意饮食卫生:饮食不洁也是传播瘟疫的原因之一,葛洪指出:"凡所以得霍乱者,多起饮食,或饮食生冷杂物。"并明确告诫禁止食用自死性牲畜,否则将导致疾病。

3. 保护易感人群　主要措施有免疫预防、药物预防和个人防护等。《素问·刺法论》:"黄帝曰:余闻五疫之至,皆相染易,无问大小,病状相似,不施救疗,如何可得不相移易者?岐伯曰:不相染者,正气存内,邪不可干,避其毒气,天牝从来,复得其往,气出于脑,即不邪干。"指出了瘟疫预防的根本大法:养正气和避邪气,其中"正气存内,邪不可干"已成为人人皆知的预防理念。

4. 中医对瘟疫的预防

(1)服药法:用中药治疗是防治瘟疫的重要举措。《黄帝内经》较早提出服用"小金丹方"预防疫病;《肘后备急方》对于伤寒的治疗:"又方,大黄三两,甘草二两,麻黄二两,杏仁三十枚,芒硝五合,黄芩一两,巴豆二十粒熬,捣,蜜丸和如大豆,服三丸,当利毒。"

(2)导引法:导引法是指以肢体运动为主,配合呼吸吐纳的养生方式,以强身防病。《诸病源候论》收录了有关防治疫病的导引法。

(3)针灸法:针灸可用于瘟疫的防治。《素问·刺法论》曰:"可以折郁扶运,补弱全真,泄盛蠲余,令除斯苦……以法刺之,预可平疴。"针刺五脏,可疏通经脉,预防瘟疫。灸法是一种温热刺激疗法,具有增强机体抵御外邪的作用。孙思邈提出用灸法预防疟疾等传染病:"凡人吴蜀地游宦,体上常须三两处灸之,勿令疮暂瘥,则瘴疠瘟疟毒气不能著人也,故吴蜀多行灸法。"他提倡用熟艾配合灸法,用来预防疫病。

(4)免疫接种法:免疫接种是将免疫原或免疫效应物质植入体内,使人的机体获得防治感染的能力。早在东晋时期,葛洪就发明了狂犬病的人工主动免疫法:"疗吠犬咬人方,乃杀所咬犬,取脑傅之,后不复发。"利用狂犬脑髓干粉敷在伤口处治疗狂犬病,这被认为是人类对于免疫接种的最早探索。宋代中医研究采用人痘接种法预防天花,将患过天花者的疱浆挑取出来,阴干后吹到健康人鼻孔中,以预防天花感染。

5. 治疗瘟疫常用方剂　在几千年的中医防治瘟疫过程中,形成了许多有效的方剂,如麻黄汤、桂枝汤、白虎汤、达原饮、人参败毒散、普济消毒散、荆防败毒散等。

【案例】SARS 的中医药防治

本病属于中医学瘟疫、热病范畴。其病因为疫毒之邪,由口鼻而入,病位在肺胃。基本病机特点为:热毒痰瘀,壅阻肺络,热盛邪实,毒邪内蕴,耗气伤阴,甚则出现气急喘脱的危象。应立足地域发病特点,对国家中医药管理局制定的方案予以适当调整。对 SARS 病例或疑似病例按照中医辨证论治的原则,三因制宜,分期分证,进行个体化治疗。同时还要根据病情变化,适时调整治法治则,随证加减。

1. 早期　在发病后 1~5d,病机以热毒袭肺、气遏热阻为特征。每 3~4h 给药 1 次。症见发热,恶风,无汗,头疼,周身酸楚,干咳,乏力,气短,口渴咽干,舌边尖红,苔薄白或薄黄,脉浮数。

治法:清热宣肺,疏表通络。

选方:清肺透毒汤。

常用药:白僵蚕、蝉蜕、大青叶、金银花、连翘、荆芥穗、生石膏、金荞麦等,2 剂/d,每 3~4h 1 次。

2. 中期　发病 3~10d,病机以疫毒侵肺,表里热炽,温热蕴毒,邪毒入里,三焦表里、营卫气血皆为所阻,疫毒炽盛,充斥表里为特征。

（1）疫毒侵肺,表里热炽:高热烦躁,咳嗽喘促,呼吸气粗,面赤口渴,喜饮,喉间痰鸣,痰黄难咯,头痛,便秘,舌红苔黄腻,脉弦滑数。

治法:宣肺透表,泻热平喘。

选方:透表清里汤。

常用药:羚羊角、玳瑁、连翘、金荞麦、大青叶、虎杖、醋浸麻黄、酒制大黄、生石膏。

（2）热毒炽盛:高热,汗出,大渴饮冷,咽痛,头痛,骨节烦疼,喘息气粗,小便短赤,大便秘结,舌红绛,苔焦燥,脉沉数或沉伏。

治法:清热凉血,泻火解毒,保津护肺。

选方:除疫败毒汤。

常用药:生石膏、生地、水牛角、玄参、羚羊角、白重楼、大青叶、金荞麦、酒制大黄、朴硝。

3. 极期　发病后 7~14d,可见热毒壅盛,邪盛正虚,内闭外脱等证。

（1）邪盛正虚,内闭喘脱:发热不甚,或有潮热,喘促,气短,倦怠嗜卧,语声低微,汗出肢冷,四肢厥逆,面色发绀,舌绛苔腐,脉微欲绝或沉细而迟。

治法:益气固脱,通闭开窍。

选方:全真一气汤加减,送服牛黄紫雪丹。或大剂量静脉滴注生脉注射液或参附注射液及清开灵注射液,并用参附汤送服牛黄紫雪丹。

常用药:红参、炮附子、山茱萸、炮姜、当归、丹参、麦门冬、牛黄、西红花。

（2）温毒闭肺证:呼吸窘迫,胸高气促,胸胁烦满,两肋煽动,口鼻哮吼,神气闷乱,舌紫红,苔黄燥有裂,脉疾数或沉伏。

治法:宣肺开闭,利气平喘。

选方:五虎汤加减送服一捻金(生大黄、黑丑、白丑、人参、槟榔片各等份为末,5g/次,便通喘平即止)。

常用药:醋浸麻黄、炒杏仁、生石膏、生甘草、清茶叶。

4. 恢复期　发病后 10~18d,病机以气阴两伤、肺脾两虚、湿热瘀毒未尽为特征。症见气阴两伤,余邪未尽。低热,胸闷气短,动则尤甚,汗出心悸,或有胸痛,神疲体倦,咳嗽,舌淡暗,苔薄腻,脉细滑。

治法:益气养阴,佐以通络。

选方:生脉散加味。

常用药:西洋参、生白术、五味子、地龙、瓜蒌皮、白芍、干姜。

第二节　循证医学实践基础与方法学

一、循证医学实践基础

(一)循证医学实践工具

1. 国外循证医学资源

20 世纪 80—90 年代:查找文献主要依靠手工翻阅,如检索工具书和使用光盘检索,先获取题录,再去图书馆翻阅全文,非常耗时且易漏掉很多有价值的文献。

1991 年 ACP Journal Club 创刊,主要刊登作者阅读文献时发现的问题和心得体会,同年 Gordon Guyatt 在该杂志提出循证医学概念。

1996 年,Iain Chalmers 等收集已有系统评价建立 Cochrane Library,并创立 Cochrane 协作网以不断生产高质量系统评价并保证不断更新,既方便查找,又避免重复查证、评价和整合。此后的循证医学进入高速发展期。

1999 年,BMJ 推出以"临床主题形式"整合证据的 Clinical Evidence,让用户得到更精炼的证据。

2000 年,BMJ 再次推出 EBM 杂志,内容不再是单纯的证据堆积,而加入同行专家的评论和推荐,对临床医生更实用。

2002—2006 年,各大数据库提供商相继推出 ACPPIER、Disease Dex、Dyna Med、GIDEON、UpToDate、Zynx Evidence 等数据库,该类数据库集前几类资源的优势于一体,易用、精炼、有证据总结;专家经验给出推荐意见和相应的临床证据,并根据证据的质量给出推荐强度。

近年来,循证资源已经向理想的资源迈进一大步,临床医师不再需要自己花费大量时间从 PubMed、Embase 等原始文献数据库中去检索、获取全文、评价和总结临床研究证据。然而,国内目前还没有类似的中文数据资源,使用这些英文资源,国内医师主要面临语言、医疗环境差异和费用等问题。

2. 中医药学循证医学资源　中医药文献资源浩如烟海,随着信息技术的发展,为了满足不同的研究目的,我国也建立了大量的中医药文献数据库。中国中医科学院中医药信息研究所自 1984 年开始进行中医药学大型数据库的建设,目前已有数据库 48 个,数据总量达 120 余万条,包括中医药期刊文献数据库、疾病诊疗数据库、中药数据库、方剂数据库、国家标准数据库等。

根据数据来源,可将数据库分为三大类型,包括文献型数据库(如中国中医药期刊文献数据库)、事实型数据库(如中国中药数据库)和数值型数据库(如中国中成药主要产品产量数据库),基本涵盖了中医药行业的各个方面,并建立了统一的检索平台,供数据检索使用,为中医药临床和科研工作者提供了文献数据的信息服务。

此外,在整理古籍文献的基础上,结合学科优势病种、专家经验和特色疗法进行古籍文献整理,先后建立了一些古籍数据库及检索平台。

3. 理想的循证医学资源模型　国内主要通过文献检索的数据库有"中国知网""万方""PubMed""Cochrane Library"等,但"PubMed""Cochrane Library"主要为英文文献,"PubMed"近 2 000 万条的文献量和复杂的检索语法,以及"Cochrane Library"动辄二三十页的冗长报告,往往令临床医生望而生畏。循证医学有关专家总结出理想的数据库至少包含以下特点:

(1)一站式服务平台:①全面文献检索;②严格评价原始研究的质量和可靠性;③内容包含临床问题的诊断、治疗(包含药物等信息)、预后、病因及患者教育;④从文字到图表,从单个问题到相关问题。

(2)具有结构化的临床问题,结构化的电子病历库。

(3)多层次结构,针对临床问题,给予直接答案、推荐方案、推荐强度及相应的临床研究证据总结、单个临床研究。

(4)根据特定患者的患病特征,自动链接到相关的临床证据及推荐意见。

(5)检索简单,操作方便;更新及时。

至今尚无任何系统可以达到上述要求,但不少英文数据库已接近或部分满足了这些特点,如 ACPPIER、Disease Dex、Dyna Med、GIDEON、UpToDate、Zynx Evidence 等,这些数据库在欧美国家已经成为重要的循证临床实践工具。

4. 选择循证医学数据库的标准　考虑到目前循证医学数据库的局限性,如 Clinical Evidence 里主要是关于"治疗"的证据;ACPPIER 为美国内科医师协会主办,数据库主要以内科内容为主。而在图书馆建设方面,高质量的循证医学数据库通常收费昂贵,若图书馆经费有限,必然在订阅数据库时有所取舍。所以临床医生要通过证据检索的方法解决临床问题时,首先应明确 3 个问题:①该临床问题能否通过搜索解决? ②我期望得到什么样的答案? ③哪里有这样的答案? 如不加思考即盲目开始检索,常常会事倍功半。

对于临床医生而言,其选择标准为:

(1)循证方法的严谨性:①支持内容本身的证据强度如何(即证据是否当前最佳);②给出推荐意见时,是否给出了相应的支持该结论的证据强度以及相应的适用条件;③是否提供链接到具体的临床证据(证据总结或单个临床研究)。

(2)内容覆盖面:①内容是否覆盖本学科或专业领域;②内容是否包含需要解决的问题类型(如诊断、治疗、预后、危害等);③能否满足特定要求(因人而异)。

(3)易用性:①能否快速找到想要的答案;②是否使用母语;③有无详细的帮助信息;④是否随时更新。

(4)可及性:①在工作场所是否都能使用(如床旁、办公室、家里);②是否支持 PDA(personal digital assistant);③如果需要私人订阅,价格能否承受。

(二)研究证据的分类

Brain Haynes 于 2001 年提出循证医学资源的"4S""5S""6S"金字塔模型,每个"S"代表一种资源类型,如图 6-1 所示:

"Summaries"及以上等级的资源多为高度整合的循证知识库,建立在下方"4S"证据的基础上,可独立检索,故循证证据检索过程中,应从金字塔上方向下逐级选择,优先选择"Systems"类数据库,再依次选择"Summaries""Synopses of Syntheses""Syntheses""Synopses of Studies",最后选择"Studies"。

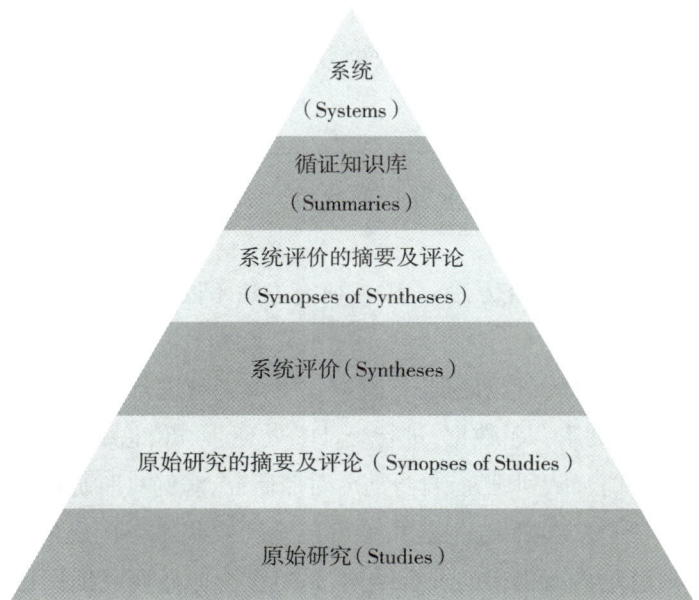

图 6-1　证据资源的 "6S" 模型

1. 常用循证医学电子资源及其特点　根据上述 6S 模型,列举出以下常用电子数据资源及特点:见表 6-1。

(1)计算机辅助决策系统(Systems):Provation MD、Zynx Care。

(2)循证知识库、循证临床指南(Summaries):ACPPIER、NGC、UpToDate。

（3）系统评价的摘要及评论（Synopses of Syntheses）：ACP Journal Club。

（4）系统评价（Syntheses）：Cochrane Library-CDSR。

（5）原始研究的摘要及评论（Synopses of Studies）：ACP Journal Club。

（6）原始研究（Studies）：PubMed、中国知网、万方数据。

表 6-1　常用循证医学电子资源及其特点

证据来源 或检索系统	支持 PDA	网址	特点简介
循证临床指南/计算机辅助决策系统			
UpToDate	√	https://www.uptodate.cn/	图文并茂的综合性循证指南、患者手册及药物间交互作用查询；按专业分类；14.1 版后有推荐意见及推荐强度
EBM Guidelines	√	https://www.ebm-guidelines.at/	综合性循证指南、证据总结、医学图片、影音；按专业分类；整合 Cochrane 系统评价结论及 Clinical Evidence 结论，有推荐意见及推荐强度
循证参考书/教科书			
二次文献/系统评价			
Cochrane Library	×	https://www.cochranelibrary.com/	Cochrane 系统评价注册库（全文），其他系统评价注册库，对照试验中心注册库，方法学注册库，卫生技术评估库，经济学评价库
原始文献检索及分析系统			
PubMed	√	https://pubmed.ncbi.nlm.nih.gov/	最常用的生物医学索引数据库。专为掌上设备开发的入口（Pubmed Hub），可采用 PICO 和 Clinical Queries 两种方式检索；每日更新
Embase	×	https://www.embase.com/	药学和生物医学索引数据库。可同时检索 MEDLINE 和 Embase，自动去除重复记录；Embase 库每日更新，MEDLINE 库每周更新

2. 西医临床研究证据的分类　临床研究证据种类繁多，根据研究和应用的不同需要分为 3 类（表 6-2）。

（1）按研究方法分类：按研究方法不同，可将临床研究证据分为原始研究证据和二次研究证据两类。

1）原始研究证据：指直接在受试者中进行单个有关病因、诊断、预防、治疗和预后等试验研究所获得的第一手数据，进行统计学处理、分析、总结后得出的结论。主要包括单个的随机对照试验、交叉试验、队列研究、自身前后对照研究、病例对照研究、横断面研究、个案报道等。

2）二次研究证据：指尽可能全面收集某一问题的全部原始研究证据，进行严格评价整合、分析、总结后所得出的综合结论，是对多个原始研究证据再加工后得到的证据。主要包括系统评价、临床实践指南、临床决策分析、临床证据手册、卫生技术评估报告及实践参数等。

（2）按研究问题分类：按研究问题的不同，可将临床研究证据分为病因、诊断、预防、治疗和预后临床研究证据。可以是原始研究证据，也可以是二次研究证据。

（3）按用户需要分类：按用户需要，可将临床研究证据分为临床实践指南、临床决策分析、临床证据手册、卫生技术评估及健康教育资料等。如临床医生（全科医生）主要使用临床实践指南、临床决策分析、临床证据手册对患者进行处理；卫生管理部门和人员主要根据卫生技术评估做出决策；公众可通过健康教育资料了解相关医学知识和研究情况。

表 6-2　临床研究证据的分类

按研究方法分类	按研究问题分类	按用户需要分类
原始临床研究证据	病因临床研究证据	临床实践指南
二次临床研究证据	诊断临床研究证据	临床决策分析
	预防临床研究证据	临床证据手册
	治疗临床研究证据	卫生技术评估
	预后临床研究证据	健康教育资料

3. 中医临床研究证据分类

（1）按文献时间分类：分为 3 类。第一类是汉代及以前的文献，属经典类，如《黄帝内经》《神农本草经》《难经》《伤寒杂病论》等；第二类是魏晋至清代时期的文献，属子、集类，在继承经典的基础上进行发扬与创新，同时拥有大量记载临床经验的文献；第三类是民国以后的文献，包括医案、医话、培训教材等，这些文献记录的临床经验更为详实，并且与现代临床更为接近。

（2）按文献内容分类：分为 3 类。第一类是理论性文献，包括经典、医论，主要阐释理论观点，但很少涉及具体临床应用，其传承脉络清晰；第二类是实践性文献，主要为医案、医话经验体会，属于观察性的文献；第三类是研究性文献，是按照当前临床研究原则设计与实施的研究报告。

（三）临床研究证据的等级与推荐

1. 西医临床研究证据的等级与推荐

（1）证据分级的起源与发展：20 世纪 60 年代，美国两位社会科学家 Campbell 和 Stanley 首次提出了研究证据分级的思想。1972 年，英国医生 Archie Cochrane 在其经典著作《疗效与效益：健康服务中的随机反映》中提出了对医学决策科学性和卫生资源合理配置、高效使用的深刻反思。1979 年，加拿大定期体检特别工作组（CTFPHE）首次对研究证据进行分级并给出推荐意见。

此后，多个机构和组织分别对证据质量和推荐强度进行了规范，如最早的加拿大 CTFPHE 标准，美国的 ACCP 标准、AHRQ 标准，英格兰的 SIGN 标准，方法各异，标准不一，有些甚至彼此矛盾。

针对上述证据分级与推荐意见存在的不足，2000 年，包括 WHO 在内的 19 个国家和国际组织共同创立"推荐分级的评价、制定与评估"（Grading of Recommendations Assessment, Development and Evaluation, GRADE）工作组，该工作组由 67 名包括临床指南专家、循证医学专家、各个标准的主要制定者及证据研究人员构成。该工作组制定出国际统一的证据质量分级和推荐强度系统——GRADE 标准，并于 2004 年正式推出。这是第一个从使用者角度制定的综合性证据分级和推荐强度标准，由于其更加科学合理，过程透明，适用性强，目前包括 WHO 和 Cochrane 协作网在内的 28 个国际组织、协会均已采纳了该标准。

使用者不必花费大量时间和精力检索和评价证据质量，只需要充分利用研究人员预先确立的证据分级标准和推荐意见，参考各种高质量证据，帮助实现科学高效决策。

（2）GRADE 分级与推荐：为达到透明和简化的目标，GRADE 标准将证据质量分为"高、中、低、极低"4个级别。4级证据质量标准的定义分别是：

1）高质量：进一步研究也不可能改变该疗效评估结果的可信度。

2）中级质量：进一步研究很可能影响该疗效评估结果的可信度，且可能改变该评估结果。

3）低质量：进一步研究极有可能影响该疗效评估结果的可信度，且该评估结果很可能改变。

4）极低级质量：任何疗效评估结果都很不确定。

GRADE标准将推荐意见分为"强""弱"两级。当明确显示干预措施利大于弊或弊大于利时，建议列为强推荐；当利弊不确定或无论质量高低的证据均显示利弊相当，则为弱推荐。

强推荐的含义：

对患者：在这种情况下，多数患者会采纳推荐方案，只有少数不会；此时若未予推荐，则应说明。

对临床医生：多数患者应该接受该推荐方案。

对政策制定者：该推荐方案在大多数情况下会被采纳作为政策。

弱推荐的含义：

对患者：在这种情况下，绝大多数患者会采纳推荐方案，但仍有不少患者不采用。

对临床医生：应该认识到不同患者有各自适合的方案，帮助每个患者作出体现他（她）价值观和意愿的决定。

对政策制定者：制定政策需要实质性讨论，并需要众多利益相关者参与。

证据质量与推荐强度的表达方式见表6-3。

表6-3 证据质量与推荐强度的表达方式

证据质量	表达方式	推荐强度	表达方式
高质量	⊕⊕⊕⊕或A	支持使用某干预措施的强推荐	↑↑或1
中级质量	⊕⊕⊕或B	支持使用某干预措施的弱推荐	↑或2
低质量	⊕⊕或C	反对使用某干预措施的弱推荐	↓或2
极低级质量	⊕或D	反对使用某干预措施的强推荐	↓↓或1

【案例】

新冠疫情初期，民众急需医学专家提供有效的防治意见推荐，如何判断推荐意见的证据级别和推荐强度？

以2020年2月发布的《新型冠状病毒（2019-nCoV）感染的肺炎诊疗快速建议指南（标准版）》为例：因疫情暴发，初期并无直接证据，该指南的制定参考了SARS、中东呼吸综合征（MERS）和流感相关指南及相应高级别证据，如治疗性相关问题的高质量系统评价、Meta分析、随机对照试验，诊断性研究的高质量系统评价、Meta分析、诊断准确性研究和观察性研究的RCT等。在指南的前言部分，对证据等级和推荐意见强度进行了详细说明，如下两表（表6-4，表6-5）。

表6-4 推荐强度分级

推荐强度	内容
强	明确显示干预措施利大于弊或弊大于利
弱	利弊不确定或无论质量高低的证据均显示利弊相当

表 6-5　推荐意见制订基本原则

推荐强度和证据等级	获益与风险/负担	支持证据的方法学质量*	含义
强推荐,高质量证据	获益明显大于风险/负担,或风险/负担明显大于获益	无重大偏倚的 RCTs 研究或效应量大的观察性研究	强推荐意味着在绝大多数情况下能应用于几乎所有患者
强推荐,中质量证据	获益明显大于风险/负担,或风险/负担明显大于获益	RCTs 存在比较大的局限性(不一致性的结果,方法学的缺陷,间接性或不精确性)或观察性研究	强推荐意味着在绝大多数情况下能应用于几乎所有患者
强推荐,低或极低质量证据	获益明显大于风险/负担,或风险/负担明显大于获益	观察性研究或病例系列	强推荐,但是当高质量证据出现时推荐意见可能会发生变化
弱推荐,高质量证据	获益与风险/负担比较相似	没有重大偏倚的 RCTs 研究或效应量大的观察性研究	弱推荐,推荐方案可能因不同的偏好和价值观或临床情景有所差异
弱推荐,中等质量证据	获益与风险/负担比较相似	RCTs 存在比较大的局限性(不一致性的结果,方法学的缺陷,间接性或不精确性)或观察性研究	弱推荐,推荐方案可能因不同的偏好和价值观或临床情景有所差异
弱推荐,低或极低质量证据	获益与风险/负担存在不确定性;获益与风险/负担比较相似	观察性研究或病例系列	非常弱的推荐,很有可能在未来改变

* 一致性超过 70% 的专家证据也被认为高质量证据。

根据以上指南制定原则,专家在众多证据中给出了一些不同强度的推荐意见(表 6-6)。

表 6-6　轻微症状疑似患者居家隔离方案

序号	隔离方案	推荐强度
轻微症状疑似患者		
1	通风良好的单间居住(优选策略)	强推荐
	与患者保持 1m 以外床间距(替代策略)	弱推荐
2	500mg/L 含氯消毒液每天频繁清洁、消毒家中物品	强推荐
3	限制亲朋好友探视	强推荐
4	安排无基础疾病的 1 名健康家庭成员看护	弱推荐
5	限制患者活动	强推荐
6	共享区域如卫生间、厨房等开窗通风	强推荐
7	避免与患者共用牙刷、毛巾、餐具、床单等物品。患者生活用品单人单用,需与家庭成员分开放置	强推荐
8	咳嗽、打喷嚏时,需要佩戴医用口罩,或者用纸巾及弯曲的手肘掩护,咳嗽和打喷嚏后立即清洁双手	强推荐
9	与患者共处一室需佩戴 N95 口罩(优选策略)	强推荐
	一次性使用外科口罩(替代策略)	弱推荐
	*严格按照使用说明书使用口罩	
10	流动水洗手后,需用干纸巾擦干(优选策略)	强推荐
	毛巾擦干,毛巾每日清洗消毒晒干备用(替代策略)	弱推荐

续表

序号	隔离方案	推荐强度
家庭照顾者		
1	与患者接触后、离开患者房间、吃饭前、吃饭后、如厕后、进出家门前后需进行手消毒(肉眼可见污渍,先流动水洗手再进行手消毒)	强推荐
2	避免直接接触人体分泌物,特别是口部或呼吸道分泌物,以及避免直接接触粪便	强推荐
3	佩戴一次性手套(双层)为患者进行口部及呼吸道看护、处理粪便、尿液、清洁患者房间卫生等。戴手套前、脱手套后需进行洗手	强推荐
4	普通洗衣皂和清水清洗患者衣物、床单、浴巾、毛巾等,或者用洗衣机以 60~90℃和普通家用洗衣液清洗(强推荐)或低浓度消毒液浸泡随后洗衣机普通清洗(弱推荐)	强推荐/弱推荐
	将污染的床品放入洗衣袋。不要甩动污染衣物,避免直接接触	强推荐
5	患者产生的垃圾丢入密闭的垃圾袋,频繁更换	强推荐

2. 中医临床研究证据的等级与推荐 虽然目前已有多种循证证据分类分级方法,但应用于中医临床诊疗方案制定时常存在一些不足,其根本原因在于并未充分考虑到中医特点以及中、西医两类证据的不同性质。

中医临床研究证据可以根据证据来源分为两大类,第一类是以统计学与流行病学为基础的研究证据,包括病例报告、病例总结、回顾性病例对照研究、队列研究、RCT;另一类是中医传承、专家经验或共识的证据,或称为理论传承证据,包括:医案医话、医家著作、经典著作、教科书、行业规范性文件,这些文献最显著的特征是体现中医临床传承与发展,经历了长期的临床实践考验,其重要性不亚于一项 RCT,这类证据对目标人群限定极小,其外推性较佳,而临床研究对目标人群限定强,有明确的纳入排除标准,其外推性受到限制。

在综合国内外有关证据分级与推荐强度标准的基础上,将中医临床研究证据分为临床型研究证据与理论传承证据,并分别制定分级与推荐强度标准。

(1)临床型研究证据:按照现代临床研究方法通过临床研究获得的证据,可以直接采用牛津循证医学中心有关证据的分级方法(2013 年修订版),以便与国际标准接轨。推荐强度分级标准如下:

A 级:一致的 1 类研究结果;

B 级:一致的 2 类或 3 类研究结果或 1 类研究的外推;

C 级:4 类研究结果或 2 类与 3 类研究的外推;

D 级:5 类证据或存在不一致或任何研究级别的非结论性结果。

(2)理论传承证据:结合中医理论、文献特点,参考循证证据的分类、分级原则,确定理论传承证据分类、分级评价方法(表 6-7、表 6-8)。

表 6-7 理论传承证据分类、分级与评价

类别	诊断措施	干预措施
Ⅰa	《黄帝内经》《伤寒杂病论》《黄帝八十一难经》等东汉及东汉之前的著述支持	《黄帝内经》《伤寒杂病论》《黄帝八十一难经》等东汉及东汉之前的著述支持
Ⅰb	晋到清代医家相关的论述,具有较好的传承	晋到清代医家相关的论述,具有较好的传承
Ⅱ	晋到清代医家相关的论述,传承存在不一致	晋到清代医家相关的论述,传承存在不一致

续表

类别	诊断措施	干预措施
Ⅲa	近现代(民国—当代)名中医的著述中明确阐述	近现代(民国—当代)名中医的著述中明确阐述
Ⅲb	近现代(民国—当代)名中医医案能体现	近现代(民国—当代)名中医医案能体现
Ⅳa	教材,行业规范性文件	教材,行业规范性文件,专著
Ⅳb	专著	一定数量的单个病例报道

表 6-8　理论传承证据用于诊断与干预措施推荐分级

推荐级别	推荐依据
A	全部 4 类或 1 类证据加 2~4 类证据的 2 类或 2~4 类中的 3 类,具有一致结论,今后研究不可能形成否定性证据
B	2~4 类证据中的 2 类,具有比较一致结论,今后研究形成否定性证据可能性小
C	2~4 类证据中的 1 类
D	无证据支持,或观点分歧

（3）基于两类证据形成推荐建议的整合:在临床型研究证据与理论传承证据分别评级的基础上,综合形成推荐建议。根据中医理论与临床特色,理论传承证据应为主要证据,就高不就低,如:理论传承证据推荐强度为 B 级,而临床型研究证据为 C 级,则综合推荐强度为 B 级,如果临床型研究证据结果否定理论传承证据,采用临床型研究证据的强度推荐或通过专家会议形式确定级别。

二、循证医学实践方法学

循证医学实践可以简单地概括为三个步骤。第一步:目前存在什么疑问? 第二步:如何发现和寻找证据? 第三步:如何评价和应用这些证据?

（一）构建问题

1. 提出临床问题的意义　提出一个明确的可回答的问题是整个循证医学实践中的第一步,也是非常关键的一步,它关系到医学工作者能否构建出正确的文献查询策略,寻找到最佳证据来解决所面对的问题,能否为患者或社区人群提供一个满意的临床或保健服务。此外,构建一个很好的临床问题可以帮助我们将有限的时间集中使用。提出一个好的问题,用可靠的方法去回答这个问题,是提高临床研究质量的关键。

我们主要从两个方面来实践循证医学:第一,作为研究人员,提出的问题是否恰当,关系到接下来的临床研究是否具有重要的临床意义,是否具有可行性及研究价值,并影响着整个研究方案的设计和制定。第二,作为临床医生,针对问题制定证据收集的策略并查全或查准证据,再根据评价后质量较高的证据结合临床经验和患者的意愿来制定医疗决策,提高了解决临床问题的针对性。这有助于形成有效的行为模式,有助于转诊患者时与同事间交流更流畅,教学时学员理解更透彻,临床工作时做出更快更好的临床决策。

2. 如何发现并提出临床问题　问题常常来源于实践。随着医学研究的发展,对一个临床问题的认识也不断进化升级,因此,我们也需要保持求知求真的态度,不断发现问题。一般的临床问题主要是围绕着临床决策的需要,涉及临床决策的各个方面,主要包括以下内容。

（1）临床发现:全面收集病史,合理地从病史和体格检查中发现疑点,从而提出问题。

（2）病因研究：如何确定疾病的原因。

（3）临床表现：一个疾病有多大的机会和什么时候出现其临床表现。

（4）鉴别诊断：患者出现一些临床问题时，需要分析判断可能的原因、严重性和对治疗的反应。

（5）诊断试验：为了确定或排除某一疾病，如何根据诊断试验的精确性、依从性、费用和安全性等方面因素，选择合适的检查并能介绍其诊断试验的结果。

（6）预后判断：如何估计患者经过一段时间后的病情怎么样，可能出现什么样的并发症等。

（7）治疗研究：如何为患者选择利大于弊的治疗方案。

（8）疾病预防：如何通过识别和消除危险因素，减少发生疾病的机会，以及如何通过筛查，早期诊断疾病。

（9）患者的体验与意图：临床决策的最终目的是患者的健康，根据患者的具体情况判断对治疗的影响。

（10）自身提高：如何保持知识更新，提高临床相关技能，进行更好、更有效的临床实践。

3. 根据 PICO 原则构建临床问题 临床遇到的问题可以分为背景问题和前景问题两种。背景问题，即围绕疾病，直接询问某疾病或状况的常识性问题，可以涉及人类健康和疾病的生物、心理、社会等各个方面，例如："原发性高血压的诊断标准是什么？" 前景问题，即围绕患者管理提出的特殊临床问题，基本结构就需采用国际通行的 PICO 模式构建问题。

P：Population/Patients/Problem，表示研究对象，可以是患者、疾病或问题；

I：Intervention，表示干预措施，比如治疗方式，如药物、手术方法等；

C：Comparison，表示对照措施，如空白对照、安慰剂或其他干预措施；

O：Outcome，表示临床结局，可以为患病率、病死率等结局指标。

循证医学适用于临床各学科，循证全科实践的特点是要早发现、有效控制和消除危害健康的危险因素，以及改善患者的预后和提高其生存质量。全科医学涉及的内容中，常见病多于罕见病；健康问题多于疾病；整体重于局部。这是全科医学的基本思路，为了将这种思路应用到循证全科医疗实践中，在构建临床问题时就必须包括对象（P）、需要比较的措施（I & C）及结局（O），这样查找出来的证据，才能对全科医生作出临床决策有所帮助。

【案例】

糖皮质激素是一种类固醇类激素，参与糖、蛋白质和脂肪等的代谢过程，具有抗炎、抗病毒等作用，可改善呼吸困难症状。糖皮质激素曾在 SARS 期间被广泛应用，随着时间的推移，SARS 患者出现了一些激素使用的后遗症，比如股骨头坏死等。目前糖皮质激素的使用仍有争议。

如何根据 PICO 模型进行临床问题构建？我们可以提出前景问题：同样是冠状科病毒感染，在新冠病毒感染中使用糖皮质激素是否有效？在重症患者中使用糖皮质激素是否会增加其风险（表 6-9）？

表 6-9 根据 PICO 模型构建临床问题

P（患者特征）	I（干预）	C（比较）	O（结局）
新型冠状病毒感染肺炎	糖皮质激素	/	机械通气时间、平均住院日
新型冠状病毒感染重症患者	糖皮质激素	空白对照或其他治疗	病死率、不良反应

一个好问题的提出将决定循证方向,减少检索中出现的问题,在构建问题时需要考虑该问题是否为病情需要,解决该问题是否能给患者带来实际帮助,是否可实施。需要医生具备专业的临床知识和良好的临床研究素养。

(二) 检索步骤

循证医学检索分为 5 步:①明确临床问题及问题类型;②选择合适的数据库;③根据选定的数据库,制定相应的检索策略和关键词;④判断检索结果是否达到目的;⑤证据应用和管理。

1. 明确临床问题及问题类型 根据临床问题的来源,分为病因、诊断、治疗、预防、不良反应及预后等;根据问题本身的深浅,又可分为背景问题和前景问题。明确问题及问题类型有助于优先选择合适的数据库,以更快找到答案,循证医学可按照 PICO 原则提出明确的可解答的临床问题。

如背景问题:查询循证教科书快速获得答案,如 Access Medicine、Stat Ref、UpToDate 等;前景问题首先考虑 Systems 和 Synopses。但 Clinical Evidence 和 Cochrane 图书馆到目前为止没有或极少涉及诊断证据,若没有明确自己的问题类型而盲目选择这两个数据库,将很难得到答案。

此外,并非所有临床问题都可以通过证据查询来解决,故在开始查询前应思考如下问题:①自己提出的问题是否能够通过相应的临床研究来解决? ②相关研究者是否可能花时间和资源去做这样的临床研究? 如肺栓塞患者中,有肺梗死者比无肺梗死者的结局差到何种程度? 制定检索策略,开始查询前,应思考研究者怎样区分有无梗死? 事实上除活检并无可靠的区分方法,鉴于此,研究者不可能去做这样的临床研究,故本问题没有证据查询的必要。

2. 选择合适的数据库 按照证据资源的"6S"模型,优先选择 Systems 类数据库,若所在单位没有订阅 Systems 或所有 Systems 都不能解决你的问题时,则按照上述循证解决临床问题的思路,结合自己单位的数据库订阅情况,逐级选择 Synopses、Syntheses、Studies,一旦在某一级解决问题,就不再需要继续搜索下一级别的数据库。

首先检索相关指南数据库,例如国家卫生健康委员会、疾病控制中心、WHO 官方网站、各国卫生部网站、美国国立图书馆指南数据库、专业指南数据(世界级别的专业委员会官方网站)、相关期刊数据;再次选择经过专家筛选的二级文献数据库,如 Best Evidence(包括 ACP Journal Club 和 Evidence-based Medicine)、Clinical Evidence、UpToDate、Cochrane Library、Ovid EBM Reviews(包括 ACP Journal Club 和 Cochrane Library);如上述数据库未检索到相应证据,可考虑检索原始文献数据库,英文可检索 PubMed、Clinical Queries、Embase、ISI,中文检索 CNKI、万方、维普等。

3. 制定相应的检索策略和关键词 不同数据库检索方式不同,制定检索策略和关键词一定要符合相应数据库的规则,若对数据库不熟悉,一定要查看数据库的在线帮助。查询新型循证医学资源(Systems),由于信息高度浓缩和结构化,检索越来简单和趋于人性化,常只需输入简单关键词即可获得想要的结果。如 Dyna Med 有关键词提示功能,可根据用户输入的首字母或前几个字母自动提示可能的关键词。

制定关键词通常选择 PICO 中的 P 与 I 或二者之一作关键词,若结果太多再考虑 C 和 O,很少情况下需要 4 者同时出现。首选 P 还是 I 要看问题的重心在 P 还是 I。

P、I、C、O 四者之间用 AND,如 hypertension AND atenolol;同一关键词的不同说法或近似词或同类词之间用 OR 连接,例如:atenolol OR propranolol(同属 beta 阻断药),Imatinib(伊马替尼)OR glivec OR gleevec(同一种药的通用名和商品名及不同的拼写方式)。

使用"逻辑非/NOT",必须谨慎,并作好漏检的思想准备。例如:检索与"颈椎间盘保守治疗"有关的临床试验,采用逻辑组合"(颈椎间盘突出 AND 治疗)NOT(护理 OR 手术)"。该逻辑目的:先检出包含"颈椎间盘突出"及"治疗"的文献,再排除含有"护理"或"手术"的文献。其弊端为完全符合研究者要求的文献(摘要中)很可能也会提到"手术"或"护理"字眼,如保守疗法与手术的比较,住院保守治疗中的护理等,而该逻辑组合将其排除掉了。显然使用 NOT 极不可取。NOT正确使用原则:①排除某一类具有共同性质的结果或排除某些特定字段中含有某些字词的结果,如排除结果中某种发表类型(如信件类,letters)的文献、排除某杂志发表的文章、排除标题中含某词的文章等;②用于检索结果分析,如比较两检索式的优劣,使用 A NOT B 得到两检索式所得结果的差别,再分析这部分文献与检索目标的相关程度,利用该法可不断修订和完善检索式。

检索原始文献数据库时,尽量使用检索系统提供的标准检索词进行。如用 PubMed 进行检索时,使用 PubMed 提供的 MeSH 词;尽量避免使用词组缩写作关键词(关键词索引搜索除外),如使用 acute lymphoblastic leukemia 而不用 ALL。

检索原始文献数据库时尽量避免采用自己制定的关键词(尤其是不规范的缩写)对研究类型进行限定,最好使用检索系统提供的过滤功能。如在 PubMed 检索系统评价时,使用 systematic[sb] OR "systematic review" 或 Clinical Queries 的图形界面,而不用 "SR" 之类的关键词。避免使用太泛的限制性关键词,如 therapy、treatment、prevention、diagnosis、prognosis 等做关键词搜索来限制问题类型;尽量不使用 adult、child、pediatric 等做关键词搜索来限制患者群。

4. 判断检索结果　首先应该判断该结果能否回答之前提出的临床问题,对低级别证据源(如 Studies)的检索结果,还需要进行严格的质量评价。检索结果不能满足需求时,需思考本次检索不能解决问题的原因是什么。若:

(1)数据库本身没有包含答案,则需重新选择数据库。

(2)关键词和检索策略的问题,则需分析检索结果,调整策略和关键词重新进行检索,如此反复,直到得到需要的答案或证明该问题暂时没有答案。

(3)Systems 类数据库比 Studies 类数据库需要反复的次数少得多,甚至不需要反复,因为前者证据充分、信息高度浓缩和结构化;而后者包含的信息量庞大,证据参差不齐,干扰信息很多。

5. 证据应用和管理　不论原始研究证据或循证推荐意见,最终将证据运用到临床实践时还须结合医生的临床经验和患者的价值观。如果只是单纯查证用证而不进行有序管理,不加以整理和积累,将很难有突破和创新。

(三)证据评价与应用

1. 评价临床研究证据的重要性

(1)证据来源复杂:随着计算机信息技术和医学信息的迅猛发展,患者越来越容易获得各种医学知识并寻求医务人员的解释。而各种媒体提供的医学信息和对疾病的建议有时相互矛盾或缺乏严格的科学依据。

(2)证据质量良莠不齐:全球每年有 200 多万篇有关生物医学文章发表在 2 万余种生物医学杂志上,但针对某一专题的医学文献中真正有用的不足 15%,多数文献是未经同行严格评价或带有商业目的。即使发表在最著名的医学杂志上的文章也不一定完美无缺。结果是,某些诊断试验和治疗方法未经严格评估就进入临床常规应用,给患者造成严重危害。

（3）临床研究证据必须结合患者具体情况：我们经手的患者与临床研究证据中的研究对象存在性别、年龄、疾病严重程度、依从性、社会因素等许多方面的差别，即使是真实、可靠且具有临床价值的研究证据也不一定能直接应用于每一个患者，医务人员必须综合考虑临床专业知识、患者的具体情况和选择，作相应调整。

2. 如何评价临床研究证据

（1）初筛临床研究证据的真实性和相关性：阅读和评价临床研究证据的第一步，应该问问自己："这篇文章是否值得花时间精读？"要回答这个问题，可参考表 6-10 中的 6 个简单问题。

表 6-10　初筛临床研究证据的真实性和相关性

这篇文章是否值得花时间精读	是	否
1. 这篇文章是否来自经同行评审（peer-reviewed）的杂志？	继续	停止
2. 这篇文章的研究场所是否与我的医院相似，以便结果真实时可应用于我的患者？	继续	停止
3. 该研究是否由某个组织倡议，其研究设计或结果是否可能因此受影响？	暂停	继续
4. 如果文章提供的信息是真实的，对我的患者的健康有无直接影响，是否为患者所关心的问题？	继续	停止
5. 是否为临床实践中常见问题，文章中涉及的干预措施或试验方法在我的医院是否可行？	继续	停止
6. 如果文章提供的信息是真实的，是否会改变现有的医疗实践？	继续	停止

1）这篇文章是否来自经同行评审（peer-reviewed）的杂志？

在同行评审的杂志上发表的文章均经过了严格的审阅过程，尽可能筛除有缺陷的文章，提高了发表文章的质量。如《内科学年鉴》每年可收到约 1 200 篇论著，编辑部会筛除一半，剩下的一般由至少两名评审员评审，最终只发表 15%。因此，尽管称不上完美，同行评审仍被公认为提高医学文献报告质量的重要方法。

2）这篇文章的研究场所是否与我的医院相似，以便结果真实时可应用于我的患者？

这个问题可以通过阅读作者的单位或进行研究的场所确定。如果你在乡村医院工作，阅读的文章是在某个大学的专科病房进行的研究，你就要考虑其结果应用于你的患者可能存在的偏倚和差异，当然这不是拒绝这篇文章的重要理由，但如果差异太大，应慎重考虑。

3）该研究是否由某个组织倡议，其研究设计或结果是否可能因此受影响？

这个问题主要考虑外来研究资金可能导致的偏倚。临床医生应注意，药厂在同行评审的杂志上主办的专刊往往带有促销性质，其题目容易误导医师和患者，且多采用商品名，或者不像正刊一样经过同行评审。另外，发表在增刊上的随机对照试验的质量往往不如正刊。但这并不说明具有商业目的的研究都存在偏倚。

4）如果文章提供的信息是真实的，对我的患者的健康有无直接影响，是否为患者所关心的问题？

可以通过阅读文章摘要的结论部分初步解决这个问题。例如，如果某篇文章的结论为通过某种治疗方法，脑卒中患者偏瘫肢体的肌电图有明显改善，但未涉及肌力和活动能力，那么对于患者、医生来说，更关注的是经过治疗后偏瘫肢体的肌力能否改善、能否活动，因此这篇文章就不是你的患者所关心的问题。

5）是否为临床实践中常见问题，文章中涉及的干预措施或试验方法在我的医院是否可行？

如果文章涉及的问题在临床实践中经常遇到,且研究的干预措施或试验方法在你的医院也有条件实行,这样的文章值得深入阅读。

6）如果文章提供的信息是真实的,是否会改变现有的医疗实践?

如果文章涉及的干预措施或试验方法,你过去未在类似患者中使用过,也许新的尝试可能会获得意外的收获,因此,有必要阅读这篇文章。

综上所述,花数分钟去回答这 6 个问题,可以决定你是否值得花时间去精读一篇文章。

（2）确定研究证据的类型:如果你决定继续阅读某一篇文章,下一步就是确定为什么要进行该研究,以及该研究要解决的临床问题是什么？ 这可通过阅读文章的摘要,必要时阅读文章正文的前言以确定研究目的。一般来说,原始研究回答的主要问题有 4 类:病因、诊断、治疗和预后（表 6-11）。而二次研究证据有 Meta 分析或系统评价、临床指南、决策分析或经济学分析等。

表 6-11　原始研究涉及的主要临床问题及其常用的设计方案

临床问题	常用设计方案
病因问题:评价某种因素是否与疾病的发生有关	队列研究、病例对照研究
诊断问题:评价某一诊断试验的真实性和可靠性,或评价某一试验在应用于人群时检测临床前期病例的准确性	横断面研究（将新的试验与"金标准"进行比较）
治疗问题:评价某种治疗方法如药物、外科手术或其他干预措施的效果	随机、双盲、安慰剂对照试验
预后问题:确定疾病的结局	队列研究

（3）根据研究类型,评价临床研究证据

1）研究证据的内在真实性:内在真实性是评价临床证据的核心。研究证据的内在真实性是指就该文章本身而言,其研究方法是否合理,统计分析是否正确,结论是否可靠,研究结果是否支持作者的结论等。例如,评价治疗性研究,应考虑合格病例是否随机分配到不同的治疗组？ 随机化方法是否完善隐藏？ 统计分析时是否按随机分配的组别将全部研究对象纳入分析？ 是否采用盲法等？如果一篇文献内在真实性有缺陷,则无需谈论其他方面的价值。

2）研究证据的临床重要性:研究证据的临床重要性是指研究结果本身是否具有临床价值。评价研究结果的临床价值主要采用一些客观指标,而不同的研究类型其指标不同。例如,治疗性研究可采用相对危险度降低率（RRR）、绝对危险降低率（ARR）和防止一例某种事件的发生需要治疗的病例数（NNT）等,判断某种治疗措施的净效应及其临床价值;而诊断性试验则采用敏感度、特异度、阳性和阴性预测值、似然比及 ROC 曲线等指标判断某种诊断试验的价值。

3）研究证据的外在真实性（适用性）:研究证据的外在真实性,或适用性是指文章的结果和结论在不同人群、不同地点和针对具体病例的推广应用价值,这是临床医务人员十分关心的问题。评价研究证据的外在真实性主要考虑你主管的病例与文献中的研究对象的特点是否类似,以及具体患者对疾病不同结局的价值观。

【案例】

在《新型冠状病毒（2019-nCoV）感染的肺炎诊疗快速建议指南（标准版）》中,佩戴口罩为强推荐证据（表 6-12）,如何考虑专家推荐意见的外在真实性（适用性）？

表 6-12 密切接触者及可疑暴露者建议

1. 严格进行 14 天的观察期,如有症状前往医院诊治(强推荐)
条件允许下提前通知定点医院派车接送出现症状者前往医院就诊(弱推荐)
2. 病人应该佩戴 N95 口罩(优先策略)(强推荐)
一次性医用外科口罩(替代策略)(弱推荐)
3. 避免乘坐公共交通前往医院,选择救护车或私人车辆,前往医院途中,开窗通风(优先策略)(强推荐)
4. 在路上或在医院候诊时,尽可能远离其他人(至少 1 米)且佩戴口罩(强推荐)
5. 陪同检查的家属应立刻按照密切接触者监测,保持呼吸道卫生并应正确地清洁双手(强推荐)
6. 在前往医院前应告知社区或街道的医院,车辆应用 500mg/L 含氯消毒剂清洁消毒,开窗通风(强推荐)

该指南给出了佩戴口罩的证据推荐,级别为强推荐。这意味着专家希望我们都尽可能地佩戴口罩,而实际应用情况却有很大差异。疫情初期,随着春运人口流动巨大,感染人数指数增长,一线医务人员在疫情最紧张的阶段极度缺乏防疫物资,没有合格的防护口罩,更不用说指南建议的 KN95/N95 及以上颗粒物防护口罩。此时要求所有人遵守这条强烈推荐的证据就显得不合理。而实际运用情况是:空旷场所不聚集,群众被要求尽量居家,避免外出消耗物资,将医用外科口罩留给一线人员,国内外转运物资,合理分配和利用资源。不同人群在不同地点针对特殊事件对"戴口罩"这个"最佳证据"进行了合理应用,体现了证据应用中的适用性。

第三节 基于循证医学的中西医结合全科医学实践

循证医学作为指导临床实践的新兴理论和方法,为全科医学的中西医结合诊治奠定了科学基础。它强调以严格的证据为依归,系统评价并综合运用各种疗效研究结果,从而为临床决策提供更为可靠的依据。将循证医学的理念和方法贯彻到全科医学的中西医结合实践中,有助于提高诊疗的科学性、规范性和有效性,更好地发挥中西医各自的优势,真正实现协同增效、取长补短。这一章节将通过三个案例来阐述循证医学在中西医结合全科医学实践中的应用。

【Case】Evidence-based general practice for neck pain

A 36-year-old female.

Chief Complaint: Pain and numbness in the right upper limb for 2 months.

Medical history: Two months ago, the patient had pain and discomfort in the right shoulder and right upper limb without obvious incentive, accompanied by numbness. The pain spread from the right shoulder to the right forearm, and it was relieved slightly by rest. In the past 2 weeks, the symptoms worsened, with a radiating tingling sensation in the right upper limb, accompanied by numbness, and swelling of the right hand.

Physical examination: Blood pressure 124/76mmHg, pulse 74 beats per min, respiration rate 12times/min, body temperature 36.2℃, height 160cm, weight 55kg, BMI 23.5kg/m². The flexion and extensor muscle strength of the right upper limb was grade Ⅲ-Ⅳ, the muscle strength of the left upper limb was grade Ⅴ, the right hand was slightly swollen, the grip strength of the right hand was grade Ⅳ, the middle finger, and the right index finger had superficial hypoesthesia; the grip strength of the left hand was grade Ⅴ, with normal sensation. Biceps (L++, R+), triceps reflex (L++, R+), Hoffmann sign (L−, R−).

Imaging examination: Double oblique X-rays of the cervical spine showed bone hyperplasia at the anterior edge of the 6th and 7th cervical vertebral bodies, and the corresponding intervertebral foramen narrowed.

Diagnosis: Cervical radiculopathy

Treatment experience: Tuina therapy was used several times, but the effect was not good. The family seeks to carry out systematic diagnosis and treatment, and the patient hopes to be relieved of pain and numbness.

1. Raising Clinical Questions

At present, there are many treatments for cervical spondylosis in China and abroad. Conservative treatment methods include:

(1) Drug treatment: Optional application of analgesics, sedatives, and vitamins (such as B_1, and B_{12}), which have shown a certain effect on symptomatic relief. Also, supportive care with glucosamine sulfate and chondroitin sulfate has been used.

(2) Exercise therapy: When the symptoms of various types of cervical spondylosis are basically relieved or in a chronic state, medical gymnastics can be started to promote further elimination of symptoms and consolidate the curative effect.

(3) Traction therapy: "Traction" was one of the preferred methods in the past, but in recent years, it has been discovered that many patients after using "traction", especially those who have used "traction" for a long time, the symptoms did not alleviate, but rather aggravated.

(4) Manipulative tuina therapy: A more effective treatment for cervical spondylosis. It relieves the tension and spasm of the neck and shoulder muscles, restores the activity of the cervical spine, and releases nerve roots and soft tissue adhesions to relieve symptoms.

(5) Physical therapy plays various roles in the treatment of cervical spondylosis.

(6) Warm compress can improve blood circulation, relieve muscle spasms, eliminate swelling, and help stabilize the affected vertebra after manual therapy which helps to relieve the symptoms. In addition, there are surgical treatments, especially for those with severe nerve root or spinal cord compression can be surgically treated if necessary.

Clinical question: Is surgery better for cervical radiculopathy?

2. The Construction of Clinical Problems

Classical therapeutic clinical questions can translate the above clinical questions according to PICO elements.

P (patient): Cervical spondylotic radiculopathy patients

I (intervention): Surgery

C (comparison): Conservative treatment

O (outcome): Clinical efficacy

3. Search for Relevant Research Evidence

(1) Select the database

At present, there is no database dedicated to diagnostic research evidence, therefore, only comprehensive databases can be used to search for diagnostic test evidence. The principle of evidence retrieval is to first search the evidence-based knowledge base (summaries database), and then select a non-summarized database such as PubMed if the unit has not purchased the evidence-based knowledge base or retrieved relevant evidence.

(2) Determine the search terms

According to the four elements of PICO, the search terms in this example are cervical spondylotic radiculopathy, surgery, conservative treatment, and efficacy, etc.

(3) Retrieval of relevant knowledge bases

First search the evidence-based knowledge base UptoDate, and directly enter "cervical spondylotic radiculopathy" to search for related topics; at present, the conditions for using UptoDate search in China are limited. Therefore, for this example, we will retrieve using non-summarized databases to obtain more evidence. Retrieved from PubMed using (cervical spondylotic radiculopathy) AND (surgery) search terms.

In the study of Persson, 81 patients with cervical and brachial pain for at least 3 months were randomly assigned to the groups of surgery, physical therapy, or neck brace. Assessment of pain was performed using VAS, assessment of function by using pain impact short form, and assessment of emotion by using the Emotional Auxiliary Checklist. The groups were consistent prior to treatment, the surgical group had less complaints of pain after treatment and, the physiotherapy group functioned better compared to the neck brace treatment group. However, after 1 year, there was no significant difference between the three groups. The results show that in patients with long-term cervical radiculopathy, the long-term impact of cervical brace, physical therapy and surgery are all the same (recommendation grade A, evidence level 1b).

Fouyas I. P. compared the curative effect of surgical and conservative treatment of cervical radiculopathy and cervical spondylotic myelopathy, and conducted a systematic review to evaluate whether the timing of the surgery affected the prognosis. A total of 2 randomized controlled trials with 130 patients were included. One study compared surgical treatment with physiotherapy and neck brace in 81 cervical radiculopathy patients. In the short-term follow-up, pain and hypoesthesia, in the surgical group had a significant improvement compared to the conservative treatment group, however, there was no significant difference in the long-term follow-up. Another study of 49 patients, after comparing surgical and non-surgical treatment of cervical spondylotic myelopathy, showed no significant difference between the two groups during the 2-year follow-up.

(4) Evaluation of research evidence

1) Authenticity of evidence

Did the subjects in the study and control groups have the same prognosis at the beginning of the study?

Were the subjects randomly assigned?

Was the random allocation scheme blinding?

Was the baseline condition consistent between the groups before the test?

Are the results analyzed for all subjects according to randomization?

Does the key investigator know the grouping of the experimental group and the control group?

Did all subjects receive the same treatment except for the intervention?

2) The importance of evidence

How effective is the treatment?

What is the precise value of the treatment effect?

3) Applicability of evidence

How different are the subjects in the research evidence from your patients?

Are the important patient outcomes considered?

What is the medical condition to obtain the effect of the treatment measures?

The positive and negative impact of the treatment measures to patients.

The orientation value of relatives and patients to intervention measures.

(5) Summary

The treatment recommendations for this patient are:

1) Improving on the working posture.

2) Local physiotherapy, ultrashort wave therapy for 2 weeks.

3) If there is no significant improvement in symptoms, traction with a chin pillow and a hanging bag for 2 weeks.

4) Treatment of neck brace for 1 month.

5) If conservative treatment is ineffective and nerve root compression can be seen clearly on imaging, please consider surgical treatment.

Evidence-based medicine clinical practice not only attaches importance to clinical evidence, but also combines the experience and skills of doctors. It considers fully the patient's own situation and respects the patient's values. In summary, in addition to the patient's biological, social, psychological and other factors with evidence-based medical evidence, the patient should adopt a comprehensive conservative treatment method. Based on the medical records, the patient was diagnosed with cervical spondylosis. The course of the disease was relatively short, and the patient had not been systematically diagnosed and treated in the hospital. The patient expected to relieve pain and numbness through treatment. Therefore, conservative treatment should be considered first to adjust the patient's poor working posture, reduce the stimulation of nerve roots, and combine with local physical therapy to relieve neck muscle spasm. If the effect is not good, cervical traction therapy should be performed to expand the intervertebral foramen, reduce the compression and stimulation of the nerve root, relieve nerve root edema, and neurological symptoms. Neck brace helps increase cervical spine stability. If there is no significant improvement in symptoms with conservative treatment, it mainly affects daily work and life. If imaging clearly shows the nerve root compression is responsible lesion, surgical treatment should be considered.

In this case, the patient's occupation was the main cause of the disease, so this social factor should be improved and adjusted in the treatment. General practitioners need to conduct a comprehensive analysis of patients as "people of the society", combined with strong evidence-based medical evidence, in order to make more rational use of medical resources and produce good health benefits.

【案例】2 型糖尿病的全科医学循证

一、病例介绍

主观资料（S）：患者于某，男性，57 岁。多饮多尿伴体重下降 8 年，被诊断为 2 型糖尿病，1 个月前出现双下肢肢体麻木，伴视物模糊。目前口服药物降糖，其间未监测血糖，现因降糖效果不理想，并且已经出现并发症，想要调整治疗方案。

客观资料（O）：T 36.5℃，P 83 次/min，R 20 次/min，BP 155/88mmHg，身高 1.69m，体重 71kg，BMI 24.85kg/m²，腰围 95cm，臀围 96cm，腰臀比 0.98。

初步诊断（A）：2 型糖尿病，糖尿病周围神经病变，糖尿病视网膜病变，高血压。

需要进一步补充患者资料：患者于某，老年男性，8 年前因"多饮多尿伴消瘦"，于当地医院就诊，诊断为 2 型糖尿病，当时予二甲双胍治疗，3 年前由于血糖控制不佳，增加格列美脲、阿卡波糖与二甲双胍联合治疗，其间未系统监测血糖，1 个月前出现双下肢肢体麻木，伴视物模糊。既往史：高血压 5 年；家族史：母亲糖尿病；个人史：吸烟 7 支/d，饮酒 200ml/d。辅助检查：FPG 9.63mmol/L，2h PPG 17.6mmol/L；糖化血红蛋白 8.1%；尿蛋白+，血便均未见异常，肝肾功能正常；甲状腺功能测定正常；血脂：胆固醇 5.9mmol/L，甘油三酯 3.6mmol/L，低密度脂蛋白 4.6mmol/L，高密度脂蛋白 1.4mmol/L。其他检查：心电图（ECG）示窦性心律，正常心电图；心脏彩超：主动脉硬化，左室顺应性降低；头颈部血管彩超：椎基底动脉血流速降低，双侧颈总动脉内中膜略增厚，斑块形成；眼底检查为视网膜改变。

二、实施循证医学步骤

（一）发现和提出临床问题

该病例中患者为老年男性，目前诊断为"2 型糖尿病伴有多个并发症"，就诊时血糖控制不佳，糖尿病患者血糖控制不好通常可导致多种急慢性并发症的发生及发展，严重者可危及生命。因此，必须严格控制血糖处于目标范围内。

就该病例而言，我们可以提出几个前景问题：对这位老年患者来说，血糖的目标值是多少？应如何更改降糖方案更为合适？除了血糖以外，患者还有哪些异常结果？下面来构建 PICO 的问题：

患者（Patient）：长期血糖控制不佳的老年患者。

干预（Intervention）：降低血糖。

对照（Control）：此案例没有对照。

结果（Outcome）：以患者为导向，防止并发症发生发展。

（二）文献检索

该病例中患者为 2 型糖尿病，伴有多个并发症，因此可以通过 CNKI，选择"2 型糖尿病"和"防治"等关键词，检索相关的糖尿病防治指南。这里以 2020 版《中国 2 型糖尿病防治指南》和 2018 版《2 型糖尿病起始胰岛素后方案转换的临床指导建议》来举例，该指南建议：

1. 对于≥1 种口服降糖药最大有效剂量治疗糖化血红蛋白（HbA1c）≥7.0%、希望注射胰岛素后立即进餐的患者，在生活方式和口服降糖药治疗基础上，若血糖仍未达到控制目的（HbA1c≥7.0%）即可开始预混胰岛素类似物治疗。

2. 对于使用预混人胰岛素治疗 HbA1c≥7.0%、餐后血糖≥11.1mmol/L、低血糖频发、希望注射胰岛素后立即进餐的患者，充分调整剂量且合理联合口服降糖药物后，HbA1c 或餐后血糖不达标，或在调整剂量过程中反复出现低血糖可转换为预混胰岛素类似物。

3. 一些患者在单药或二联治疗时，甚至在诊断时即存在显著的高血糖症状乃至酮症，可直接给予短期强化胰岛素治疗，包括基础胰岛素加餐时胰岛素、每日多次预混胰岛素或胰岛素泵治疗。

通过 CNKI，以"2 型糖尿病"和"中医"为关键词进行检索，检索出 2011—2021 年发布的糖尿病中医相关指南（表 6-13）：

表 6-13　2011—2021 年发布的糖尿病中医相关指南

指南名称	发布时间	制定机构	发布期刊	指南内容
中国 2 型糖尿病防治指南（2020 年版）	2021 年 4 月	中华医学会糖尿病学分会	中华糖尿病杂志/中华内分泌代谢杂志	中医章节：第 19 章"糖尿病的中医药治疗"
中国老年糖尿病诊疗指南（2021 年版）	2021 年 1 月	国家老年医学中心、中华医学会老年医学分会	中华糖尿病杂志/中华老年医学杂志	中医章节：第 19 章"老年糖尿病和中医药学"
糖尿病前期病证结合诊疗指南	2021 年 3 月	中国医师协会中西医结合医师分会内分泌与代谢病学专业委员会	世界中医药	中医指南
2 型糖尿病病证结合诊疗指南	2020 年 11 月	中国医师协会中西医结合医师分会内分泌与代谢病学专业委员会	中医杂志	中医指南
中国糖尿病临床诊疗指南	2019 年 1 月	中华中医药学会	中国中医药出版社/中华中医药学会网站	中医指南
中国糖尿病足防治指南（2019 年版）	2019 年 6 月	中华医学会糖尿病学分会、中华医学会感染病学分会、中华医学会组织修复与再生分会	中华糖尿病杂志	中医章节：糖尿病足溃疡的中医药治疗
中医治未病实践指南糖尿病足高危人群	2018 年 9 月	中华中医药学会	中华中医药学会网站发布	中医指南
国际中医药糖尿病诊疗指南	2017 年 10 月	世界中医药学会联合会	科学出版社	中医指南
糖尿病周围神经病变中医临床诊疗指南（2016 年版）	2017 年 4 月	中华中医药学会糖尿病分会	中医杂志	中医指南

续表

指南名称	发布时间	制定机构	发布期刊	指南内容
糖尿病前期中医药循证临床实践指南	2017 年 3 月	中华中医药学会	中医杂志	中医指南
中医眼科临床诊疗指南 糖尿病视网膜病变	2016 年 10 月	中华中医药学会	中华中医药学会网站发布	中医指南
糖尿病中医药临床循证实践指南（2016 版）	2016 年 6 月	国家中医临床研究基地、中医药防治糖尿病临床研究联盟	科学出版社	中医指南
糖尿病足溃疡中医循证临床实践指南	2015 年 10 月	中华中医药学会外科分会	中国中西医结合外科杂志	中医指南
糖尿病中医防治指南	2011 年 2 月	中华中医药学会	中国中医药现代远程教育	中医指南
糖尿病肾病中医防治指南	2011 年 2 月	中华中医药学会	中国中医药现代远程教育	中医指南
糖尿病视网膜病变中医防治指南	2011 年 2 月	中华中医药学会	中国中医药现代远程教育	中医指南
糖尿病周围神经病变中医防治指南	2011 年 2 月	中华中医药学会	中国中医药现代远程教育	中医指南

中医药在糖尿病领域积累了宝贵的理论基础和临床经验，如"三消理论""三型辨证"和"分期辨证"等独特的理论观点。早期的中医糖尿病指南多基于专家共识和个人经验总结而制订，缺乏高质量的循证医学支撑，不同指南存在较大分歧，给临床决策带来一定困扰。随着循证医学方法在中医领域的逐步推广，并有越来越多的高水平临床研究证据问世，中医糖尿病诊疗指南的制订逐渐规范，证据水平和推荐意见日益完善（图 6-2）。

（三）证据评价

临床实践指南属于二次研究证据，是指尽可能全面收集某一问题的全部原始研究数据，进行严格评价、整合、分析、总结后所得出的结论，因此，我们可以按照上述指南意见对该位老年患者进行降糖治疗。

（四）总结

对该患者的治疗建议：

1. 在口服降糖药物的基础上使用预混胰岛素治疗，密切监测血糖情况，防止低血糖发生。

2. 将控制血压、血脂水平达到目标值，综合治疗，防止并发症的发生发展。

3. 运用中医药理论进行辨证论治，开具适合的中药处方协助降糖。

随着越来越多高质量的、以患者为导向的科学证据的产生，糖尿病的治疗也必将不断进步和完善。作为临床医生，在工作中要注意及时更新循证医学证据，并结合个体化的患者，以科学的、批判的态度运用证据。全科医生应牢记：给予患者的是以人为中心的健康照顾，而不仅仅是一个数字或一个处方。

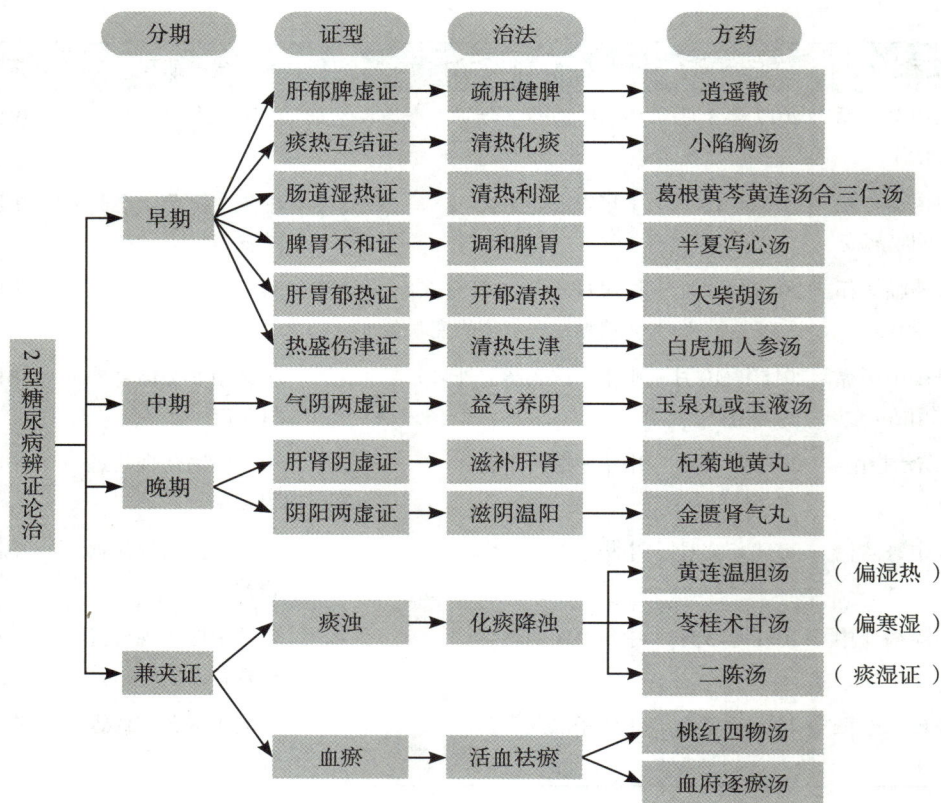

图 6-2　《2 型糖尿病中医防治指南》中医辨证施治路径图

【案例】围绝经期血管舒缩症状的全科循证

一、病例介绍

主观资料（S）：女性，50 岁，因"潮热盗汗半年余"来全科门诊就诊。患者诉其午后和夜间常常自觉阵发性发热，起自胸部，涌向头颈部，可波及全身，持续数十秒至数分钟不等，午觉醒来后常伴有突发性出汗，发作次数从每日 1~3 次增加到每日 10 余次。月经不调 1 年余，表现为月经周期延长，一般为 45 天，经期延长，一般为 10 天，无痛经，末次月经 2022-06-20。患者感潮热盗汗症状严重影响其日常生活质量，听说可以使用补充激素改善此症状，但又害怕激素会有很大的副作用，因此特来门诊寻求解决方案。

客观资料（O）：体温 36.5℃，心率 73 次/min，血压 118/78mmHg，身高 1.62m，体重 64kg，腹围 85cm，臀围 95cm，BMI 24.4kg/m^2。心肺听诊无异常；乳腺无压痛及包块；腹软无压痛及反跳痛，未触及包块，肝脾肋下未及。

初步评估：50 岁中年女性，目前处于围绝经期早期（Straw 分期：-2），此次因潮热盗汗即血管舒缩症状就诊。患者想寻找缓解潮热盗汗症状的治疗方案，并想了解绝经激素治疗的适应证、禁忌证及相关副作用。

需要进一步补充的患者资料：该患者既往体健，孕产史：1-0-0-1。否认近期有妊娠及原因不明的阴道出血，否认高血压、糖尿病、心脏病、免疫系统等疾病史，否认肝炎、结核等传染病史，否认乳腺癌、子宫内膜癌等性激素依赖性恶性肿瘤病史，否认现患脑膜瘤，否认骨折、骨质疏松及近 6 个月内患活动性静脉或动脉血栓栓塞性疾病。辅助检查：性激素六项+抗米勒管激素（2022-07-20）：

雌二醇（E_2）44.9mol/L，卵泡刺激素（FSH）62.2IU/L，黄体生成素（LH）31.3IU/L，孕酮（Prog）0.3nmol/L，催乳素（PRL）160IU/L，睾酮（TT）0.23nmol/L，抗米勒管激素（AMH）<0.01ng/ml。生化Ⅱ、糖化血红蛋白、甲状腺功能及抗体均未见异常。子宫及附件 B 超（2022-07-20）：子宫内膜厚度0.3cm，子宫未见异常。附件未见异常。乳腺及腋下淋巴结 B 超（2022-07-20）：未见异常。颈动脉、双下肢动静脉 B 超（2022-07-20）：未见异常。甲状腺及引流淋巴结 B 超（2022-07-20）：未见异常。心脏彩超（2022-07-20）：二、三尖瓣轻度反流。心电图（2022-07-20）：窦性心律；非特异性 T 波异常。骨密度（2022-07-20）：骨量减少。

二、实施循证医学步骤

（一）发现和提出临床问题

该病例中患者的问题很明确，即潮热盗汗（血管舒缩症状）能否通过绝经激素治疗得到缓解，并且是否存在禁忌证和副作用。那我们可以提出一个前景问题：绝经激素治疗是否能安全有效地缓解围绝经期女性血管舒缩症状？下面来构建 PICO 的问题：

患者（Patient）：围绝经期女性（Perimenopausal Woman）；

干预（Intervention）：绝经激素治疗（Menopause Hormone Therapy, MHT）；

对照（Control）：无对照/对照为非激素治疗（Non-Hormonal Therapy）；

结果（Outcome）：血管舒缩症状缓解（Relief of Vasomotor Symptoms）。

（二）文献检索

通过关键词"绝经激素治疗（menopause hormone therapy，MHT）""血管舒缩症状（vasomotor symptoms，VMS）"在中国知网、万方数据知识服务平台、中国生物医学文献服务系统、AAFP、PubMed、Embase、The Cochrane Library、UpToDate 等多个电子数据库查找证据。这里将以检索到的相关指南和临床随机对照试验研究进行举例说明：其中，由中华医学会妇产科学分会绝经学组专家修订的《中国绝经管理与绝经激素治疗指南（2018）》指出：绝经激素治疗（MHT）的最佳适应证是治疗血管舒缩症状、生殖泌尿道萎缩相关问题和预防绝经相关的低骨量及骨质疏松症。而 MHT 的风险取决于药物类型、剂量、使用时间、管理方式、启动时间，以及是否使用孕激素。MHT应依据现有最好的证据个体化进行，定期重新评估是否继续或停止 MHT，以获得最大收益及最小风险。对年龄小于 60 岁或绝经 10 年内无 MHT 禁忌证的妇女，针对 VMS、骨量丢失和骨折，启动MHT 治疗的收益风险比最高。这一指南观点同样得到了妇女健康倡议（WHI）组织的一项大型随机双盲前瞻性队列研究的佐证，研究表明患有 VMS 的妇女在接受雌激素和黄体酮治疗后，其症状减少了 85%。

另外，在一篇综述中，McCormick（2020）探讨了非激素治疗血管舒缩症状的方法，其中有认知行为疗法、催眠、补充植物雌激素、补充维生素、减肥、针灸等，但是相关疗效和证据等级均较低，仍待大量随机对照试验进行验证。

（三）证据评价

上述文献中的临床随机对照试验属于原始研究证据，其中在原始研究类型中其提供的证据等级排序从高到低如下：随机对照研究>非随机对照研究>队列研究>病例对照研究>横断面研究>病例报道。而指南和综述均属于二次研究证据，它是指尽可能全面地收集某一问题的全部原始研究证据，进行严格评价、整合处理、分析总结后所得出的综合结论，是对多个原始研究证据再加工后得到的更高层次的证据。因此,我们在每次检索时都应该确定拟弄清的临床问题,然后检索有关的医学文献,全面收集证据,最后对文献进行严格评价,将最佳成果应用于临床决策,总结经验并提升自我评价能力。

（四）总结

该病例中的患者现为围绝经期早期（Straw 分期：-2）,结合以上循证证据,该患者的潮热盗汗治疗方案及围绝经期阶段健康管理策略应考虑如下：

1. 每年健康体检、推荐合理饮食、增加社交脑力活动和健康锻炼。建议全谷物纤维、足量蔬菜和水果、每周 2 次鱼类食品、控糖（≤50g/d）、少油（25~30g/d）、限盐（≤6g/d）、限酒（酒精量≤15g/d）、戒烟、足量饮水（1 500~1 700ml/d）。每日规律有氧运动,每周累计 150min,另加 2~3 次抗阻运动,以增加肌肉量和肌力。

2. 启动 MHT 应在有适应证、无禁忌证、女性本人有通过 MHT 改善生活质量的主观意愿前提下尽早开始。

（1）适应证：不同年龄女性启动 MHT 获益不同,推荐在卵巢功能衰退后尽早启动。①绝经相关症状：如月经紊乱、潮热、多汗、睡眠障碍、疲倦、情绪障碍（如易激动、烦躁、焦虑、紧张、低落）等；②生殖泌尿道萎缩相关问题：阴道干涩,外阴阴道疼痛、瘙痒,性交痛,反复发作的萎缩性阴道炎,反复下尿路感染,夜尿、尿频、尿急等；③低骨量及骨质疏松症：存在骨质疏松症的危险因素及绝经后骨质疏松症。MHT 可作为预防 60 岁以下及绝经 10 年以内女性骨质疏松性骨折的一线选择。

（2）禁忌证：①已知或怀疑妊娠；②原因不明的阴道出血；③已知或可疑患乳腺癌；④已知或可疑患性激素依赖性恶性肿瘤；⑤最近 6 个月内患活动性静脉或动脉血栓栓塞性疾病；⑥严重肝肾功能不全；⑦血卟啉症、耳硬化症；⑧现患脑膜瘤（禁用孕激素）。

3. 接受 MHT 的女性每年至少接受一次全面获益/风险评估,包括绝经症状评分、新发疾病筛查、全面体检、必要的检查检验,讨论生活方式和防控慢病策略,根据评估结果个体化调整 MHT 方案。目前尚无证据支持限制 MHT 应用的时间,只要获益/风险评估结果提示获益大于风险则可继续使用 MHT。

4. 对于不可或不愿接受 MHT 的患者,可采用非激素治疗方法,如：选择性 5-羟色胺再摄取抑制剂、选择性 5-羟色胺和去甲肾上腺素双重再摄取抑制剂、可乐定、加巴喷丁、某些中成药（如香芍颗粒和坤泰胶囊）或某些植物药（如黑升麻）对缓解 VMS 及其他绝经症状可能有效。另外,如正念减压疗法、星状神经节阻滞、针灸、催眠等可能起到辅助治疗作用。

5. 中医认为,围绝经期综合征以肾阴虚为本,血管舒缩症状以虚阳上扰为标,中医治疗疾病从整体出发调理阴阳,治疗方法主要为内治法和外治法。其中,内治法主要包括：①经方,如柴胡桂枝汤、当归六黄汤加减、二至丸、大补阴丸、知柏四物汤加减等；②自拟经验方,如黄连静心汤、补肾和营汤加减等；③中成药,如更年安神胶囊、坤宝丸和知柏地黄丸等。外治法主要包括针灸疗法、耳穴贴敷、刮痧等。

围绝经期属于女性生命周期中的一个正常生理过程,但往往对诸多女性产生生理、心理方面的困扰,严重者常会导致疾病的发生。作为一名全科医生,需要运用循证医学工具,科学地对围绝经期女性采取生活方式的干预、心理疏导等有效措施,改善女性的生活质量。

【课后思考题】

1. 什么是循证医学？为什么说循证医学在临床实践和医学研究中非常重要？

2. 你认为中西医结合全科医学与循证医学的结合有何实际应用价值？它们在提高临床实践质量和患者满意度方面有何作用？

3. 你是否认为中西医结合全科医学研究与循证医学是未来医学发展的重要方向？为什么？

第七章

中西医结合"治未病"的诊疗方法

【学习目标】

□ 深入理解"治未病"的概念、本质、内容和方法,理解预防为主,注重个体化治疗的中医特色。

□ 掌握中西医结合在疾病预防、治疗和康复中的应用,以及中西医结合的优势和局限性。

□ 能够将所学的中医知识和技能应用于临床实践中,具备诊断和治疗常见疾病的能力。

第一节 "治未病"概述

一、"治未病"的概念

"治未病"一词,最早见于《黄帝内经》。《素问·四气调神大论》提出:"圣人不治已病治未病,不治已乱治未乱,此之谓也。夫病已成而后药之,乱已成而后治之,譬犹渴而穿井,斗而铸锥,不亦晚乎!"治未病理念自此而生,并在此基础上不断发展,时至今日,它代表的已经不仅是一个理念,还是一种思想,并逐渐发展成为一门学科。

首先,治未病是一种摄生养慎的理念。《素问·上古天真论》作为《黄帝内经》开篇,即对养生防病进行了叙述,从情志到日常生活都明确指出:"志闲而少欲,心安而不惧,形劳而不倦,气从以顺,各从其欲,皆得所愿。""法于阴阳,和于术数,食饮有节,起居有常,不妄作劳,故能形与神俱,而尽终其天年,度百岁乃去。"人体通过情志与日常生活的调节,与外界环境相适应,从而达到身心健康的状态,颐养天年。

由此可见,人之立世,先以养生为主,后面各种疾病的出现,皆是因为不从上教,"以酒为浆,以妄为常……逆于生乐,起居无节,故半百而衰也"。同时还指出"虚邪贼风,避之有时,恬惔虚无,真气从之,精神内守,病安从来",引出后面疾病的防治之法,即"避邪、养慎"是养生、防病的根本大法。

其次,治未病是一个思想体系。历代医家在《黄帝内经》的基础上,不断探索与实践,将治未病的理念推广、应用,根据天人合一、脏腑经络、阴阳五行等理论,在防止疾病发展、促进病后康复上,最终形成体系,称为治未病思想。在病因防病方面,《金匮要略》指出"养慎",即内养正气、外慎邪风之意。《金匮要略·脏腑经络先后病脉证》指出:"若人能养慎,不令邪风干忤经络……更能无犯王法,禽兽灾伤,房室勿令竭之,服食节其冷、热、苦、酸、辛、甘,不遗形体有衰,病则无由入其腠理。"并提出疾病的治疗原则是"适中经络,未流传脏腑,即医治之",在疾病初期,病情轻浅,正气未伤,治疗效果较好并能阻止传变。《医学源流论》中也提到"病之始生浅,则易治;久而深入,则难治",意思是生病宜早治,等到邪盛正虚之时,治疗就困难了。《难经》曰:"所谓治未病者,见肝之病,则知肝当传之与脾,故先实其脾气,无令得受肝之邪,故曰治未病。"疾病的传变发展是有规律的,应正确预测病邪的传变趋向,采取相应的治疗措施,阻止传变。叶天士针对温热病的特点,根据卫气营血的传变规律,提出了相应的治疗方法,总结出"务必先安未受邪之地"的原则,体现了既病防变的治疗观点。历代医家对治未病都非常重视,并不断发展,逐渐形成了相对完整的思想体系。

最后,希望可以建立治未病学科体系。目前"治未病"学科化已具备良好的基础条件,因此应积极探索构建其学科体系框架,促进该学科建设的条件不断成熟。2012 年 12 月国家中医药管理局发布《中医医院"治未病"科建设与管理指南(试行)》,2014 年正式发布《中医医院"治未病"科建设与管理指南(修订版)》。治未病科从刚开始的力量薄弱、手段有限、发展模式不清晰、社会知名度低,经过不断发展,取得了明显成效。近年来,又通过"互联网+"行动计划,使得"互联网+医疗"有了较好的发展条件。治未病科需要以医院作为百姓健康养护的基地,通过信息化手段服务于千家万户,最终实现国家中医药管理局对治未病科所要求的功能定位,而实现的手段就是"中医健康管理云平台"。未来,随着信息技术的利用,治未病科一定会有更好的发展。与此同时,与治未病相关的专著、教材和期刊论文也不断涌现。

我们应将"未病学"作为一门独立存在的学科进行建设,在学科体系理论框架的基础上,根据未病学所涵盖的学科发展现状、发展趋势,以及当前的社会发展需求,探讨未病学学科体系建设的思路和策略,提出既符合学科基础,又能适应发展需求的建议,为我国未病学的学科发展提供理论参考。

二、"治未病"的本质

"治未病"是针对个体健康状态,在病前、病中、病后各阶段,预防各类疾病风险的发生、发展和变化,防病治病相结合,以治病求本为原则,通过扶正祛邪及调理脏腑、气血、阴阳等,达到使人不生病、少生病、迟生病、带病延年、提高生存质量为目的的中医体系。

1. 正确理解"未病"的含义

(1)无病:即"五脏元真通畅"的状态。张仲景认为"五脏元真通畅,人即安和"。五脏元真通畅,是指体内的元气和真气既要充实,又要顺畅。气的充实代表气足,可满足机体生理功能需要,抵抗外邪,是谓"正气存内,邪不可干";气的顺畅就是气的调达舒畅,既要求情志顺畅,也要求五脏之气升降出入通畅。

(2)未成之病:机体已有不适感存在,如果不加重视,不予以调整或适当治疗,将会向疾病方向发展。目前,很多体检项目能够在疾病早期发现体内环境异常或机体平衡紊乱,但是机体尚未形成疾病。

（3）未发之病：即"欲病"状态，就像我们的亚健康，可能在面色、神态、脉象、舌象等方面还没有明显变化，患者自己感觉不明显，或者即使有轻度不适，但并不认为是病，没有放在心上，等到疾病发展到影响正常工作和生活时，才认为是疾病状态，而此时已经到了疾病的发作时期。

（4）未传之病：我们在临床上治疗原发性疾病时，还要兼顾其继发病或并发症的治疗，也就是"既病防变"。要能够预测疾病可能的发展方向，以防止其进一步进展。《金匮要略·脏腑经络先后病脉证》开篇就提出："夫治未病者，见肝之病，知肝传脾，当先实脾，四季脾王不受邪，即勿补之。中工不晓相传，见肝之病，不解实脾，惟治肝也。"

（5）未复之病：很多疾病治愈后还会反复发作，如哮喘、过敏性疾病、情志类疾病等，对于这类疾病，我们要注意"瘥后防复"。

疾病的发生、发展、复发都有顺逆传变的规律，正确预测疾病的发展则能够及时阻断其加重或传变。根据中医理论，疾病的发展传变主要包括五行传变和表里内外传变。五行传变包括母子传变，如"母病及子"，即疾病从母脏传来，病依据相生方向侵及属子的脏腑；"子盗母气"，即病变从子脏传来，侵及属母的脏腑。此外，还有乘侮关系传变。包括"相乘传变"，即相克太过而导致疾病传变，"相侮传变"，即反克为害。疾病的内外表里传变主要是通过经络完成的。在正常生理情况下，经络有运行气血、沟通表里、联络脏腑及感应传导的作用，而在病理状态下，经络则成为传递病邪、反映病变的途径。《素问·皮部论》："邪客于皮则腠理开，开则邪入客于络脉，络脉满则注于经脉，经脉满则入舍于腑脏也。"说明经络是从皮毛腠理内传于脏腑的传变途径。故而，在疾病产生后可以通过对此传变规律的分析进行预防。

2. 正确理解"治"的含义 治未病的"治"，具体包括"养、调、防、治"，是指采用不同的干预、治理方法。

"养"就是养生，主要是养正气，保持正常的生长发育、功能状态。《素问·上古天真论》："恬惔虚无，真气从之，精神内守，病安从来"，《素问·刺法论》"正气存内，邪不可干"，均说明"治未病"需要内存正气。

"调"就是调理，包含调和阴阳、调畅情志、调整体质，以及调节不合理的生活、饮食、作息方式等，使机体与自然界、社会达到一个和谐状态。

"防"可以理解为有目的地提前干预，防止疾病发生和传变，"防"作为治未病工作的核心内容，同"调"一起，都是为了防止机体失衡和异常状态的出现。了解机体状态，判断病变趋势，并能够采取正确的方法给予纠正，需要治未病的医生具有很强的判断能力。

"治"就是将机体的失衡部分予以纠偏，达到新的平衡。在疾病的治疗上，也提倡早治疗，防进展。《素问·阴阳应象大论》指出："邪风之至，疾如风雨。故善治者治皮毛，其次治肌肤，其次治筋脉，其次治六腑，其次治五脏。治五脏者，半死半生也。"对外感性疾病的进展及早期治疗的重要性给予总结。治疗的方法很多，后面会有专门的篇幅进行讨论。

因此，治未病的本质就是：以医学理论为指导，根据疾病发展规律，采用适当的"辨识、评估和干预"方法，将"养、调、防、治"手段结合在一起，对机体正常或者失衡的状态进行综合调理。

3. 治未病与临床医学的关系 治未病与临床医学既有相同之处，又有不同之处，相同之处就是所有的医学学科都有相应的理论基础、适用范围、各自优势。治未病在养生防病方面，与现代心理学、营养学、预防保健学有共同的服务群体，并且能够互相补充；在已病防变和病后防复方面，又与临床各科有着相互交叉、优势互补的关系。两者之间的不同在于,治未病注重个体的整体功能状态,是基于辨识、评估结果的基础上,主要管理个体的健康状态,对管理对象是全周期的管理,主要目的是改善、提升个体整体功能状态和防范风险,注重以人作为一个整体来管理,也就是针对将要或已经生病的人。而西医学的主要研究对象是疾病,这些疾病的诊断是基于大样本统计形成的特异性指标体系,所针对的对象是人生的病,评价指标也是注重于基于大样本统计形成的特异性异常指标体系是否变为正常。治未病与临床医学都来源于医疗实践,属于应用性很强的学科。不论其学科研究目的是人还是病,其服务对象都是人。最终目标都是最大限度地消除疾病给患者带来的危害,挽救和延长患者生命。

三、"治未病"的范畴

治未病的范畴应该包括未病先养、未病先防的养生篇;已病防变、先安未受邪之地的治疗篇;病后防复的康复篇。治未病有其理论基础,涉及多学科交叉,并带动相应产品开发。

理论基础:治未病的理念来源于中医,并且应用于中医临床各科的实践中。现代医学界,在20世纪末对健康和疾病的认识重新统一:医学不仅是关于疾病的科学,更是关于健康的科学。好的医生应是使人不生病的医生,而不仅是把病治好的医生。可见,医学的认识是相通的,医学的最终目的是保证人类的健康,让每个人都能够"积精全神,度天年而去"。所以,在新的发展时期,治未病的理论也应该与现代医学相结合,与相关学科结合,形成更加完善的理论体系。

学科交叉:从学科发展的角度来看,治未病的范围可能更广泛,包括发展模式、学科之间的交叉。在临床的分期诊疗过程中,每一阶段的受众都处于不同的生理、病理阶段。未病期以生理功能调节为主,需要与心理、预防保健、营养等相关科室相结合,侧重点在保持身体健康;已病期要以临床的生理病理变化为基础,不同系统疾病,要与相关的临床学科之间结合,侧重于治疗、复健、防止疾病的进展变化;病后期或相关慢性疾病的稳定期,要使相关学科与康复、营养、心理学等学科交叉结合。学科之间的交叉包含着理论基础、诊疗方法、诊疗技术等的相互融合、优势互补、取长补短。

产品开发:治未病的理论与诊疗基础,来源于我们祖国传统的文化与生活,是一个以"简、便、效、廉"为特色的学科,治未病科的相关衍生产品也是治未病体系中非常重要的一部分,包含文化、技术、器械等多个方面。

第二节　中西医结合"治未病"的内容与方法

一、"治未病"的内容

1. 未病先防　又称无病先防。是指人体在尚未生病之前,充分调动主观能动性增强体质,颐养正气,提高机体抗病能力,同时适应客观环境,采取各种有效措施,做好预防工作,从而防止疾病的发生。

中医以"正气内存,邪不可干"的论述,强调重视体质的内在因素。通过"谨察阴阳所在而调之,以平为期","饮食有节,起居有常,不妄作劳","精神内守,病安从来","顺应天时,天人合一","春夏养阳,秋冬养阴"等阴阳平衡、天人相应的养生之道来达到健康长寿的目的。中医认为,邪气是导致疾病发生的重要条件,故"虚邪贼风,避之有时"。如四时不正之气、居室环境不良之气、昼夜气温变化、汗出当风及肝阳上亢化风等外邪内因均需注意预防。只要采取适当方法,许多致病因素是可以避免的,很多疾病是可以预防的。

治未病思想代表了医学的前沿,治未病的早期干预,以人为本的个体化诊疗模式,整体调节的综合治疗理念与丰富多彩的治疗方法等在养生保健、防病治病中具有不可替代的作用。充分发挥治未病优势,存在着巨大的临床意义和社会效益。"未病先防"理论的现实意义在于追求"健康",未病先防,防病于未然,对疾病的态度从"有病求医"向"预防为主"转变,医学干预的切入点逐渐前移。这对提高人类的健康和疾病预防水平有着重要意义,还可以节省大量的治疗花费和医疗资源,减轻医疗卫生负担。

2. 欲病防发 欲病是指疾病将发而为未发生的一种状态,介于健康和疾病之间,可表现为人的躯体和心理出现种种不适感觉和症状,活力降低,适应能力下降,用西医学检测未能发现阳性指标,或者虽有部分指标的改变,但不符合西医学有关疾病的诊断标准。

欲病之说始见于唐代孙思邈《备急千金要方·论诊候第四》:"古人善为医者,上医医未病之病,中医医欲病之病,下医医已病之病,若不加心用意,于事混淆,即病者难以救矣。"随着人们工作和生活节奏的日益加快,不良的生活习惯导致很多年轻人出现神疲倦怠、食欲不振、胸闷气短、失眠健忘、面色萎黄、头晕眼花、心悸乏力等,到医院检查发现各项指标一切正常,但是机体状态离"健康"相差甚远,这种状态就是中医所说的"欲病"。西医学所说的亚健康概念亦属于欲病范畴。

欲病阶段是疾病发生与否的关键时期。正确判断欲病的状态及程度,并选择正确的方法防止疾病的发生至关重要。防微杜渐是欲病防发的核心,也是治未病学的核心之一。正如孙思邈所说"凡人有少苦,似不如平常,即须早道。若隐忍不治,冀望自瘥,须臾之间,以成痼疾",并提出"消未起之患,治未病之疾,医之于无事之前",因此,对于"欲病",应及早干预,使之恢复健康,防止向"已病"发展。

欲病防发的途径有很多,如调治心态、运动健身,关键是要在医生的指导下辨证施治。中医可以根据临床表现、舌象、脉象四诊合参进行辨证干预,运用中医的理法方药,通过实践充分发挥中医药的优势,使"欲病"状态转为健康状态。

3. 已病防变 又称既病防变,所谓已病或既病,是指已经发生的、明确诊断的疾病,此处的明确诊断是指现代医学有明确的疾病诊断,临床上很多疾病,尤其是慢性病,其病理变化或病理产物会对机体造成二次损伤,产生并发症,不断进展发生变症。因此,对于原发病的早期有效控制,并了解疾病的进展趋势,给予早期预防和截断,可延缓和减轻并发症的发生,先安未受邪之地,防止传变。

临床上很多疾病,在早期就有症状可寻,容易被忽视,应该了解疾病的早期症状,在日常科普及临床诊疗中给予重视,如头目眩晕,拇指和次指麻木,口眼和肌肉不自主跳动为中风预兆,必须重视防治,以免酿成大患。

明确诊断的疾病,在初期病情轻浅,及早诊治,尚能保护正气免受损伤,日久病情逐渐加重,由局部到整体,由小到大,称为传变。因人体"五脏相通,移皆有次,五脏有病,则各传其所胜",五脏体系为中心的经络、气血精津液之间互相联属,机体的体质各异,性格、生活习惯、生活境遇各不相同,所以传变的规律不尽相同。但是相应的传变总有规律可循,如外感病的六经、卫气营血、三焦传变;内伤杂病的五行生克制化规律、经络、表里传变等。

　　根据疾病传变规律,实施预见性干预和治疗,以控制其传变。能够认识和掌握疾病的传变途径及其规律,及时而适当地作出防治措施,从而制止疾病的发展或恶化。这是已病防变的主要原则。如《金匮要略》中所说"见肝之病,知肝传脾,当先实脾"。因此,临床上治疗肝病时常配合健脾和胃之法,就是要先补脾胃,使脾气旺盛而不受邪,以防止肝病传脾。五脏之伤,穷必及肾。如,在温热病发展过程中,由于热邪伤阴,胃阴受损的患者,病情进一步发展,则易耗伤肾阴。据此,清代医家叶天士提出了"先安未受邪之地"的防治原则。在甘寒以养胃阴的方药中,加入"咸寒"以养肾阴的药物,从而防止肾阴耗伤。

　　中医学关于疾病传变的理论是研究疾病发展的机转、趋向和转归的一种理论,不仅关系到临床治疗,而且对于早期治疗、控制疾病的进展、推测疾病的预后,均有重要的指导意义。

　　4. 病后防复　是指在病情稳定或病愈之后,采取巩固性治疗或预防性措施防止疾病复发,是治未病理论的重要原则和内容。

　　临床上许多疾病具有反复发作的特点,如何预防这些疾病的复发是"病后防复"的主要任务。与单纯的预防疾病的发生有所不同,病后防复要预防的是疾病病情稳定或病愈后的再次发作。机体罹患疾病后,通过积极的治疗,症状消失或减轻,获得了临床好转或痊愈。但是,一般机体病后初愈或临床症状稳定之时,大多仍会有气虚血少、津亏液枯、脏腑不足等自身正气未安或寒凝血瘀痰阻等余邪未净、潜伏于内的病理特点,故常或因复感新邪,或因病后滥施补剂,药物调治失措,或因过度操劳,饮食起居、情志失当而复发。如《素问·疟论》说"夏伤于大暑,其汗大出,腠理开发,因遇夏气凄沧之水寒,藏于腠理皮肤之中,秋伤于风,则病成矣";因此,病后防复就是通过对患者机体生理状况和所患疾病的病情、病理、诊疗情况和预后的深入了解和判断,及时发现复发因素,着力祛除留滞未尽之余邪,恢复机体气血精神、脏腑功能,达到邪除正安、病不复发的目的。"病后防复"是在机体病后初愈或稳定状态下的"未病先防",更是防止机体病情重复及恶化的"既病防变"。

　　随着经济高速发展,人们的生活方式发生了很大改变,人类的预期寿命也不断增加,许多慢性病、老年病成为常见病,医疗条件的不断提高也使许多疾病从过去的不治之症变为可控之疾。然而,众多从慢性病、老年病和急危重症的急性期中存活的患者也面临着反复发作的风险,不仅生活质量无从保证,社会和家庭也承担着更加沉重的医疗负担。因此,中医治未病理念在现代社会中具有重要意义,尤其是在应对慢性病、老年病以及急危重症的反复发作和长期管理方面。

二、"治未病"的方法

　　自《黄帝内经》开始,治未病思想一直贯穿整个中医药发展史,从药物调补、四时调摄、饮食起居、健身运动,到精神养生都积累了丰富的经验。其方法包括内服法、外治法、导引法、情志疗法及五音疗法等。《扁鹊心书·须识扶阳》中说"人于无病时,常灸关元、气海、命门、中脘……虽未得长生,亦可保百年寿矣",提出了采用艾灸"治未病"以养生延年;《金匮要略·脏腑经络先后病脉证》中指出"适中经络,未流传脏腑,即医治之。四肢才觉重滞,即导引、吐纳、针灸、膏摩,勿令九窍闭塞",涵盖了运用针灸、膏摩等外治及导引等方法"治未病",防止疾病传变。

(一)内服法

　　中药内服疗法是把一种或多种药物配伍成方,或加水煎煮,或浸酒泡制,或与食物同烹,或制成膏、丹、丸、散等剂型吞服,从而达到调治身体的方法。内服疗法以其奏效迅速、作用强,广泛应用于内科、外科、妇科、儿科、伤科、骨科、皮肤科等领域。《备急千金要方·论服饵》说"四十以上,则不可服泻药,须服补药。五十以上,四时勿缺补药。如此乃可延年",此属于"治未病"中的未病先防。"肝病实脾"是《金匮要略》中最著名的已病防变理论,《金匮要略·脏腑经络先后病脉证》中指出:"见肝之病,知肝传脾,当先实脾。"即临床对肝郁或肝虚而又素体脾虚的患者,即使暂未出现脾病症状,也应在疏肝或益肝的同时,及时加入健脾之药进行预先性治疗,控制疾病的传变和危变。温病治疗上的"截断疗法"全面体现了已病防变原则。本法的适用范围十分广泛,包括内服汤剂、药茶、膏方,丹丸散剂、药膳、药酒等。

1. 汤剂　是将中药饮片混合加水浸泡,再适当煎煮,去渣取汁而成的液体剂型,汤剂主要供内服,如麻黄汤、桂枝汤等。金元医家李东垣说"汤者,荡也,去大病用之"。汤剂是我国应用最早、最广泛的一种剂型,其特点是吸收较快,能迅速发挥药效,便于根据病情的变化而随症加减使用,适用于病症较重或病情不稳定的患者。凡汤剂煎煮时,忌用铜铁器和沸水。现代研究发现,有些中药汤剂可以降低气道黏膜的过度免疫应答,促进气道黏膜的损伤修复,使黏膜免疫达到平衡状态,起到类似中医"正气"卫外的防御作用,从而达到控制疾病进程、预防急性发作的目的,体现中医"治未病"理论的"已病防变"。

2. 药茶　也称"茶剂",指以原植物的叶、花、实、根等切制净选后直接泡用,或以单味或小复方中药材为原料配用茶叶,采用不同工艺制成粗末茶、块状茶、袋泡茶等茶剂,以沸水冲泡或加水稍煎后饮用的一种中药传统剂型。药茶由汉代始至今至少已有 2 000 多年的历史,经过历代医药学家和养生家的应用、发挥和完善,药茶已经成为我国人民防病治病与养生保健的一大特色,目前广泛应用于防病健身、医疗、美容等方面。孙思邈曾在《备急千金要方》中载有"竹茹芦根茶"等 10 首药茶方。王焘在《外台秘要》中载有"代茶新饮方",详细论述了药茶的制作和饮用方法。近年来出现许多健身、减肥的新产品,如午时茶、刺五加茶、减肥茶等,应用非常广泛。但需注意,在药茶的应用过程中,仍需结合中医理论辨证论治,才能获得疗效。

3. 膏方　亦称膏滋,是在一味单方或大型复方汤剂的基础上,根据人的不同体质、不同临床表现确立不同处方,经浓煎后掺入某些辅料而制成的一种稠厚状半流质或冻状剂型,是一种具有营养滋补和治疗预防等综合作用的中药内服制剂。膏方是中医学中具有鲜明特色的组成部分,是"治未病"的重要内涵。我国现存最早的医学方书《五十二病方》中记载的膏方有 30 余种。现存最早的药物学专著《神农本草经》亦有"药性有宜丸者,宜散者,宜水煮者,宜酒浸者,宜膏煎者"的记载。膏方因其滋补作用,也有人称其为滋补药,广泛地使用于内、外、妇、儿、骨伤、五官等科疾患及大病后体虚者。但膏方并非能治百病,更不是越贵越好,且因其滋腻,若有外感或痰湿之邪泛滥,尚需谨慎运用。

4. 药膳　是在中医理论和烹饪、营养理论指导下,将食物与药物相配合而做成的食物,可起到保养正气、抵御外邪、提高机体抗病能力的作用。药膳起源可以追溯至上古时期,在我国自文字出现以后,甲骨文与金文中就已经有了"药"字与"膳"字。因其形为食品,性是药品,广为大众所接受。药膳疗法的适用范围甚广,可用于临床各科疾病的辅助治疗,尤以慢性虚损性疾病见长,还可作为保健强身、延年益寿之用,并在"治未病"的不同阶段发挥着重要作用。尽管药膳在保健、养生、康复中有很重要的地位,但药膳不能代替药物疗法;在运用药膳疗法时,还应注意食物之间、药物之间,以及食物与药物之间的配伍禁忌。

5. 药酒　　是将药物比例用白酒或黄酒浸泡,去渣取液供内服或外用。酒素有"百药之长"之称,性温,味辛而苦甘,有活血通络、易于发散和助长药效的特性,故常于祛风通络和补益方剂中使用,具有温通血脉、宣散药力、温暖肠胃、祛散风寒、振奋阳气、活血通络、消肿止痛、消除疲劳等作用,被广泛用于内、外、妇科疾病的治疗,以及养生保健、美容润肤、病后调养、益寿延年等,常见有风湿药酒、参茸药酒、五加皮酒等。《千金翼方》载酒方20首,是我国现存医著中最早关于药酒的专题论述。选用药酒时须咨询专业中医师,根据中医理论辨证论治。此外,肝病、高血压病、冠心病、中风患者不宜服用药酒。

6. 丸丹散

（1）丸剂:是将药物研成细粉或用药材提取物,加适宜的黏合剂制成的圆形固体剂型。丸剂与汤剂相比,吸收较慢,药效持久,节省药材,体积较小,便于携带与服用。李东垣说"丸者,缓也,舒缓而治之也"。丸剂一般适用于慢性、虚弱性疾病,如六味地黄丸、香砂六君丸等;也有取峻药缓治而用丸剂的,如十枣丸、抵当丸等;还有一些方剂中含较多芳香走窜药物,不宜入汤剂煎煮而制成丸剂的,如安宫牛黄丸、苏合香丸等;而水溶性基质滴丸具有速效作用,适用于中风等急性病证。但是,某些传统丸剂剂量较大,服用不便,儿童及有吞咽障碍的患者不宜服用。

（2）散剂:是将药物粉碎,混合均匀而制成的粉末状制剂。由于散剂表面积较大,根据其用途,分内服和外用两类。内服散剂一般是研成细粉,以温开水冲服,量小者亦可直接吞服,如七厘散、行军散等,亦有制成粗末,临用时加水煎煮去渣取汁服的,称为煮散,如银翘散、败毒散等。外用散剂可供皮肤、口腔、咽喉、腔道等处应用;专供治疗、预防和润滑皮肤的散剂又称为撒布剂或撒粉。李东垣说"散者,散也,去急病用之"。散剂的历史由来已久,是一种古老的中药剂型,《黄帝内经》中就已有散剂治疗疾病的记载,具有制备简单、便于取用、方便保存、吸收较快、节省药材、性质较稳定、不易变质、奏效较快和便于携带等优点,至今仍是中医常用的治疗剂型。

（3）丹剂:一般指汞、铅、砷等多种重金属与其他药物混合后,经过升华炼制而成的剂型。丹剂并非一种固定的剂型,内服丹剂有九剂,也有散剂。丹药起源于道教的炼丹术,也是道家炼丹术的延续与发展,但因其含有较多重金属而使用范围日益减少,而仅以药品贵重或药效显著而名之曰"丹",如至宝丹、活络丹等。

（4）中成药:中成药是由中药材按一定治病原则配方制成、随时可以取用的现成药品。此类药品均现成可用、适应急需、存贮方便、能随身携带,省去了煎剂煎煮过程,消除了中药煎剂服用时特有的异味和不良刺激等。

（二）外治法

外治法的应用实际早于内治,在神农尝百草以前便有了砭石、草药外敷治病。《黄帝内经》从理论上给予外治以指导,其中记载了针、灸、熏、贴、蒸、洗、发、熨等诸多外治疗法。体表皮毛、腠理、穴位通过经络气血与内脏相联系,体表的病变采用外治法比内治更捷径。"外治之理,即内治之理;外治之药,即内治之药,所异者法耳。"此乃清代外治专家吴师机在其著作《理瀹骈文》中对中医外治的高度概括。

1. 针刺　　是指在中医理论指导下,把针具(通常指毫针)按照一定的角度刺入患者体内,运用捻转与提插等针刺手法对人体特定部位进行刺激从而达到治疗疾病的目的。刺入点称为人体腧穴,简称穴位。针刺疗法主要包括毫针疗法、三棱针疗法、皮肤针疗法、耳针疗法、头针疗法、水针疗法及电针疗法等。针刺能刺激人体腧穴,起到调和阴阳、扶正祛邪、行气活血、疏通经络的作用。针刺的适应证非常广泛,内、外、妇、儿等各科都可应用,根据不同的病症选用相应的穴位进行针刺,对于疼痛性病症、功能失调性病症及某些急性病症,可视为首选疗法。但对于严重的过敏性、感染性皮肤病者,患有出血性疾病者,月经期妇女,以及患者过度饥饿、暴饮暴食、醉酒后、精神过度紧张时,均不宜行针刺治疗。

针刺疗法起源于我国原始社会,萌芽于新石器时代。古代最原始的针刺工具称为"砭石"。《伤寒论》中提出"太阳病,头痛至七日以上自愈者,以行其经尽故也。若欲作再经者,针足阳明,使经不传则愈"及"伤寒,腹满、谵语、寸口脉浮而紧,此肝乘脾也,名曰纵,刺期门",均体现了"治未病"思想中的已病防变。

2. 灸法　是用艾绒或其他药物放置在体表穴位,或患处上烧灼、温熨,借助灸火的温热之力和药物的作用,透入肌肤,通过经络传导,温通气血,扶正祛邪,达到治病或保健目的的一种治疗方法。灸法广泛应用于内、外、妇、儿各科,特别是肩周炎、腰肌劳损、腰腿疼痛、骨质增生、腰椎间盘突出、胃脘疼痛、咳喘、面瘫、痛经等疾病,但对于中医范畴内的实热证或阴虚发热病证,如高热神昏、高血压危象、肺结核晚期、大量咯血、严重贫血、急性传染性疾病,以及患有器质性心脏病伴有心功能不全、精神分裂症的患者不宜进行灸疗。灸法的起源很早,《素问·异法方宜论》就有"脏寒生满病,其治宜灸焫"的记载。长期临床实践证明,灸法具有温散寒邪、温通经络、活血逐痹、回阳固脱、消痰散结、强身保健等多方面的作用,同时又可弥补药物内服与针刺疗法的不足,故《医学入门》说"药之不及,针之不到,必须灸之",《灵枢·官能》亦说"针所不为,灸之所宜"。灸法是"治未病"的重要疗法。晋代范汪在《范东阳杂病方》中有灸法防霍乱使人"终无死忧"的记载,并首次提出"逆灸"的概念,即指使用灸法保健防病的预防性灸疗。明代杨继洲在《针灸大成》中指出"宜急灸三里、绝骨四处各三壮"以预防中风。

3. 推拿　又称按摩,是直接以医师的双手为工具,在患者体表施以特定的手法,以调和阴阳、行气活血、疏通经络,达到防病治病的目的。《素问·调经论》:"神不足者,视其虚络,按而致之……以通其经,神气乃平。"《素问·举痛论》:"按之则热气至,热气至则痛止。"推拿疗法具有易学易用、经济简便、见效迅速、副作用小等特点。推拿的应用很广,在骨伤、内、妇、儿、五官科,以及保健、美容等方面均可适用,如因风湿引起的肩、背、腰、膝等部的肌肉疼痛、肌肉萎缩、关节炎、偏头痛、三叉神经痛、肋间神经痛、坐骨神经痛、腰背神经痛、颜面神经麻痹等症。其他如神经性呕吐、消化不良、习惯性便秘、胃下垂、慢性胃炎、失眠、遗精、痛经、神经症等,都可考虑使用或配合使用推拿;各种急性传染病,各种恶性肿瘤的局部,诊断不明确的急性脊柱损伤,出血性疾病,严重的心脑血管疾病等不宜推拿。

4. 拔罐　是借助热力或其他方法排除罐内空气,从而产生负压,使罐具吸着于皮肤,造成瘀血现象,达到治病防病目的的一种治疗方法。因古人多以牛、羊的角作为拔罐工具,又被称为"角法"。与常用的中医疗法相比,拔罐有其独特的优势,即治疗部位深,见效快,面积大。正是由于拔罐疗法的面积大,所以相对于针灸等治疗,对取穴的精准性更加易于掌握。拔罐疗法的应用范围十分广泛,在临床上已从早期的疮疡,发展到用来治疗包括内、外、妇、儿、皮肤、五官等科的100多种疾病。拔罐的镇痛效果尤为显著,无论是内科的头痛、腹痛、胆绞痛、风湿痛,还是外科的急性腰扭伤、慢性软组织损伤,都可以用拔罐疗法取得较好的疗效。但对于有自发性出血倾向或损伤后出血不止的患者,皮肤严重过敏或患有传染性疾病者、重度心脏病、心力衰竭、呼吸衰竭及严重水肿的患者,肺结核活动期、妇女经期,均不宜使用拔罐疗法;恶性皮肤肿瘤患者或局部破损溃烂、外伤骨折、静脉曲张、体表大血管处、皮肤丧失弹性者,局部皮肤也不宜拔罐。

5. 刮痧　是以中医基础理论为指导,通过特制的刮痧器具和相应手法,蘸取一定介质,在体表进行反复刮动、摩擦,使皮肤局部出现红色粟粒状或暗红色出血点等"出痧"变化,以达到活血透痧的作用。刮痧作为一种传统的中医外治法,其起源可追溯到古代的砭石疗法。据文献记载,最早用砭法给人治病的是伏羲,而我们熟悉的神医扁鹊也是一位砭术大师;唐代人们已使用萱麻来刮治疾病;刮痧治病最早见于宋代的《叶氏录验方》;明代《医学正传》记载:治痧证,或先用热水蘸搭臂膊而以萱麻刮之;清代刮痧操作方法更为完善,《痧胀玉衡》提出:刮痧法,背脊颈骨上下,又胸前、胁肋、面背、肩臂痧,用铜钱蘸香油刮之。在治疗某些急症、痛症、慢性病时,刮痧更有其独到之处,如头痛、牙痛、各种神经痛、腰痛、腿病、肩痛,以及感冒发热、咳嗽气喘、肠胃病、食欲不振、糖尿病、乳腺增生、痛经、月经不调等病症;但对于有严重的心脑血管疾病患者、急性期肝肾功能不全者、全身水肿者、有出血倾向的病症、严重贫血者禁止刮痧。体内有恶性肿瘤的部位,应避开肿瘤所在部位,在其周边刮拭。

6. 中药贴敷(穴位贴敷、膏药贴敷、耳穴压丸)　是以中医基本理论为指导,应用中草药制剂,施于皮肤、孔窍、腧穴及病变局部等部位的治病方法。贴敷疗法是在传统中医理论基础上发展起来的一种内病外治法,通过与《黄帝内经》中"春夏养阳,秋冬养阴"的理论相结合形成了三伏贴、三九贴等治法。目前贴敷疗法应用疾病谱相当广泛,其治疗范围已涉及内、外、妇、儿等多种学科多种疾病,尤以呼吸系统应用为多,不仅可用于疾病治疗,也可用于预防,但对于有严重心血管疾病、开放性损伤、皮肤损伤的患者,以及孕妇的腹部和腰骶部,禁用中药贴敷。中药贴敷主要分为穴位敷贴、膏药敷贴、耳穴压丸和烫熨贴等。

穴位贴敷疗法是将中药进行加工后形成不同剂型,贴敷在相应的治疗穴位上,药物经腠理直接吸收发挥药效,并刺激穴位,起到疏通经络、调节脏腑阴阳、抵御病邪的作用。穴位贴敷疗法"治未病",目前主要用于"冬病"的防治。

膏药,古代称为薄贴,是中医临床常用的外治方法。它遵循中医辨证论治及中药的功效、主治与归经原则,充分调动药物互相协调为用的效能,主要用来治疗风寒湿痹、疮疡肿痛等疾病。清代医家吴师机在《理瀹骈文·略言》中说:"膏药治病,无殊汤药,用之得法,其响立应。"由于膏药直接敷贴于体表,而制作膏剂的药物大多气味较浓,再加入辛香走窜极强的引经药物,通过渗透皮肤,内传经络、脏腑,起到调气血、通经络、散寒湿、消肿痛的作用。

7. 中药熏洗　是熏蒸和洗涤的统称,常用方法有熏蒸、溻渍、淋洗和足浴等。本法是以中医理论为指导,利用中药煎汤或煮沸之后产生的蒸气在皮肤或患处进行熏蒸、淋洗的方法,借助药力和热力,通过皮肤、黏膜作用于机体,以祛邪止痛,疏通腠理,调畅气血,调和脉络,从而达到预防和治疗疾病的目的。唐代孙思邈在《备急千金要方》中记载了中药熏蒸治疗中风不语的方法。元代医家齐德之在《外科精义》中进一步总结前人的熏洗经验:"其在四肢者溻渍之;其在腰腹背者淋射之;其在下部委曲者浴渍之",还指出溻渍能够"宣通行表,发散邪气,使疮内消",并能"疏导腠理,通调血脉,使无凝滞也"。中药熏洗适应证广,尤其适用于腰酸背痛症、肩周炎、骨性关节炎、肢体功能障碍等疾病,但妇女月经和妊娠期,高血压、急性传染病、重症心脑血管疾病患者不宜使用本法。

8. 灌肠　是指用具有泻毒、化瘀、理气等作用的药液或掺入散剂灌肠,以治疗疾病的方法。本法起源较早,汉代张仲景《伤寒论》中就有用猪胆汁灌肠治疗便秘的记载。灌肠疗法适用于便秘、腹泻、结肠炎、肠无力等症,禁用于急腹症、消化道出血、妊娠、严重心血管疾病、动静脉瘤、心肺脑功能不全、严重结肠溃疡、严重痔疮等疾病。

第三节　中西医结合"治未病"诊疗案例

一、病历资料

1. 现病史　患者,女性,63 岁,因"腰背部疼痛 3 年,加重 2 个月"到社区卫生服务中心就诊。患者 3 年前开始无明显诱因下出现腰背部反复疼痛,近 2 个月疼痛症状加重,加重时出现全身性疼痛且卧床不起,曾于外院就诊,多次检测"风湿免疫因子"未见异常。

2. 既往史　患者 5 年前有左侧桡骨骨折史;否认有高血压、糖尿病等慢性疾病史;否认传染病史,否认吸烟、饮酒史,否认长时间服用糖皮质激素史。绝经 20 年,育有一女,丈夫与女儿均体健,母亲患有骨质疏松症,父亲患有高血压。

3. 体格检查　T 36.7℃,P 76 次/min,R 19 次/min,BP 120/84mmHg,HR 162cm,体重 49kg,BMI 18.7kg/m²。心、肺和腹部检查无异常体征。双侧肾区无叩击痛,双下肢无水肿,四肢关节无红肿畸形。

4. 实验室和辅助检查　血、尿常规:正常。血钙(Ca)2.26mmol/L,血磷(P)1.16mmol/L。肝肾功能:谷丙转氨酶(ALT)13IU/L,谷草转氨酶(AST)24IU/L,γ-谷氨酰转移酶(GGT)37IU/L,尿素氮(BUN)6.2mmol/L,肌酐(SCr)55μmol/L、血尿酸(UA)206pmol/L。

胸、腰椎 X 线摄片:胸椎前凸,胸椎侧弯,$L_{1\sim4}$ 椎体上下缘向内凹陷,椎体间隙增宽。

超声骨密度检查提示:骨质疏松。

心电图:窦性心律,正常心电图。

5. 诊治经过　初步诊断:原发性骨质疏松症。

诊治经过:全科医生仔细询问了患者的饮食习惯、日常运动以及近期是否有外伤等情况,发现患者长期以来因进食牛奶有腹泻现象,故很少进食乳制品,有长期饮用咖啡的习惯,且体形消瘦,很少进行户外运动。同时,患者绝经较早,有骨折史,母亲患有骨质疏松症,结合患者的疼痛症状,考虑原发性骨质疏松症可能。全科医生首先给患者进行了胸、腰椎 X 线摄片,结果显示:胸椎前凸,胸椎侧弯,$L_{1\sim4}$ 椎体上下缘向内凹陷,椎体间隙增宽;超声骨密度检查提示:骨质疏松。故全科医生拟诊为骨质疏松症,建议患者转诊到上级医院骨质疏松专科医生处行骨密度测定,进一步明确诊断。

经专科医生诊治,其骨密度检测结果显示:$L_{1\sim4}$ T 值−3.2;左股骨 T 值−2.6;右股骨 T 值−2.3。实验室检查提示,甲状旁腺激素 41.6ng/L,骨型碱性磷酸酶 56IU/L,骨钙素 9.1ng/ml,25-羟基维生素 D 7.5ng/ml。Ⅰ型胶原氨基端前肽(PINP)43.7ng/ml,Ⅰ型胶原羧基端前肽(β-CTX)782.6pg/ml。基于上述检查情况,考虑患者为原发性骨质疏松症,根据患者病情特点,专科医师给予鲑降钙素注射液 50IU,隔日一次,肌内注射;阿法骨化醇 0.5μg,每日 1 次,口服;碳酸钙 D3 片 1 粒,每日 1 次,口服。

1 个月后,患者至全科门诊就诊,其疼痛症状明显改善,全科医生建议停止饮用咖啡,多进食酸奶、豆浆等乳制品以及含钙量高的食物，增加户外运动，多晒太阳，同时防止跌倒。停用鲑降钙素注射液，改予阿仑膦酸钠 70mg，每周 1 次；阿法骨化醇 0.5μg，每日 1 次；碳酸钙 D3 片 1 粒，每天 1 次，口服治疗。3 个月后，复查患者血钙、血磷、尿钙均正常，骨钙素 12.2ng/ml，25-羟基维生素 D 15.6ng/ml，Ⅰ型胶原氨基端前肽（PINP）49.3ng/ml，Ⅰ型胶原羧基端前肽（β-CTX）691.5pg/ml。全科医生建议其继续目前治疗，定期检测血钙、血磷、尿钙、骨转换生化标志物、骨密度等指标。

二、病例分析

1. 病史特点

（1）女性，63 岁，腰背疼痛 3 年，加重 2 个月。

（2）外院就诊查"风湿免疫因子"未见异常，服用各种抗"风湿"药未见明显改善。

（3）有桡骨骨折史，绝经 20 年，母亲患有骨质疏松症。有长期嗜咖啡史，无规律户外运动习惯。

（4）体格检查：BP 120/84mmHg，BMI 18.7kg/m²。心、肺和腹部检查无异常体征。双侧肾区无叩击痛，双下肢无水肿，四肢关节无红肿畸形。

（5）实验室和辅助检查

血、尿常规：正常。血 Ca 2.26mmol/L，P 1.16mmol/L。肝肾功能：ALT 13IU/L，AST 24IU/L，GGT 37IU/L，BUN 6.2mmol/L，Cr 55μmol/L、UA 206pmol/L。

胸、腰椎 X 线摄片：胸骨前凸，胸椎侧弯，$L_{1~4}$ 椎体上下缘向内凹陷，椎体间隙增宽。

超声骨密度检查提示：骨质疏松。

心电图：窦性心律，正常心电图。

2. 诊断与诊断依据

诊断：原发性骨质疏松症。

诊断依据：患者有桡骨骨折史，有骨质疏松家族史，且绝经较早，体形消瘦，长期嗜饮咖啡，极少进食乳制品，无户外运动等不良生活习惯。3 年前开始出现腰背部反复疼痛，风湿免疫因子、甲状旁腺激素、骨型碱性磷酸酶均无异常。骨密度检测结果提示：T 值≤−2.5，故原发性骨质疏松症诊断明确。

3. 鉴别诊断

患者否认长期服用糖皮质激素史，病程中多次检查风湿免疫因子、甲状旁腺激素、骨型碱性磷酸酶均无异常，根据该患者临床表现，首先考虑原发性骨质疏松症，继发性骨质疏松症可排除。在诊断原发性骨质疏松症之前，需排除其他影响骨代谢的疾病，如内分泌疾病，性腺、肾上腺、甲状旁腺及甲状腺疾病等；免疫性疾病，类风湿性关节炎等；影响钙和维生素 D 吸收和调节的肠道和肾脏疾病；多发性骨髓瘤等恶性疾病；长期服用糖皮质激素或其他影响骨代谢的药物；各种先天和获得性骨代谢异常疾病。

三、处理方案及基本原则

骨质疏松症的严重后果是发生骨质疏松性骨折（脆性骨折），导致生活质量下降，出现各种合并症，最终致残、致死。因此，骨质疏松症的预防比治疗更为现实和重要，应积极避免和及时处理各种危险因素，合理膳食，自幼年起摄入足够钙、维生素 D、维生素 B_{12}、维生素 K，蛋白质的摄入应适量，少年时代起应坚持适量运动，尤其负重锻炼，以获得理想的骨峰值。老年人膳食亦应合理，少饮酒和咖啡,不吸烟,不滥服镇静药,妇女绝经后应早期进行超声骨密度筛查或骨密度测定,坚持随访,必要时可应用雌激素替代治疗。加强自我保护意识,加强户外体育锻炼,注意防止跌倒,减少骨折的发生。骨质疏松预防和治疗的基本原则包括基础措施、药物干预和康复治疗。

1. 调整生活方式　是骨质疏松症预防和治疗的基础措施,也是骨质疏松症健康教育的重点内容。包括均衡饮食,多食富含钙、低盐和适量蛋白质的食物;适当户外活动和日照,有助于骨健康的体育锻炼和康复治疗,避免吸烟、酗酒,慎用影响骨代谢的药物;采取防止跌倒的各种措施;加强自身和环境的保护措施(各种关节保护器)等。例如,本例患者就应劝其停止饮用咖啡,多进食酸奶、豆浆等乳制品以及含钙量高的食物,同时适当进行户外活动和日照等。针对该患者的骨密度状况,全科医生需要对患者进行跌倒及其危险因素的评估,并制定防跌倒措施。

2. 钙剂治疗　我国营养学会制定的绝经后妇女以及老年人每日钙摄入推荐量为1 000mg,目前的膳食营养调查显示我国老年人平均每日从饮食中获得钙400mg。因此,本例患者每日应补充钙剂约500~600mg,同时应根据监测的血、尿钙情况,调整钙剂服用量。

3. 活性维生素D治疗　适当剂量的活性维生素D能促进肠道钙吸收,并促进骨形成和矿化,抑制骨吸收,增加骨密度,提高老年人肌肉力量和平衡能力,降低跌倒危险,从而降低骨折风险。且活性维生素D更适用于老年人、肾功能不健全患者。国际骨质疏松基金会建议老年人血清25-羟基维生素D水平应等于或高于30ng/ml(75mmol/L)以降低跌倒和骨折风险。本例患者检测的血清25-羟基维生素D水平仅为7.5ng/ml,维生素D营养状态为严重缺乏,因此给予活性维生素D治疗,全科医生应定期监测患者血清25-羟基维生素D水平,调整活性维生素D用量。

4. 抗骨质疏松药物治疗　根据本例患者骨转换生化标志物检测结果,应考虑选用抑制骨吸收药物,因而首选阿仑膦酸钠片,能有效抑制破骨细胞活性,减少骨量丢失。此药物的服用方法,需要全科医生对患者进行指导,首先询问患者是否有禁忌证,告知患者该药物每周一次,建议空腹服药,用200~300ml白开水送服,服药后30min内应保持上半身直立体位(站立或坐立),30min后方可进食,从而确保疗效,避免药物不良反应。

5. 转诊及社区随访　以下情况应转诊骨质疏松专科医生:
(1)抗骨质疏松药物治疗及康复治疗后症状无缓解或骨丢失现象加剧。
(2)药物治疗后出现明显不良反应。
(3)出现骨质疏松性骨折(脆性骨折)。
(4)出现新的疾患。
全科医生需要在社区定期指导和督促骨质疏松症患者进行各项指标的检测和随访。

A Case of "Preventive Treatment" in Traditional Chinese and Western Medicine

Ⅰ. Case Scenario

1. History of present illness

A 63-year-old female patient, presented at the community health service center with a complaint of "lower back pain for 5 years which exacerbated in February". She began to experience recurrent pain in the lower back without obvious trigger 3 years ago. The pain worsened in the last 2 months. As the pain worsened, the patient also developed generalized pain and was bedridden. There was no abnormality in "rheumatism immune factor" tests for many times when she went to other hospitals for treatment.

2. Past history

She has a history of left radial fracture 5 years ago. She denied history of chronic diseases such as hypertension and diabetes mellitus. She denied history of infectious diseases, smoking and drinking, and long-term use of glucocorticoids. It's been 20 years since she entered menopause. She has a daughter, and both her husband and daughter are in good health. Her mother has osteoporosis, and the father has hypertension.

3. Physical examination

T 36.7℃, P 76 beats/min, R 19 beats/min, BP 120/84mmHg, HR 162cm, weight 49kg, BMI 18.7kg/m^2.

Heart, lung, and abdominal examinations were unremarkable. No immediate pain in the bilateral kidney area, no edema in the lower limbs, no redness, swelling and deformity in the joints of the extremities.

4. Laboratory and auxiliary examinations

Blood and urine routine tests are normal. Blood Ca: 2.26mmol/L and blood P: 1.16mmol/L.

Liver and kidney functions: ALT 13IU/L, AST 24IU/L, GGT 37IU/L, BUN 6.2mmol/L, Cr55μmol/L, UA 206pmol/L.

Thoracic and lumbar X-ray films: Sternal lordosis, thoracic scoliosis, inward curvature of L$_{1-4}$ upper and lower edges of the vertebral body, and the intervertebral space is widened in a prismatic shape.

Ultrasound bone density examination suggests osteoporosis.

Electrocardiogram: sinus rhythm, normal electrocardiogram.

5. Diagnosis and treatment process

Preliminary diagnosis: primary osteoporosis.

Diagnosis and treatment process: The general practitioner carefully inquired about the patient's eating and exercise habits, and whether there was any recent trauma. It was discovered that the patient had been having diarrhea for a long time due to milk consumption, so she avoided dairy products. In addition, she drank coffee regularly for a long time. The patient is thin, and rarely does outdoor physical exercises. The patient had an early menopause, a history of fracture, and her mother had osteoporosis. Considering the patient's history and symptoms, primary osteoporosis was considered as the possible diagnosis. The general practitioner further ordered an X-ray of the thoracic and lumbar spine and the results showed sternal lordosis, thoracic scoliosis, inward curvature of the upper and lower edges of the vertebral body, and a widened intervertebral space. Ultrasonic bone density examination suggested osteoporosis. Therefore, the general practitioner diagnosed the patient with osteoporosis, and recommended a referral to an osteoporosis specialist in a higher-level hospital for bone density measurement to further confirm the diagnosis.

After diagnosis and treatment by a specialist, the bone density test results showed: $L_{1\sim4}$T value −3.2; left femur T value −2.6; right femur T value −2.3. Laboratory tests showed that parathyroid hormone was 41.6ng/L, bone-type alkaline phosphatase was 56IU/L, osteocalcin was 9.1ng/ml, and 25-hydroxy vitamin D was 7.5pg/L. Type I collagen amino-terminal propeptide（PINP）43.7ng/ml, type I collagen carboxy-terminal propeptide（β-CTX）782.6pg/ml. Based on the above examination results, it was confirmed that the patient had primary osteoporosis.

Based on the patient's condition, the specialist prescribed the following treatment: Salmon Calcitonin Injection 50IU, administered via intramuscular injection every other day; Alphacalcidol 0.5μg, taken orally once daily; Calcium Carbonate with Vitamin D3 tablets, one tablet taken orally once daily.

One month later, the patient went to the outpatient clinic. Her pain symptoms had improved significantly. The general practitioner advised the patient to stop drinking coffee, eat more dairy products such as yogurt and soy milk, and foods with high calcium content, increase outdoor exercise, spend more time in the sun and take precautions to prevent falls. Discontinue the intramuscular injection of Salmon Calcitonin and switch to Alendronate Sodium 70mg once a week, Alphacalcidol 0.5μg once a day, and Caltrate with Calcium Carbonate and Vitamin D3 tablets, one tablet once a day, for oral treatment. Three months later, the patient's blood calcium, blood phosphorus, and urine calcium were all normal, osteocalcin was 12.2ng/ml, and the reexamined 25-hydroxy vitamin D was 15.6ng/ml, type I collagen amino-terminal propeptide（PINP）49.3ng/ml, type I collagen carboxy-terminal propeptide（β-CTX）691.5pg/ml. The general practitioner suggested that she continue the current treatment, and regularly monitor the blood and urine calcium and phosphorus, bone turnover biochemical markers, bone density and other indicators.

II. Case Analysis

1. Medical history

（1）A 63-year-old female has suffered from low back pain for 3 years, which has worsened over the past 2 months.

（2）There was no abnormality in "rheumatism immune factor" tests conducted in other hospitals, and there was no obvious improvement after taking various antirheumatics.

（3）She has a history of radial fracture, has been in menopause for 20 years, and her mother was diagnosed with osteoporosis. She has a long history of coffee addiction and irregular outdoor exercise habits.

（4）Physical examination: BP 120/84mmHg, BMI 18.7kg/m². Heart, lung, and abdominal examinations were unremarkable. No pain in the bilateral kidney area, no edema in both lower limbs, and no redness, swelling and deformity in the joints of the extremities.

（5）Laboratory and auxiliary Tests

Blood and urine routine tests are normal. Blood Ca: 2.26mmol/L and blood P: 1.16mmol/L.

Liver and kidney functions: ALT 13IU/L, AST 24IU/L, GGT 37IU/L, BUN 6.2mmol/L, Cr 55μmol/L, UA 206pmol/L.

Thoracic and lumbar X-ray films: Sternal lordosis, thoracic scoliosis, inward curvature of L_{1-4} upper and lower edges of the vertebral body, and the intervertebral space is widened in a prismatic shape.

Ultrasound bone density examination suggests osteoporosis.

Electrocardiogram: sinus rhythm, normal electrocardiogram.

2. Diagnosis

Diagnosis: Primary osteoporosis.

Diagnosis basis: The patient has a history of radial fracture, a family history of osteoporosis, early menopause, thin body, long-term addiction to coffee, she seldom eats dairy products, and irregular outdoor exercise habit and other poor life habits. Three years ago, she began to have recurrent pain in the lower back. The rheumatism immune factor, parathyroid hormone, and bone alkaline phosphatase were all normal. The results of bone density test indicated that the T value was $\leqslant -2.5$, so the diagnosis of primary osteoporosis was clear.

3. Differential diagnosis

The patient reported no history of long-term intake of glucocorticoids, and the rheumatic immune factor, parathyroid hormone, and bone alkaline phosphatase were assessed several times during the course of the disease, and there were no abnormalities. According to the patient's clinical manifestations, the primary diagnosis was primary osteoporosis. Secondary osteoporosis was ruled out. Before diagnosing primary osteoporosis, other bone metabolism diseases should be excluded. The differential diagnosis includes endocrine diseases such as gonad, adrenal, parathyroid and thyroid diseases, immune diseases such as rheumatoid arthritis, intestinal and kidney diseases that affect absorption and regulation of calcium and vitamin D, malignant diseases such as multiple myeloma, long-term use of glucocorticoids or other drugs that affect bone metabolism, and various congenital and acquired bone metabolism disorders.

III. Treatment plan and basic principles

The major consequence of osteoporosis is osteoporotic fractures which, lead to a decrease in the quality of life, various complications, and eventually disability and death. Therefore, the prevention of osteoporosis is more relevant and crucial than the treatment. We should actively and timely address certain risk factors such as dietary habits, and take in sufficient amounts of calcium, vitamin D, vitamin B_{12}, and vitamin K from childhood. Protein intake should be moderate, and moderate exercises should be initiated from childhood, especially weight-bearing exercises, in order to obtain an ideal peak bone mass. The elderly should maintain good dietary habits, reduce alcohol and coffee intake, and avoid smoking and taking sedatives indiscriminately. Postmenopausal women should undergo ultrasound bone density screening or bone density measurement early, follow up consistently, and use estrogen replacement therapy when necessary. In addition, the patient of osteoporosis should enhance self-protection awareness, engage in outdoor physical exercises, take precautions to prevent falls, thereby reducing the occurrence of fractures. The basic principles of prevention and treatment of osteoporosis include basic measures, drug intervention and rehabilitation.

1. Lifestyle adjustment

Making adjustments to one's lifestyle is the basic measure for the prevention and treatment of osteoporosis, and it is also a crucial element in health education for osteoporosis. In addition to a balanced diet, eat more foods rich in calcium, low salt and moderate protein; appropriate outdoor activities and sunlight contribute to physical exercise and rehabilitation therapy for bone health, avoid smoking and alcoholism, and use with caution drugs that affect bone metabolism. Take precautions to prevent falls, such as enhancing self protection and modifying the environment (various joint protectors), etc. For instance, the patient in this case should be advised to stop taking coffee, eat more dairy products such as yogurt and soy milk, and foods high in calcium. Concurrently, encourage participation in outdoor activities and exposure to sunshine. General practitioners need to assess the patient's risk of falls based on their bone density status, and their risk factors, and develop strategies for fall prevention.

2. Calcium treatment

According to the Chinese Nutrition Association, the recommended daily calcium intake for postmenopausal women and the elderly is 1 000mg. The recent dietary nutrition survey shows that the average daily intake of calcium for the elderly in China is 400mg. Therefore, the patient in this case should supplement about 500-600mg of calcium daily, and the dosage of calcium should be adjusted according to the monitored blood and urine calcium levels.

3. Active vitamin D therapy

Appropriate doses of active vitamin D can have several benefits, such as to promote intestinal calcium absorption, promote bone formation and mineralization, inhibit bone resorption, increase bone density, improve muscle strength and balance in the elderly, and reduce the risk of falls. This helps to reduce the risk of osteoporotic fractures. Active vitamin D is more suitable for the elderly or patients with impaired renal function. The International Osteoporosis Foundation recommends that the serum 25-hydroxyvitamin D level of the elderly should be equal to or higher than 30ng/mL (75mmol/L), to reduce the risk of falls and fractures. The serum 25-hydroxyvitamin D level detected in this patient was only 7.5ng/ml, indicating that vitamin D was severely deficient. Therefore, the active vitamin D treatment should be given to the patient. General practitioners should regularly monitor the patient's serum 25-hydroxyvitamin D level and adjust the active vitamin D dosage accordingly.

4. Anti-osteoporosis drug therapy

According to the bone turnover biochemical markers test results for this patient, we can consider drugs that inhibit bone resorption. Therefore, alendronate sodium tablets are the preferred choice since they effectively inhibit the activity of osteoclasts and reduce bone loss. Proper administration of this drug needs to be guided by a general practitioner. To start, first inquire if the patient has any contraindications to the drug. Then inform the patient that the drug should be taken once a week with 200-300ml of boiled water. Keep the upper body in an upright position (standing or sitting), and avoid eating until after at least 30 minutes, so as to ensure efficacy and prevent adverse drug reactions.

5. Referral and community follow-up

Referral to an osteoporosis specialist should be done if:

(1) Symptoms are not relieved or bone loss is accelerated despite anti-osteoporosis drug treatment and rehabilitation.

(2) Obvious adverse reactions occur after drug treatment.

(3) Osteoporotic fractures (fragile fractures) occur.

(4) New diseases appear.

General practitioners need to regularly guide and supervise osteoporosis patients in the community and to facilitate the monitoring and follow-up of various relevant indicator.

【课后思考题】

1. "治未病"的理念是什么？它与现代医学的预防为主理念有何异同？

2. 你是否认为中西医结合的诊疗方法具有优势和局限性？请举例说明。

3. 说一说如何将所学的中医知识和技能应用于实际工作中，以提高患者的生活质量和健康水平。

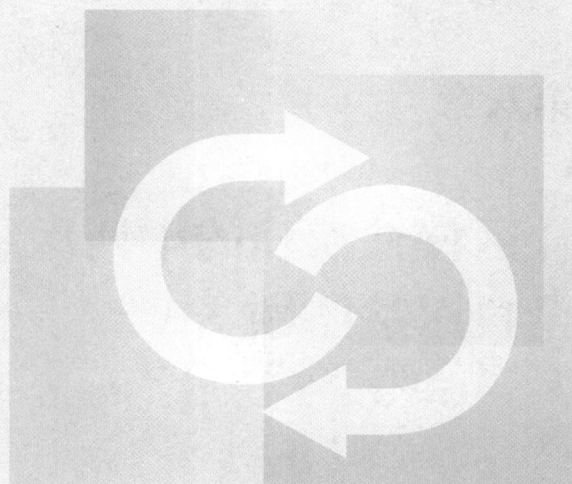

第三篇

中西医结合全科医学诊疗实践

第八章

社区慢性疾病的中西医结合全科医学照顾

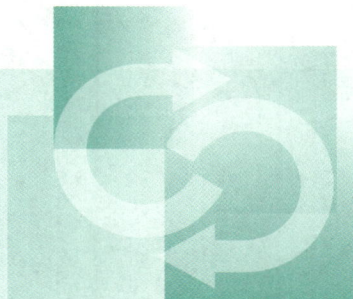

【学习目标】

☐ 了解冠心病、糖尿病、恶性肿瘤的流行病学特征。

☐ 熟悉冠心病、糖尿病、恶性肿瘤的筛查、双向转诊及随访要点。

☐ 掌握冠心病的临床分型、危险因素、症状、体征及治疗原则,胸痹心痛病的中医病因、辨证分型。能运用所学知识,为冠心病患者开展中西医结合全科医学照顾。

☐ 掌握糖尿病的危险因素、分型、临床表现、并发症、诊断与治疗原则,消渴病的中医病因、辨证分型。能运用所学知识,为糖尿病患者开展中西医结合全科医学照顾。

☐ 掌握恶性肿瘤常见症状、体征、诊断及治疗原则,癌病的中医病因、辨证分型。能运用所学知识,为恶性肿瘤患者开展中西医结合全科医学照顾。

第一节　冠心病的中西医结合全科医学照顾

一、SOAP 病历

孔某,男,48 岁,汉族,已婚,大学本科,职员。

1. 主观资料(S)

主诉:心前区间断闷痛 1 年,加重 3 天。

1 年来,患者多于劳累或情绪激动时出现心前区闷痛,每月发作 1~2 次,疼痛程度较轻,休息后可缓解,未予重视。3 天前患者活动时出现上述症状,心前区闷痛程度较前加重,放射至后背及左臂,休息半小时左右仍不能缓解,前往上级医院心血管内科就诊,心电图提示 V_1~V_5 ST 段压低 0.1~0.15mV,考虑"心肌供血不足",建议行冠状动脉造影,必要时植入支架,予以静脉滴注"血栓通"等中药治疗。3 天来,患者上述症状稍有缓解,劳累时仍间断发作 4 次。发病以来患者对自身病情感到疑虑担忧,睡眠差。

既往有高血压病史 3 年,血压最高 170/110mmHg,不规律服用"氯沙坦钾氢氯噻嗪片",血压控制不详。血脂异常病史 3 年,一直未服用降脂药,1 年前体检血脂高,血糖、肝肾功能均正常;否认糖尿病病史。父亲 60 岁死于心肌梗死。每日食盐量 9g,主食 300g,油脂 40g,肉蛋类约 200g。平日缺乏运动。吸烟史 30 余年,每日 20 支。家庭经济收入不稳定,夫妻关系和睦。

2. 客观资料(O)

(1)体格检查:T 36.6℃,P 70 次/min,R 18 次/min,BP 150/100mmHg,BMI 27.3kg/m²。发育正常,营养中等,体形肥胖,自主体位,神清语利,查体合作。浅表淋巴结未及肿大,巩膜无黄染。双肺呼吸音清,未闻及干湿性啰音。叩诊心界不大,心音有力,心率 70 次/min,律齐,未闻及杂音。腹壁膨隆,腹软,无压痛及反跳痛。肝脾未触及。双下肢不肿。

(2)中医四诊

望诊:形体肥胖,面色红润,下肢无水肿,舌质暗红,苔白微腻。

闻诊:无异味。

切诊:脉弦滑。

(3)辅助检查

检验:TCHO 7.2mmol/L,低密度脂蛋白胆固醇(LDL-C)4.22mmol/L,TG 1.69mmol/L,高密度脂蛋白胆固醇(HDL-C)1.26mmol/L,尿素氮(BUN)5.1mmol/L,肌酐(SCr)66μmol/L,丙氨酸转氨酶(ALT)12U/L,FPG 5.4mmol/L,肌酸激酶(CK)128U/L,肌酸激酶同工酶(CK-MB)20U/L,乳酸脱氢酶(LDH)188U/L,天冬氨酸转氨酶(AST)12U/L,肌钙蛋白I(cTnI)<0.01μg/L。

心电图:窦性心律,ST 段:V₁~V₅ 压低 0.1~0.15mV。

3. 问题评估(A)

(1)目前诊断

1)中医诊断:胸痹心痛,证属痰阻血瘀。

2)西医诊断:冠心病;不稳定型心绞痛可能性大;高血压 3 级(高危);血脂异常。

3)诊断依据:患者中年男性,因操劳过度、情绪刺激而诱发,以心前区闷痛为主症,甚则痛彻左肩背、左臂,呈反复发作,一般持续数分钟到几十分钟,休息或用药可缓解。根据患者临床表现、病史及既往检查结果,冠心病、高血压 3 级高危、高脂血症诊断明确。中医诊断为胸痹心痛。患者饮食不良,过食肥甘厚味,嗜烟,损伤脾胃,脾胃功能运化减弱,湿邪内生,进一步生出痰饮,痰湿阻塞经络,停留心胸,阻碍心胸气血运行,气机不通时发为疼痛;患者情绪不调,过度忧虑,或压抑情绪,导致气阻中焦,脾胃之气运行不畅,脾胃受损,或引起肝气郁结,气郁久而生火,加重脾胃损伤,脾胃运化功能减弱,湿邪内生,进一步生出痰饮,痰湿阻塞经络,停留心胸,阻碍心胸气血运行,气机不通时发为疼痛;劳累过度,损伤心之气血,日久心脉失养,致胸闷痛;结合脉证,舌暗红、苔白微腻,脉弦滑均为痰阻血瘀之征象。综合分析,证属痰阻血瘀。

(2)目前存在的健康问题

1)危险因素:中年男性,具有冠心病家族史,体形肥胖,吸烟,缺乏运动,高血压,血脂异常。目前要积极控制危险因素,延缓疾病发展,避免心肌梗死、心功能不全、猝死发生。

2)目前患者间断胸痛发作,血压升高,病情控制不稳定。

3）患者对自身病情感到疑虑担忧，睡眠差。

4）患者家庭经济收入不稳定，但文化水平较高，能够听从医护人员的指导，定期随诊，依从性较好。

4. 问题处理（P）

（1）诊断计划

1）监测心电图及心肌酶学动态变化。

2）完善24小时动态血压、24小时动态心电图、超声心动图、冠脉CTA等检查。

3）建议转心脏专科就诊，必要时行冠脉造影明确诊断。

4）定期复查血糖、血脂、肝功能、肾功能等指标。（重点：患者应用降脂治疗后血脂控制是否达标，监测肝功能、肌酸激酶）

（2）治疗计划

1）非药物治疗：①合理饮食。低盐低脂饮食，每日食盐量6g/L以下，油脂量20~30g/d；每次进食不能过饱，饭后不要立即活动；多食一些富含纤维素、维生素的食物。②规律有氧运动。根据目前患者心功能情况，在病情稳定期可进行轻、中等强度的有氧运动，建议以耐力性运动为主，可选择步行、打太极拳等；每周运动3~5次即可达到锻炼目的；运动时嘱携带急救药盒和急救卡，一旦心绞痛发作要立即休息，含服硝酸甘油或速效救心丸等药物，并给家人或"120"打电话求助。③戒烟。吸烟是心脏疾患导致猝死最主要的危险因素之一，应立即戒烟。④减重。饮食运动治疗，减低体重，尽量达到理想体重，BMI<25kg/m^2。⑤心理指导：减轻心理压力，积极配合治疗方案，动员患者接受专科诊断及治疗。

2）药物治疗

① 中医治疗：胸痛发作时，立即含服速效救心丸，轻者一次含服4~6粒，重者一次含服10~15粒。一般含服后5分钟起效，舌下应有苦辣味和清心透凉感。如果10分钟后不缓解，可酌情再服4~6粒。

治则：豁痰开结，活血通脉，酌加调理睡眠药物。

处方：瓜蒌30g，薤白15g，半夏12g，厚朴12g，枳实12g，桂枝15g，茯苓30g，白术12g，砂仁12g，丹皮10g，丹参30g，檀香15g，川芎15g，黄连10g，焦栀子10g，菊花10g。水煎服，每日一剂，日服两次。

② 西医治疗

予冠心病二级预防药物：

阿司匹林肠溶片0.1g 口服，每日1次；

辛伐他汀20mg 口服，每晚1次；

美托洛尔12.5mg 口服，每日2次；

单硝酸异山梨酯40mg 口服，每日1次；

氯沙坦钾氢氯噻嗪片100mg：12.5mg 口服，每日1次。

（3）心理-社会干预：患者现存在情绪焦虑、担心、疑虑、紧张，对自己的病情及预后不了解。应及时改善患者精神和心理状态，消除不必要的思想负担和精神压力，帮助患者及其家属认识冠心病的病因、对身体的危害、常用药物的使用方法、日常生活应该注意的问题及如何进行康复等知识，消除患者不正常心态，减少不必要的心理压力，积极配合制定的治疗方案，接受专科治疗。

（4）家庭干预：患者文化水平较高，能够充分理解全科医生的指导建议，配合治疗；家庭经济基础不稳定，担心不能负担相关的治疗费用；患者家庭和睦，全科医生在治疗患者的同时，注意对患者家人进行疾病相关的健康教育，给予患者精神上的鼓励与支持。

（5）中西医结合全科医生提供协调性和连续性照顾：患者接受上述药物治疗1周，心前区闷痛发作较前减少（发作2次），程度有所减轻。但为明确诊断，了解病变严重程度，患者在全科医生建议下转三级医院心内科收住院，行冠脉造影提示：左前降支近中段管腔85%狭窄，"冠心病"诊断明确，植入1个支架，术后患者症状消失，恢复良好出院。现经皮冠状动脉介入治疗（PCI）术后3个月，目前体力活动不受限制，日常生活均无胸闷、胸痛、气短等不适感。3个月前出院时检查血糖、血脂、肝肾功能均正常。心电图提示窦性心律，大致正常心电图。

转回社区卫生服务站定期复诊取药，继续康复治疗。纳入冠心病社区规范管理。

患者劳累、情绪波动、睡眠质量差是导致胸痛反复的重要因素。患者病情稳定后，可在社区卫生服务中心门诊接受中医调理。通过中药豁痰开结、活血通脉，酌加调理睡眠药物，加上心理疏导，可以起到改善心脏血管供血不足症状的作用，同时可以协助稳定血压，对于患者全身状况改善有益。

二、理论知识

1. 流行状况　冠心病（coronary artery disease，CAD）作为全球主要的心血管疾病之一，其流行现状备受关注。数据显示，2019年全球约有914万人因冠心病死亡，1.97亿人患冠心病。虽然在过去的30年中，高收入国家的冠心病死亡率显著下降，但中低收入国家的死亡率仍然较高。在我国，心血管病的发病率与致死率仍然高居榜首。根据《中国心血管健康与疾病报告2022》的数据，2019年，无论是农村还是城市，心血管病占死因的比例分别为46.74%和44.26%，意味着每5例死亡中约有2例死于心血管病。心血管病患病人数已达3.3亿，其中冠心病患者约为1 139万。

2. 危险因素

（1）不可控制的危险因素

1）年龄：多见于中老年，50岁以后增加明显；致死性心肌梗死患者中约4/5为65岁以上老年人。

2）性别：多见于男性，男性冠心病死亡率为女性的2倍；男性发病年龄平均比女性早10岁，但女性绝经后发病率迅速增加。

3）家族史：有冠心病家族史的患病危险增大2~3.9倍；父母中有70岁前患心肌梗死的男性发生心肌梗死的相对危险度是2.2。

（2）可控制危险因素

1）吸烟：平均每天吸10支烟，男性心血管死亡率增加18%，女性增加31%。

2）高血压：年龄在40~70岁，血压在115/75mmHg~185/115mmHg的个体，收缩压每增加20mmHg或舒张压每增加10mmHg，其心血管事件的危险性增加一倍；有效的降压治疗可减少35%~45%的脑卒中、20%~25%的心肌梗死。

3）糖尿病：与非糖尿病患者相比，2型糖尿病患者的冠心病死亡相对危险度在男性为1.9，女性为3.3；糖尿病患者中，粥样硬化发生较早且更为常见，冠心病、脑血管疾病和周围血管疾病占成年糖尿病患者死亡原因的 75%~80%。未达到糖尿病诊断标准的高血糖状态,包括糖耐量降低(IGT)和空腹血糖受损(IFG)同样是心血管病变的危险因素。

4)血脂异常:目前已明确,低密度脂蛋白和脂蛋白 a 能导致粥样硬化,而高密度脂蛋白则有心脏保护作用。

5)肥胖:特别是腹型肥胖(BMI≥28mg/m²,男性腰围≥90cm,女性腰围≥85cm)。

6)缺乏体力劳动:从事中等强度的体育活动的人冠心病死亡率较活动少的人降低 1/3。

7)A 型性格:性情急躁,进取心和竞争性强,强迫自己为成就而奋斗。

8)其他:血液中同型半胱氨酸增高、尿酸升高;高纤维蛋白原血症等。

3. 胸痹心痛的中医病因病机

(1)年老体虚:本病多发于中老年人,年过半百,肾气渐衰。肾阳虚衰则不能鼓动五脏之阳,引起心气不足或心阳不振,血脉失于阳之温煦、气之鼓动,则气血运行滞涩不畅,发为心痛;若肾阴亏虚,则不能滋养五脏之阴,阴亏则火旺,灼津为痰,痰热上犯于心,心脉痹阻,则为心痛。

(2)饮食不当:恣食肥甘厚味或经常饱餐过度,日久损伤脾胃,运化失司,酿湿生痰,上犯心胸,清阳不展,气机不畅,心脉痹阻,遂成本病;或痰郁化火,火热又可炼液为痰,灼血为瘀,痰瘀交阻,痹阻心脉而成心痛。

(3)情志失调:忧思伤脾,脾虚气结,运化失司,津液不能输布,聚而为痰,痰阻气机,气血运行不畅,心脉痹阻,发为胸痹心痛。或郁怒伤肝,肝郁气滞,郁久化火,灼津成痰,气滞痰浊痹阻心脉,而成胸痹心痛。沈金鳌《杂病源流犀烛·心病源流》认为七情除“喜之气能散外,余皆足令心气郁结而为痛也”。由于肝气通于心气,肝气滞则心气涩,所以七情太过,是引发本病的常见原因。

(4)寒邪内侵:素体阳虚,胸阳不振,阴寒之邪乘虚而入,寒凝气滞,血行不畅,而发为本病。《素问·举痛论》:“寒气入经而稽迟,泣而不行,客于脉外则血少,客于脉中则气不通,故卒然而痛。”《诸病源候论·心腹痛病诸候》曰:“心腹痛者,有腑脏虚弱,风寒客于其间故也。”《医门法律·中寒门》云:“胸痹心痛,然总因阳虚,故阴得乘之。”阐述了本病由阳虚感寒而发作,故天气变化、骤遇寒冷可诱发胸痹心痛。

胸痹心痛的病机关键在于外感或内伤引起心脉痹阻,其病位在心,但与肝、脾、肾三脏功能失调有着密切关系。因心主血脉的正常功能,有赖于肝主疏泄,脾主运化,肾藏精主水等功能正常。其病性有虚实两方面,常常为本虚标实,虚实夹杂,虚者多见气虚、阳虚、阴虚、血虚,尤以气虚、阳虚多见;实者不外气滞、寒凝、痰浊、血瘀,并可交互为患,其中又以血瘀、痰浊多见。但虚实两方面均以心脉痹阻不畅,不通则痛为病机关键。发作期以标实表现为主,血瘀、痰浊为突出,缓解期主要有心、脾、肾气血阴阳之亏虚,其中又以心气虚、心阳虚最为常见。以上病因病机可同时并存,交互为患,病情进一步发展,可见下述病变:瘀血闭阻心脉,心胸猝然大痛,而发为真心痛;心阳阻遏,心气不足,鼓动无力,而表现为心动悸,脉结代,甚至脉微欲绝;心身阳衰,水邪泛滥,凌心射肺而为咳喘、水肿,多为病情深重的表现,要注意结合有关病种相互参照,辨证论治。

4. 基层筛查

(1)普通人群筛查

1)在各级医疗机构进行日常诊疗过程中检测发现心电图异常表现者;

2)健康体检等偶然发现心电图异常者。

（2）重点人群筛查

1）35 岁首诊,行心电图检查;

2）冠心病易患人群,建议每半年检查心电图,必要时可行活动平板检查或冠状动脉 CT 检查。

5. 冠心病的西医诊断

（1）典型临床表现:如体力劳动、饱食、寒冷或情绪激动等出现胸骨后压迫性、发闷、紧缩性或烧灼性疼痛,持续几分钟到数小时或更长时间,休息或含服硝酸甘油可缓解或不缓解。

（2）年龄:40 岁以上的中老年人。

（3）存在冠心病的危险因素。

（4）特征性心电图改变:如损伤性 ST 段抬高,缺血性 ST 段压低≥0.1mV,缺血性 T 波倒置≥0.2mV,病理性 Q 波。

（5）心肌损伤标志物:cTnT、cTnI、CK-MB 等。

6. 胸痹心痛的中医辨证

（1）诊断要点

1）以心前区疼痛、憋闷、短气为主症,表现为胸骨后或胸膺部发作性疼痛,常为绞痛、刺痛或隐痛;疼痛可放射于左肩背、左臂内侧、颈、咽喉等部位,时作时止,反复发作;疼痛一般持续数十秒至十余分钟,一般不超过 30 分钟,休息或服药后可缓解;多伴有心悸怔忡、短气乏力、呼吸不畅,甚则喘促、面色苍白、自汗等;可见相应舌苔和脉象。

2）中年以上人群多见,常因劳累过度、七情过激、气候变化、狂饮饱食等因素而诱发;部分无明显诱因或安静时发病。

（2）证候诊断

1）主证

①气虚血瘀证

主症:胸痛;胸闷或不适。

次症:A. 倦怠乏力;气短懒言。B. 口唇紫暗;爪甲紫暗;舌质暗或有瘀斑瘀点;舌下静脉迂曲、怒张、色紫暗。

舌脉:舌淡苔薄;脉沉弱或涩。

诊断:主症中 1 项 + 次症 A 中 1 项 + 次症 B 中 1 项,结合舌脉。

②气滞血瘀证

主症:胸痛;胸闷或不适。

次症:A. 两胁胀痛;情志抑郁;善太息;烦躁。B. 舌质暗或有瘀斑瘀点;舌下静脉迂曲、怒张、色紫暗;口唇紫暗;爪甲紫暗。

脉象:脉沉弱或涩。

诊断:主症中 1 项 + 次症 A 中 1 项 + 次症 B 中 1 项,结合脉象。

③痰阻血瘀证

主症:胸痛;胸闷或不适。

次症:A. 头重如裹;肢体困重;痰多;口黏腻。B. 口唇紫暗;爪甲紫暗;舌质暗或有瘀斑瘀点;舌下静脉迂曲、怒张、色紫暗。

舌脉:舌苔白腻;脉涩或弦滑。

诊断:主症中 1 项 + 次症 A 中 1 项 + 次症 B 中 1 项,结合舌脉。

2)次证

① 寒凝心脉证

主症:胸痛;胸闷或不适。

次症:感寒痛甚;形寒肢冷;面色苍白。

舌脉:苔薄白,脉沉紧。

诊断:主症中 1 项 + 次症中 1 项,结合舌脉。

② 气阴两虚证

主症:胸痛;胸闷或不适。

次症:气短心悸;动则益甚;神疲懒言;五心烦热;口燥咽干。

舌脉:舌红少苔,脉细数。

诊断:主症中 1 项 + 次症中 1 项,结合舌脉。

7. 冠心病的西医治疗

(1)治疗原则:恢复缺血心肌血供、预防严重不良反应(即死亡或心肌梗死或再梗死),保护心功能,及时防治各种并发症(心律失常、泵衰竭)等。

(2)一般治疗

1)缓解期:尽量避免各种诱发因素。①调节饮食,进食不宜过饱;②戒烟限酒;③减轻工作压力及精神负担;④保持适当体育活动。

2)发作期:卧床休息,尽量避免各种诱发因素,监测生命体征,镇静、吸氧(维持 $SaO_2>90\%$),积极处理可能引起增加心肌氧耗的疾病(如感染、发热、甲状腺功能亢进症、贫血、心力衰竭、低血压、低氧血症、快速型心律失常、严重缓慢型心律失常等),建立有效静脉通道。

(3)专科治疗

1)药物治疗:包括以下药物。①改善缺血、减轻症状药物:如硝酸酯类、β 受体拮抗剂、钙通道阻滞剂。②预防心肌梗死、改善预后药物:如抗血小板聚集类药物、他汀类降脂药、ACEI/ARB。

2)抗凝治疗

① 常用药物:普通肝素、低分子肝素。

② 常规用于中高危不稳定型心绞痛(UAP)/非 ST 段抬高心肌梗死(NSTEMI)及 ST 段抬高心肌梗死(STEMI)患者。

③ 注意事项:治疗过程中在开始或调整普通肝素剂量后 6 小时需监测激活部分凝血酶时间(APTT),一般使 APTT 控制在 45~70s;静脉使用肝素 2~5 天为宜,后可改为皮下注射肝素 5 000~7 500IU,每天 2 次,再治疗 1~2 天。低分子肝素不需要实验室监测,具有疗效更稳定、使用更方便的特点。

3)血管重建

① 经皮冠状动脉介入治疗(PCI):包括经皮冠状动脉腔内成形术(PTCA)、冠状动脉支架植入术、粥样斑块消融术等。主要用于所有症状发作 12 小时内并有持续新发 ST 段抬高或新发左束支传导阻滞者;或者即使超过 12 小时,仍有进行性缺血证据或持续胸痛和 ECG 变化者。

② 冠状动脉旁路移植术（CABG）：全身情况能耐受开胸手术者，左主干合并 2 支以上冠脉病变（尤其是病变复杂程度评分较高者），或多支血管病变合并糖尿病者，CABD 应为首选。

③ 溶栓治疗：对于无条件施行 PCI 或因转送患者至上级医院将导致错过再灌注时机者，若无禁忌应立即（接诊患者 30 分钟内）施行溶栓治疗。

4）并发症防治：如并发休克、心力衰竭、心律失常等，应及时对症处理。

5）冠心病二级预防方案（A，B，C，D，E）：见表 8-1。

表 8-1　冠心病二级预防方案

冠心病二级预防	内容
A	阿司匹林（aspirin）
	抗心绞痛药物（anti-angina drugs）
	血管紧张素转换酶抑制剂/血管紧张素Ⅱ受体拮抗剂（ACEI/ARB）
B	β 受体阻滞剂（beta-blocker）*
	控制血压（blood pressure）
C	降低胆固醇（cholesterol）#
	戒烟（cigarettes）
D	防治糖尿病（diabetes）
	控制饮食（diet）
E	健康教育（education）
	体育锻炼（exercises）

注：* 再梗等心血管事件预防：标准化使用 β 受体阻滞剂以降低心肌梗死再发等心血管事件的风险；# 对确诊的冠心病患者，无论低密度脂蛋白胆固醇（LDL-C）基线水平如何，均应启动他汀类药物治疗。

8. 胸痹心痛的中医论治

（1）心痛急性发作期处理：在急性发作期应以消除疼痛为首要任务，积极采取措施予以控制心痛发作，可选用或合并运用以下措施。

1）虚寒体质：由于寒凝气滞、心脉不通所致的胸痹，症见胸痛、胸闷，冠心病心绞痛见上述证候者，立即含服麝香保心丸，每次 2 丸；或嚼服冠心苏合丸，每次 1 丸，间隔 5~10 分钟可重复使用。

2）痰热体质：由于热灼津液、化痰阻络、心脉不通所致的胸痹，症见胸痛、胸闷，冠心病心绞痛见上述证候者，立即含服速效救心丸，轻者一次含服 4~6 粒，重者一次含服 10~15 粒。一般含服后 5 分钟起效，舌下应有苦辣味和清心透凉感。如果 10 分钟后不缓解，可酌情再服 4~6 粒。也可含服复方丹参滴丸，每次 10 粒。

（2）分型论治

1）主证

① 气虚血瘀证

治法：补益心气，活血止痛。

方药：《医林改错》补阳还五汤加减。基本方：黄芪 30g，人参 15g，当归 15g，川芎 15g，桃仁 15g，红花 12g，赤芍 15g，地龙 15g。或选用郭士魁益气活血汤：黄芪 15g，党参 15g，黄精 15g，当归 15g，川芎 15g，赤芍 15g，郁金 15g。

加减:若瘀血甚,胸痛剧烈者,加乳香 10g,没药 10g,延胡索 12g,降香 10g,丹参 12g 以增强活血止痛作用。

② 气滞血瘀证

治法:理气活血,通络止痛。

方药:《医林改错》血府逐瘀汤加减。基本方:桃仁 15g,红花 12g,当归 15g,川芎 15g,赤芍 15g,生地 12g,柴胡 9g,桔梗 9g,枳壳 12g,牛膝 12g。或选用郭士魁冠通汤:当归 15g,郁金 15g,薤白 15g,鸡血藤 30g,红花 10g,三棱 12g,莪术 12g,乳香 12g,没药 12g。

加减:气郁日久化热,心烦易怒,口干便秘,舌红苔黄,脉数者,加牡丹皮 10g、栀子 10g、夏枯草 15g 以疏肝清热。

③ 痰阻血瘀证

治法:豁痰开结,活血通脉。

方药:《金匮要略》瓜蒌薤白半夏汤合《时方歌括》丹参饮加减。基本方:瓜蒌 30g,薤白 15g,半夏 12g,厚朴 12g,枳实 12g,桂枝 15g,茯苓 30g,白术 12g,砂仁 12g,丹参 30g,檀香 15g,川芎 15g。

加减:痰热者,表现为咳吐黄痰,口苦黏腻,便干溲赤,苔黄腻,脉滑数,选用黄连温胆汤加减。黄连 15g,半夏 12g,茯苓 30g,陈皮 15g,竹茹 15g,枳实 12g,郁金 15g。若痰扰清窍,眩晕,肢体麻木者,加天麻 15g、竹茹 12g 以祛痰息风定眩。

2)次证

① 寒凝心脉证

治法:祛寒活血,宣痹通阳。

方药:《伤寒论》当归四逆汤加减。基本方:桂枝 15g,细辛 6g,当归 15g,赤芍 15g,通草 15g,甘草 6g,大枣 3 枚。或选用郭士魁心痛丸:檀香 15g,沉香 15g,公丁香 15g,香附 15g,乳香 15g,白胶香 15g,荜茇 15g,苏合香油。

加减:畏寒肢冷者,加附子 10g、干姜 6g、巴戟天 12g 以温经散寒止痛;心痛较剧者,加蜀椒 1g、荜茇 10g、细辛 3g、赤石脂 12g、乳香 10g、没药 10g 以温阳散寒,理气活血;水肿、喘促心悸者,加茯苓 30g、猪苓 15g、益母草 15g、泽泻 10g 以活血利水消肿;四肢厥冷者,宜用四逆加人参汤以温阳益气,回阳救逆。

② 气阴两虚证

治法:益气养阴,畅脉止痛。

方药:《内外伤辨惑论》生脉散加减。基本方如下:党参 10g,黄芪 15g,麦冬 10g,五味子 6g,黄精 12g,茯苓 12g,山药 15g,炒白术 12g。

加减:唇舌紫暗,胸闷刺痛,痛有定处者,加五灵脂 10g、丹参 12g、当归 12g 以活血通脉;心火上扰,心悸心烦,失眠多梦,口舌生疮者,加黄连 10g、焦栀子 10g、菊花 10g 以清心宁神。肾阴虚,腰膝酸软,加熟地黄 12g、桑葚子 12g、女贞子 12g 以滋肾养阴。

(3)中成药辨证选择

1)气虚血瘀证:益气活血。

可选用芪参益气滴丸、通心络胶囊、心元胶囊、养心氏片、正心泰胶囊、脑心通胶囊、参芍片、山海丹胶囊、补心气口服液等。

2）气滞血瘀证：理气活血。

可选用血府逐瘀胶囊、复方丹参滴丸、冠心丹参滴丸、心可舒片、银丹心脑通胶囊、血栓心脉宁、复方川芎胶囊、心血宁片、活血通脉胶囊等。

3）痰阻血瘀证：通阳泄浊，豁痰开结。

可选用丹蒌片、心通口服液、保利尔胶囊等。

4）寒凝心脉证：温经散寒，通阳止痛。

可选用速效救心丸、苏合香丸、冠心苏合香丸、苏冰滴丸、麝香保心丸、心宝丸等。

5）气阴两虚证：益气养阴，和血通脉。

可选用补心气口服液、滋心阴口服液（胶囊）、生脉口服液、生脉饮（胶囊）、参麦口服液、稳心颗粒等。

（4）中医综合疗法

1）针灸

针刺主穴：心俞、厥阴俞、膻中、内关、郄门。

辨证施穴：气虚血瘀证，加气海、足三里、膈俞、血海、三阴交等；气滞血瘀证，加中脘、足三里、太冲、血海、三阴交等；痰阻血瘀证，加丰隆、肺俞、间使、膈俞、血海、中脘等；寒凝心脉证，加足三里、关元、肾俞等；气阴两虚证，加气海、足三里、三阴交、太溪、通里等。

手法：虚补实泻，留针 30 分钟，每 10 分钟行针 1 次，隔日 1 次，14 次为 1 疗程。

艾灸：取穴为心俞、厥阴俞、足三里、关元，艾条灸 15 分钟，每日 1 次，30 次为 1 疗程。

2）穴位贴敷：可选用心绞痛宁膏等药物，在膻中、心俞等部位进行贴敷，每日 1 次。

9. 冠心病的中西医康复治疗

（1）治疗目的：冠心病康复治疗的目的是配合药物治疗，利用日常生活活动及运动锻炼，增加心脏的工作潜力，从而减轻症状，增强体力和工作能力，并减少冠心病急性发作的次数，帮助患者尽快恢复正常或发病前的状态。

（2）中医养生与康复

1）适劳逸：适度的劳逸可取两法。一是动静兼养，体力劳动时要轻重搭配，量力而行；二是脑力劳动时要适当调节，可取琴棋书画、观景钓鱼等方式，既可转移注意力消除疲劳，又可愉悦身心。可根据个人条件选择步行、慢跑、太极拳、气功等乐于接受的锻炼方式，要求运动中精神放松、动作自然、节奏缓慢，生活起居有规律。

2）调情志：保持良好的心态，避免过于激动或喜怒忧思无度。针对个人情况进行心理疏导与调节，可采取静坐、放松心情、听音乐或聊天、宣泄情绪等，使患者心理平衡，情绪稳定。

3）节饮食：饮食宜清淡、低盐，食勿过急过饱，不宜过食肥甘。饮食要多样化，粗细粮搭配，多吃水果及富含纤维食物，保持大便通畅。戒烟限酒。

（3）运动疗法：运动训练可以改善心肌的新陈代谢，增强心肌收缩力，增加心肌本身的血液循环，减轻或消除心肌缺氧状态。运动训练对消除诱发冠心病的危险因素有良好作用，例如长期的运动训练具有降低血脂、血压，纠正过度肥胖，降低血黏度、减少血栓形成的作用，有益于保持冠心病的治疗效果和预防再发。

10. 双向转诊

（1）二级及以上医院冠心病患者转诊基层医疗机构标准

1）诊断明确,治疗方案确定,患者病情稳定,尚不需要介入治疗等;

2）已完成血运重建治疗,进入稳定康复期;

3）症状相对稳定,无明确冠心病直接相关症状;

4）经中医药治疗,病情稳定,已确定中医辨证治疗方案或中成药治疗方案者。

（2）基层医疗机构转出至二级及以上医院的标准

1）社区初诊或者社区管理的冠心病患者,如有以下情况之一者,需转诊:

①首次发生心绞痛;②无典型胸痛发作,但心电图 ST-T 有动态异常改变;③稳定型心绞痛患者出现心绞痛发作频率增加,胸痛加重,持续时间延长,硝酸甘油对胸痛缓解效果不好,运动耐量减低或伴发严重症状;④反复心绞痛发作,心电图有或无 ST 段压低,但有明显心衰症状或合并严重心律失常;⑤胸痛伴新出现的左、右束支传导阻滞;⑥首次发现陈旧性心肌梗死,新近发生或者可疑心力衰竭;⑦急性冠脉综合征患者;⑧不明原因的晕厥、血流动力学不稳定;⑨出现其他严重合并症,如消化道出血、脑卒中等需要进一步检查者,需要做运动试验、核素成像检查、超声心动图、冠脉 CT、冠状动脉造影等检查者。

2）社区管理的冠心病患者,如有以下情况之一者,需转诊:

①抗血小板、抗凝药物需要调整;②他汀类药物治疗 LDL-C 达标困难或有不良反应,需调整药物;③血糖及血压等重要危险因素不能控制。

3）对具有中医药治疗需求的冠心病患者,如有以下情况之一者,需转诊:

①基层医疗卫生机构不能进行冠心病中医辨证治疗或提供中药饮片、中成药等治疗措施;②经中医辨证治疗 2~4 周后,心绞痛发作未见明显改善。

11. 基层随访　见表 8-2。

表 8-2　冠心病患者出院后基层随访要点

时间	随访要点
第 1 周	第一次家访或门诊(收出院单/转诊单,总体评估、做 ECG、行为干预、患者教育等)
第 2~3 周	第 2 周、第 3 周各一次家访或门诊(其中,第 2 周如有专科复查,社区医生可电话随访)
第 4 周	第 4 周专科复查,社区医生可电话随访(服用盐酸噻氯匹定/硫酸氢氯吡格雷者应随访血常规结果)
第 5~12 周	每 2 周到社区站复查一次,包括总体评估、做 ECG、行为干预、患者教育等(其中第 8 周专科复查,社区医生可电话随访,服用盐酸噻氯匹定/硫酸氢氯吡格雷者应随访血常规结果)
第 3~6 个月	每月到社区站复查一次,包括总体评估、做 ECG、行为干预、患者教育等(至少复查一次血生化、血脂,服用盐酸噻氯匹定/硫酸氢氯吡格雷者还应查血常规)
6 个月后	患者病情稳定,进入稳定冠心病患者社区管理路径;如出现特殊情况,及时与专科医生联系,按专科医生意见执行

12. 社区管理路径

1）建立个人健康档案;

2）曾到专科就诊的患者,社区医生了解专科诊疗情况,及时把转诊单归档;

3）制定相应的治疗计划和危险因素干预计划;

4）二级预防性治疗计划;

5）制定重大共存疾病的管理计划；

6）低危组 1~2 个月随访一次，高危组 1 个月随访 1 次；

7）必要时可转诊。

三、案例小结

在社区全科门诊中经常会遇到以"胸闷、胸痛"等主诉就诊的患者，但可能并未引起患者、家属甚至就诊医院医生的重视，常笼统地考虑为"心肌供血不足"，简单地给予中药活血化瘀治疗，而未系统地评估、完善检查、明确诊断，从而消除隐患。此例患者间断胸痛 1 年，加重 3 天，全科医生接诊后对其进行了生理、心理、社会方面的综合评估，分析了其存在的危险因素及合并症情况。因目前病情控制不稳定，故在进行非药物治疗的同时，转诊上级专科医院。此例患者冠脉造影明确"冠心病"诊断，并行 PCI 术，病情稳定后转回社区纳入冠心病规范管理，继续康复治疗，实现了协调性、连续性照顾，体现了全科医疗对患者"以人为本"的全程管理。

中医药具有千百年的传承历史，认为人与自然是统一的整体，因此通过多层次、多环节、多靶点的综合调理，在改善患者症状、提高生活质量、防止严重并发症出现等方面，具有一定优势。PCI 已从单纯 PTCA 时代进入到支架时代，但术后由于内膜增生、支架内再狭窄，导致再次血管重建率高，在小血管、长病变、冠状动脉慢性完全闭塞和分叉病变，以及糖尿病患者中尤其明显。针对介入的潜在安全性问题，可以发挥中医药优势。对于支架术后患者应用益气活血、软坚散结中药长期治疗，观察其疗效，已取得初步进展。

Coronary Atherosclerotic Heart Disease Scenario Case

Ⅰ. Preview: Tasks Before Class

1. To preview the concept and classification of CAD by yourself before;

2. To preview the common risk factors of CAD by yourself;

3. To preview the clinical manifestations and diagnosis of CAD by yourself;

4. To preview the tertiary prevention and treatment of CAD by yourself;

5. To review the consultation models in general practice.

Ⅱ. Situational Case

Scene 1

Mr. Kong, a 48-year-old male patient, went to the community health service center and consulted a GP because of "intermittent precordial pain for 1 year with the aggravation of the pain for 3 days".

Patient: One year ago, I started to have a dull pain in the precordial region after exertion, lasting for about 1 to 2 minutes. The pain was mild and could be relieved after rest. Over the past year, I have been experiencing a dull pain in the precordial region every time I exert myself or become emotionally excited, with 1 to 2 episodes per month. The pain hasn't become unbearable and could be relieved after rest, so I have not paid enough attention to it. Three days ago, I had another episode of precordial pain after activity, which was more severe than before as the pain radiated to my back and left arm, and could not be relieved after resting for about half an hour. Therefore, I went to the cardiovascular department of a higher-level hospital. I did an ECG and it showed ST segment depression occurred within a range of 0.1 to 0.15mV in leads V_1 to V_5. The cardiovascular physician made the diagnosis of "myocardial blood supply insufficiency" and suggested that I should have a coronary angiography. I was told that I might need a stent, and an intravenous drip of "Xue Shuan Tong" injection and other traditional Chinese medicine therapies were administered. After 3 days of treatment, I felt a slight relief from the previous symptoms, but I still had 4 intermittent attacks after exertion.

Patient: I have been suffering from hypertension for 3 years, my blood pressure is up to 170/110mmHg, and I am taking "Losartan Potassium and Hydrochlorothiazide Tablets". It has been 3 years since I was diagnosed with dyslipidemia, but I have never taken any medication. I still have high blood lipids but my blood sugar, liver and kidney functions are normal according to my physical examination a year ago. My father died of "myocardial infarction" at the age of 60.

The doctor performed a physical examination:

T: 36.6℃, P: 70bpm, R: 18 bpm, BP: 150/100mmHg, BMI: 27.3kg/m^2.

The patient has normal growth and development, moderate nutrition, obese, ambulatory, conscious, fluent in speech, and is cooperative during physical examination. The superficial lymph nodes are not enlarged and the sclera does not turn yellow. The breathing sounds of both lungs are clear, and no dry and wet rales are heard. The heart border is not enlarged in percussion, the heartbeat sound is strong, the heart rate is 70 beats per minute with uniform rhythm, and no murmur is heard. The abdomen is soft with bulging of the abdominal wall, and there is no pressure pain or rebound pain. The liver and spleen are not palpable. There's no presence of lower limb swelling.

Auxiliary examinations:

Lab tests: TCHO 7.2mmol/L, LDL-C 4.22mmol/L, TG 1.69mmol/L, HDL-C 1.26mmol/L, BUN 5.1mmol/L, SCr 66μmol/L, ALT 12U/L, FPG 5.4mmol/L, CK 128U/L, CK-MB 20U/L, LDH 188U/L, AST 12U/L, cTnI<0.01μg/L.

ECG: Sinus rhythm, ST segment depression within a range of 0.1 to 0.15mV in leads V_1 to V_5.

Scene 2

Physician: What does your wife do for a living?

Patient: She was laid off 3 years ago, and now she sometimes helps out in the neighborhood committee.

Physician: How old is your child?

Patient: My daughter has just turned 20 and is still in college.

Physician: Oh, great.

Patient: My daughter is a good student, but the cost of schooling is expensive. The tuition fee alone is nearly 10, 000 yuan a year, not to mention living expenses, books, etc.

Physician: Life isn't easy. It does cost a lot to support a college student these days. How's your work? Are you satisfied with it?

Patient: It was just fine, but recently, there have been changes in the company, downsizing probably.

Physician: You think you might be one of them?

Patient: Yes, employees in our department are most likely to get laid off.

Physician: Are you worried?

Patient: Of course, now my family mainly depends on me. My daughter still has two years to graduate. I have to let her finish college no matter what.

Physician: Absolutely. Do you have any other concerns?

Patient: Sir, how bad is the problem of my heart? The cardiologist said I need surgery to put in a stent, and one stent costs tens of thousands of yuan. That is way too much for me. When I think of being laid off and having surgery, I can't even fall asleep. It's not surprising that my blood pressure has soared!

Physician: Sorry to hear that. It's really upsetting when these things come together. What is your deepest concern then?

Patient: I have to say it's the heart problem. If I lost my job, I can find a new one, but if I lost my health, it's hopeless.

Physician: And what are you going to do about it?

Patient: I tried to convince myself not to think about these things. There will be a way out anyway. My wife also advises me to forget it and move on, but I just can't.

Physician: I totally understand it's harsh to ask you forget all about these at the moment. I will feel the same way if I were you. But you need to know that worrying won't help. I think I would deal with the problem actively if I were in your shoes.

Patient: Like how? I'm taking all the medications the cardiologist prescribed for me.

Physician: Do you smoke? Do you eat light and healthy?

Patient: I have been smoking for more than 30 years, 1 pack per day. I want to quit smoking, but I had to smoke in my workplace. I eat 9g of salt, 300g of staple food, 40g of fats and oils, and about 200g of meat and eggs a day. I will pay extra attention to my diet in the future and eat less oil and salt.

Physician: You need to be determined to quit smoking. The condition of your heart no longer allows you to do so. Besides, do you take your antihypertensives every day on time? Do you measure your blood pressure regularly?

Patient: I'm not gonna lie, I do often forget to take my antihypertensive medications. I don't remember if I don't feel discomfort sometimes.

Physician: Then I suggest you first do the things you should have done: quit smoking, eat a light and healthy diet, take your medications regularly, including medications for heart disease, antihypertensive and hypolipemic drugs, and measure your blood pressure frequently. For now, you just continue to take your previous antihypertensives on a daily basis. Hang on tight. The first step is to make your blood pressure readings lower than 140/90mmHg. What do you think? Come back to me next week for a follow-up consultation. If your blood pressure is still high, we'll adjust your medications. And if you feel anxious, try to remind yourself not to think like that, and take deep breaths to relax. I have prescribed you some medications to help reduce your anxiety. According to the ECG, you do have myocardial ischemia, but don't stress out. If you are experiencing chest pain, seek medical care immediately.

Patient: Okay, sir. I'll do as I am told.

Scene 3

After 1 week of medication-assisted treatment, the patient had fewer episodes of dull pain in the precordial region(2 episodes)and the degree of pain decreased. In order to confirm the diagnosis and investigate the severity of the lesion, the patient was persuaded by the GP to transfer to the cardiology department of a tertiary hospital for coronary angiography. CAG revealed 85% of stenosis in the lumen of the left anterior descending artery of the proximal and middle section, which confirmed the diagnosis of "coronary artery disease". One stent was implanted and the patient was discharged with a good recovery after the surgery. At the time of discharge, blood glucose, lipids, liver and kidney functions were tested within normal range and the ECG indicated sinus rhythm, which was a roughly normal electrocardiogram. Now 3 months after PCI, the patient's current physical activity is unrestricted and he has no such discomfort as chest tightness, chest pain or shortness of breath in daily life. He has been transferred back to the community health service center for regular physician follow-up, prescription pick-up, and continued rehabilitation treatment. The patient is included in the community standardized management of coronary artery disease.

III. Assessment Questions

1. What is the primary diagnosis of this patient?

The logic for the primary diagnosis is as follows:

(1) The GP first carefully inquires the patient about the trigger, location, nature, frequency and approaches to symptomatic relief of chest tightness and pain at the onset. For instance, the patient has dull pain in the precordial region after exertion, radiating to the back and left arm, which cannot be relieved even after resting for about half an hour.

(2) The patient has a history of hypertension and hyperlipidemia.

(3) Currently, the patient had myocardial ischemic changes as indicated in the serum markers of myocardial injury and ECG, but no dynamic changes from the previous condition.

In summary, the primary diagnosis of this patient is considered to be coronary artery disease and unstable angina pectoris.

2. What are the current health problems of this patient?

(1) Risk factors: a middle-aged male, a family history of coronary artery disease, obesity, smoking, lack of exercise, hypertension, and dyslipidemia. Risk factors need to be controlled properly to slow down the disease progression and avoid myocardial infarction, cardiac insufficiency and sudden death.

(2) The patient currently has intermittent episodes of chest pain, elevated blood pressure, and

unstable disease control.

(3) The patient is worried about his own condition, and has poor sleep.

(4) The patient's family has an unstable income, but he has a high literacy level. Therefore, he is willing to follow the instructions of medical staff, and have regular follow-ups and good compliance.

3. What is the treatment plan for the patient?

(1) Diagnostic plan

1) Monitor dynamic changes in ECG and cardiac enzymology;

2) Conduct tests including a 24-hour ambulatory blood pressure monitoring, a 24-hour ambulatory ECG, an echocardiogram, and a coronary CTA, etc.

3) Recommend patient referral to a cardiologist, and when necessary, confirm the diagnosis through coronary angiography.

4) Recheck blood glucose, lipids, liver function, kidney function and other indicators regularly.(Note: Liver function and creatine kinase should be monitored to determine whether the patient has achieved lipid control after applying lipid-lowering therapy.)

(2) Treatment plan

1) Non-pharmacological treatment.

① Rational diet: Establish a low-salt and low-fat diet, with daily salt intake below 6g/L and fat intake of 20-30g/d; stop eating too much in every meal, and do not exercise immediately after meals; eat more foods rich in fibers and vitamins.

② Regular aerobic exercise: According to the current heart function of the patient, he can do aerobic exercise of light and moderate intensity during the stable period. The endurance exercise(aerobic)is highly recommended, such as walking and Taijiquan, etc. Exercise three to five times a week can help maintain good health. When exercising, it's better to carry a first-aid kit and a first-aid card. Once the angina attacks, the patient should rest immediately and take nitroglycerin or quick-acting heart saving pills and other drugs, and call family members or "120" for help.

③ Quit smoking: Smoking is one of the most important risk factors for sudden cardiac death and coronary artery disease. The patient should quit smoking immediately.

④ Weight reduction: Reduce weight and try to reach the ideal weight with a BMI <25kg/m^2 through diet and exercise.

⑤ Psychological consultation: Help the patient to reduce psychological pressure and actively cooperate with the treatment plan. Motivate patients for specialist diagnosis and treatment.

2) Medications in the secondary prevention of CAD:

Aspirin enteric-coated tablets 0.1g po qd;

Simvastatin 20mg po qn;

Metoprolol 12.5mg po bid;

Isosorbide mononitrate 40mg po qd;

Losartan potassium and hydrochlorothiazide 100mg: 12.5mg po qd.

(3) Psychosocial interventions

The patient currently has an intense sense of anxiety, worry, doubt and tension, and he is not well-informed about his disease condition and prognosis. The GP should promptly improve the patient's mental and psychological state, help him relieve the burden of concern and mental pressure, educate him and his family about the causes and health risks of CAD, the medications in common use, the problems they should pay attention to in daily life and how to rehabilitate, help the patient identify his abnormal mind and reduce unnecessary psychological pressure, motivate him to actively cooperate with the formulated treatment plan and receive specialist treatment.

(4) Family interventions

The patient has a high level of education to fully understand the instructions and suggestions of the GP and cooperate with the treatment program. The patient is worried about the treatment costs because of the unstable income of his family. As the patient has a harmonious family relationship, the GP should educate his family members as well about disease-related health issues while treating him so that they can encourage and support the patient emotionally.

IV. Case Summary

In community general practice clinics, we often encounter patients with complaints such as "chest tightness and chest pain" , but these complaints may not be taken seriously by the patients, their families or even the physicians in the hospitals they visit. Physicians often make a general diagnosis of "myocardial blood supply deficiency" and simply prescribe Chinese herbal medicine to activate blood circulation and remove blood stasis without conducting systematic evaluation, overall examination and diagnosis confirmation to eliminate hidden risks. In this case, the patient had intermittent chest pain for 1 year, which aggravated for 3 days. The general practitioner conducted a comprehensive physical, psychological and social assessment, and analyzed the risk factors and comorbidities of the patient. Due to the unstable control of the disease, the patient was referred to a higher-level specialist hospital while undergoing non-pharmacological treatment. The diagnosis of "coronary artery disease" was confirmed by coronary angiography, and PCI was therefore performed. After the patient's condition was stabilized, he was transferred back to the community for standardized management of coronary artery disease and continued rehabilitation treatment. The care provided to the patient during the whole diagnosis and treatment process is coordinated and continuous, reflecting the "people-oriented" management strategy towards patients in general medicine.

第二节　糖尿病的中西医结合全科医学照顾

一、SOAP 病历

刘某,女,67 岁,丧偶,高中学历,退休。

1. 主观资料(S)

主诉:发现血糖升高 1 年余,加重 1 周。

　　1 年多前,患者体检发现血糖升高,空腹血糖 7.07mmol/L,之后多次监测餐后 2 小时血糖升高,最高 16.1mmol/L。患者当时无口干多饮、多食、多尿、体重下降症状,无肢体麻木,无视力下降,无头晕、头痛,无胸闷、心慌,于三级医院诊断"2 型糖尿病",予"二甲双胍 0.5g,2 次/d"控制血糖,血糖可维持在正常范围。后至社区医院定期随诊取药。1 周前,患者开始出现多食,体重增加,无口干多饮,无多尿,监测餐后血糖 15.2~18.0mmol/L。

　　否认高血压、冠心病病史及巨大儿分娩史。每日食盐量约 5g,主食 100~1 500g,糕点 100~200g,油脂 20~30g,肉蛋类约 100g。饮食荤素均衡,每周散步 3~5 次,每次 30~60min。其母亲患有糖尿病、高血压。家庭经济收入稳定,丧偶,有 1 个儿子,正考虑搬到另一个城市工作,患者感到忧虑。

　　2. 客观资料(O)

　　(1)体格检查:T 36.2℃,P 70 次/min,R 18 次/min,BP 120/70mmHg。身高 1.64m,体重 65kg,BMI 24.17kg/m²。发育正常,营养中等,体形偏胖,自主体位,神清语利,查体合作。全身浅表淋巴结未及肿大,巩膜无黄染。双肺呼吸音清,未闻及干、湿啰音。叩诊心界不大,心音有力,心率 70 次/min,律齐,未闻及杂音。腹软,无压痛及反跳痛。肝脾未触及。双下肢不肿。双侧足背动脉搏动正常。

　　(2)中医四诊

　　望诊:形体肥胖,面色红润,下肢无水肿,舌红,苔黄微腻。

　　闻诊:无异味。

　　切诊:脉弦滑。

　　(3)辅助检查

　　血检验:FPG 7.2mmol/L,TC 3.97mmol/L,TG 1.39mmol/L,LDL-C 2.47mmol/L,HDL-C 1.05mmol/L,AST 12.1U/L,ALT 9.4U/L,Cr 45.97mmol/L,BUN 3.94mmol/L,UA 280.7μmol/L。

　　尿检验:尿糖(GLU)(-),尿酮体(KET)(-),尿蛋白(PRO)(-)。

　　3. 问题评估(A)

　　(1)目前诊断

　　1)中医诊断:消渴,证属胃热炽盛。

　　2)西医诊断:2 型糖尿病。

　　3)诊断依据:患者老年女性,因忧思过度、饮食不节而诱发,以多食为主症。根据患者临床表现、病史及既往检查结果,2 型糖尿病诊断明确。中医诊断为消渴之中消。患者饮食不节,过食肥甘厚味,损伤脾胃,胃主腐熟水谷,脾主运化,为胃行其津液。脾胃受燥热所伤,胃热炽盛,脾阳不足,则多食;患者情绪不调,过度忧虑,或压抑情绪,导致气阻中焦,脾胃之气运行不畅,脾胃受损,或引起肝气郁结,气郁久而生火,加重脾胃损伤,痰湿内生。消渴病日久,则易发生以下两种病变:一是阴损及阳,阴阳俱虚,消渴虽以阴虚为本,燥热为标,但由于阴阳互根,阳生阴长,若病程日久,阴伤气耗,阴损及阳,则致阴阳俱虚,其中以肾阳虚及脾阳虚较为多见。严重者可因阴液极度耗损,虚阳浮越,而见烦躁、头痛、呕恶、呼吸深快等症,甚则出现昏迷、肢厥、脉细欲绝等阴竭阳亡危象。二是病久入络,血脉瘀滞。消渴病可病及多个脏腑,影响气血正常运行,且阴虚内热,耗伤津液,亦使血行不畅而致血脉瘀滞。结合脉证,舌红,苔黄微腻,脉弦滑均为胃热炽盛之征象。综合分析,证属胃热炽盛。

　　(2)目前存在的健康问题

　　1)危险因素:女性,年龄 >50 岁,有糖尿病家族史。

2）患者未行口服葡萄糖耐量试验（OGTT）、胰岛素及 C 肽检测，未做并发症情况评估。

3）患者因为儿子工作调整问题，有忧虑，感到孤独。

4）患者经济收入稳定，能够听从医护人员的指导，定期随诊，依从性较好。

4. 问题处理（P）

（1）诊断计划

1）建议转诊至综合医院内分泌专科进行相关 OGTT、胰岛素及 C 肽测定，以评估指导用药。

2）建议完善尿微量白蛋白、眼底、四肢肌电图等检查以了解是否存在糖尿病慢性微血管并发症，完善心、脑、下肢血管检查（超声心动图、颈动脉超声、踝肱指数等）了解大血管并发症情况。

3）监测空腹及餐后 2 小时血糖，完善糖化血红蛋白、血压、心电图等检查。

（2）治疗计划

1）非药物治疗

① 糖尿病教育：讲解糖尿病相关知识，包括危险因素、临床表现、并发症及其危害、常用治疗药物等。

② 饮食疗法：患者目前体重偏重，退休在家为轻体力劳动者，建议每日饮食总热量控制在 1 770kcal 左右，需要的食物份数约为 20 份，按早餐：中餐：晚餐 =3：4：3 比例分配，每餐有主食、蛋白质、蔬菜，两餐间可加少量水果；建议选用橄榄油、山茶油作为烹调用油，食盐量 5g/d。

③ 规律有氧运动：每周至少运动 5 天，每次至少 30 分钟，可选择步行、游泳等运动方式，运动时携带适量食物，有低血糖反应（如头昏、出冷汗、饥饿感）时服用。

④ 减重：减至正常体重。

⑤ 放松心情，保持舒畅情绪。

2）药物治疗

① 中医治疗

治则：清胃泻火、养阴增液，酌加疏肝理气药物。

处方：生石膏 30g，知母 10g，黄连 5g，栀子 12g，玄参 12g，生地黄 20g，茯苓 30g，白术 12g，麦冬 12g，川牛膝 10g，葛根 12g，天花粉 30g，薄荷 5g，柴胡 6g。水煎服，每日一剂，日服两次。

② 西医治疗：盐酸二甲双胍片，0.5g，口服，每日 2 次；阿卡波糖，100mg，口服，每日 3 次。

（3）心理-社会干预：患者丧偶，现对儿子工作调整问题，存在情绪焦虑、担心，感到孤独，应及时改善患者精神和心理状态，消除患者不正常心态，减少不必要的心理压力，积极配合制定的治疗方案，接受专科治疗。患者对自己所患疾病有一定认识，愿意配合全科医生进行慢性病随访管理，平时注意生活方式干预。

（4）家庭干预：患者文化水平尚可，能够充分理解全科医生的指导建议，配合治疗；家庭经济基础稳定，不用担心相关的治疗费用；家庭成员在糖尿病治疗中扮演着重要角色，患者丧偶，仅有 1 子，建议儿子对刘女士病情要多关心，给予患者精神上的鼓励与支持，减少其孤独感，督促刘女士纠正不良饮食习惯，坚持服药，监测血糖情况，并使其自觉地、积极地采取相应预防措施，防止或延缓其糖尿病的发生。2 型糖尿病有遗传性，全科医生在治疗患者的同时注意对患者家人进行疾病相关的健康教育。

（5）中西医结合全科医生提供协调性和连续性照顾：刘女士之后转诊至专科医院内分泌科，完善了 OGTT、胰岛素 C 肽释放水平检查,空腹血糖 7.0mmol/L,口服葡萄糖后 2 小时血糖 15mmol/L;C 肽空腹为 0.42nmol/L,1 小时 1.21nmol/L,2 小时 1.87nmol/L,3 小时 0.84nmol/L,即基础分泌值正常,口服葡萄糖后 2 小时达高峰(即胰岛素分泌高峰延迟),3 小时未恢复至空腹水平。

患者返回社区卫生服务站定期复诊,纳入糖尿病社区规范管理。

已随访 3 个月,目前服用"盐酸二甲双胍片,0.5g,每日 2 次""阿卡波糖,100mg,每日 3 次",每月复诊 1 次,情绪稳定。

最近一次的化验结果:空腹血糖 6.2mmol/L,早餐后 2 小时血糖 7.4mmol/L,HbA1c 5.9%,尿微量白蛋白 A/G 16,TC 3.1mmol/L,TG 1.5mmol/L,LDL-C 2.4mmol/L,HDL-C 1.1mmol/L。

二、理论知识

1. 流行状况　糖尿病发病与人口老龄化、不健康生活方式、热量摄入过多、超重和肥胖等因素有关。我国糖尿病以 2 型糖尿病(T2DM)为主,约占 90.0% 以上。2007—2008 年中华医学会糖尿病学分会(CDS)在我国部分地区开展的糖尿病流行病学调查报告显示,我国 20 岁以上成人糖尿病患病率达 9.7%,2013 年我国慢性病及其危险因素监测显示,18 岁及以上人群糖尿病患病率已上升为 10.4%。2015 年我国糖尿病患者数量已达 1.09 亿人。此外,我国糖尿病人群中,新诊断的糖尿病患者约占总数的 60%,约有 63% 糖尿病患者仍未被发现及诊断,尤其令人担忧的是我国成年人糖尿病前期的比例高达 15.5%。这说明我国糖尿病患病潜在人口较多,亟待控制。需予以早期预防、早期干预、积极治疗。

2. 危险因素　2 型糖尿病的发病为多个基因和多种环境因素共同参与并相互作用的结果,其危险因素包括以下两大类。①不可控因素:年龄、遗传因素、种族、妊娠糖尿病史或巨大儿生育史、多囊卵巢综合征病史、宫内发育迟缓或早产史;②可控因素:糖尿病前期史、代谢综合征病史、超重、肥胖、高热量饮食、体力活动不足、应用可增加糖尿病发生风险的药物等。因此,2 型糖尿病的高危人群为:

(1)年龄≥40 岁。

(2)超重(BMI≥24kg/m²)或肥胖(BMI≥28kg/m²)或腹型肥胖(男性腰围≥90cm,女性腰围≥85cm)。

(3)一级亲属中有 2 型糖尿病家族史。

(4)糖耐量降低(IGT)或空腹血糖受损(IFG)。

(5)有血脂异常病史者,高密度脂蛋白胆固醇降低和/或高甘油三酯血症,或正在接受调脂治疗。

(6)有高血压病史。

(7)动脉粥样硬化性心脑血管疾病患者。

(8)有妊娠糖尿病史或曾有分娩巨大儿(出生体重≥4kg)者。

(9)静坐生活方式者。

(10)有一过性类固醇糖尿病史者。

(11)多囊卵巢综合征患者。

(12)长期接受抗精神病药物和/或抗抑郁药物治疗者。

3. 基层筛查

（1）T2DM 高危人群；

（2）糖尿病前期人群；

（3）糖尿病患者。

4. 糖尿病的西医诊断

（1）典型的 DM 具有多饮、多食、多尿及体重下降；DM 有急、慢性并发症时可出现相应表现，如四肢麻木、视物模糊、便秘或大便时干时稀、心悸胸闷、水肿等。早期病情较轻，大多无明显体征；病情严重时出现急性并发症，有失水等表现，病久则发生大血管、微血管、周围或内脏神经等各种并发症，从而出现相应体征。

（2）实验室检查：检查空腹血糖或餐后 2 小时血糖，或 OGTT 进行确诊。另外，可检查糖化血红蛋白（HbA1c）；空腹血浆胰岛素与胰岛素释放试验，C 肽释放试验；胰岛细胞自身抗体；血脂；尿糖；尿蛋白；尿酮体。

（3）辅助检查：包括心电图、血管超声、腹部 B 超、肌电图等检查。

（4）诊断标准：按照 1999 年 WHO 专家咨询委员会对 DM 的定义、分类与诊断标准。

1）DM 症状（多尿、多饮及不能解释的体重下降），并且随机（餐后任何时间）血浆葡萄糖（VPG）≥11.1mmol/L（200mg/dl）；或

2）空腹（禁热量摄入至少 8 小时）血浆葡萄糖（FPG）水平≥7.0mmol/L（126mg/dl）；或

3）口服葡萄糖（75g 脱水葡萄糖）耐量试验（OGTT）中，2 小时的血浆葡萄糖（2hPG）水平≥11.1mmol/L（200mg/dl）。

5. 消渴的中医辨证分型

（1）痰湿互结证

主证：形体肥胖，腹部胀大，脘腹胀满，易饥多食，大便干结。

舌脉：舌质胖大淡红，苔白腻，脉弦滑。

（2）气阴两虚证

主证：咽干口燥，口渴多饮，形体消瘦。

舌脉：舌红少津，苔薄白干或少苔，脉弦细。

（3）肝肾阴虚证

主证：视物模糊，四肢麻木，皮肤干燥，小便频数，夜尿增多，尿中泡沫。

舌脉：舌红少苔，脉细数。

（4）脾肾阳虚证

主证：下肢或全身浮肿，恶寒，小便频数，夜尿增多，尿中泡沫。

舌脉：舌胖大、边有齿痕，苔薄白，脉细数。

6. 糖尿病的西医治疗

西医治疗包括糖尿病教育、饮食治疗、运动治疗、药物治疗、自我血糖监测等五方面。其中，药物治疗包括口服降糖药及胰岛素注射治疗。口服降糖药物种类包括促胰岛素分泌剂、双胍类药物、α-葡萄糖苷酶抑制剂、噻唑烷二酮类胰岛素增敏剂、肠促胰岛素类药物。

（1）磺酰脲类：属于促胰岛素分泌剂。主要作用为刺激 β 细胞分泌胰岛素，其降血糖作用的前提是机体尚保存相当数量（30% 以上）有功能的 β 细胞。

（2）格列奈类：非磺酰脲类促胰岛素分泌剂。具有吸收快、起效快和作用时间短的特点，主要用于控制餐后高血糖，也有一定降低空腹血糖的作用。

（3）双胍类：通过抑制肝葡萄糖输出，改善外周组织对胰岛素的敏感性、增加对葡萄糖的摄取和利用而降低血糖。

（4）噻唑烷二酮类（格列酮类）：主要作用是增加靶组织对胰岛素作用的敏感性而降低血糖。

（5）α-葡萄糖苷酶抑制剂（AGI）：食物中淀粉、糊精和双糖（如蔗糖）的吸收需要小肠黏膜刷状缘的 α-葡萄糖苷酶，AGI 抑制这一类酶，从而延迟碳水化合物吸收，降低餐后高血糖。

（6）胰岛素：胰岛素是控制高血糖的重要和有效手段。

1）适应证：①T1DM；②各种严重的糖尿病急性或慢性并发症；③手术、妊娠和分娩；④新发病且与 T1DM 鉴别困难的消瘦糖尿病患者；⑤新诊断的 T2DM 伴有明显高血糖，或在糖尿病病程中无明显诱因出现体重显著下降者；⑥T2DM β 细胞功能明显减退者；⑦某些特殊类型糖尿病。

2）胰岛素使用原则：①胰岛素治疗应在综合治疗基础上进行；②胰岛素治疗方案应力求模拟生理性胰岛素分泌模式；③从小剂量开始，根据血糖水平逐渐调整至合适剂量。可先为患者制订试用方案，逐渐调整，至达到良好的血糖控制。

（7）胰高血糖素样肽-1（GLP-1）受体激动剂：此类为基于肠促胰素的降糖药物。通过激动 GLP-1 受体发挥降糖作用，需皮下注射。目前，国内上市的制剂有艾塞那肽和利拉鲁肽。可单独或与其他降糖药物合用治疗 T2DM，尤其是肥胖、胰岛素抵抗明显者。

（8）二肽基肽酶Ⅳ（DPP-4）抑制剂：基于肠促胰素的降糖药物，通过抑制 DPP-4 活性而减少 GLP-1 失活，提高内源性 GLP-1 水平。约可降低 HbA1c 0.5%~1.0%。单独使用不增加低血糖发生的风险，也不增加体重。

7. 消渴的中医论治

（1）治疗原则：扶正祛邪，标本兼治。

（2）辨证施治

1）痰湿互结证

治法：祛痰除湿。

方药：四君子汤加减。党参 15g，茯苓 10g，白术 10g，瓜蒌 10g，半夏 10g。

2）气阴两虚证

治法：益气养阴。

方药：玉泉丸加减。天花粉 15g，太子参 15g，葛根 10g，麦冬 10g。

3）肝肾阴虚证

治法：滋补肝肾。

方药：六味地黄汤加减。熟地黄 10g，山茱萸 10g，山药 10g，茯苓 10g，丹皮 10g。

4）脾肾阳虚证

治法：补脾益肾。

方药：金匮肾气汤加减。肉桂 6g，附子 9g，熟地黄 10g，山茱萸 10g，泽泻 6g，山药 10g，茯苓 10g。

8. 糖尿病的随访服务要求及目标

（1）T2DM 患者的健康管理由医生负责，应与门诊服务相结合，对未能按照健康管理要求接受随访的患者,乡镇卫生院、村卫生室、社区卫生服务中心(站),应主动与患者联系,保证管理的连续性。

（2）随访包括预约患者到门诊就诊、电话追踪和家庭访视等方式。

（3）逐步提高糖尿病患者的管理率及控制率。T2DM 患者规范管理率 =（按照规范要求进行 2 型糖尿病患者健康管理的人数/1 年内已管理的 2 型糖尿病患者人数）×100%。管理人群血糖控制率 =（年内最近一次随访空腹血糖达标人数/年内已管理的 2 型糖尿病患者人数）×100%。

注:最近一次随访血糖指的是按照规范要求最近一次随访的血糖,若失访则判断为未达标,空腹血糖达标是指空腹血糖 <7mmol/L。

9. 糖尿病的双向转诊　全科医生需掌握糖尿病向上级医院的转诊原则,双向转诊的目的是为糖尿病患者提供从基层到上级医院之间覆盖糖尿病发展各个阶段的"无缝式"医疗。对具有下列情况者应予以转诊处理:

（1）符合糖尿病高危人群,并具有下列情况者:有巨大儿分娩史(出生体重≥4kg),有妊娠糖尿病史,有一过性糖皮质激素诱发糖尿病史者,BMI≥28kg/m^2 的多囊卵巢综合征患者,严重精神病和/或长期接受抗抑郁药物治疗的患者,需转诊处理。

（2）空腹及餐后血糖等水平正常,但是伴有高胰岛素血症者。不能排除胰岛素抵抗、代谢综合征,或不排除是早期糖尿病患者或其他 β 细胞功能障碍疾病者。

（3）初次发现血糖异常,糖尿病分型不明确,并疑似成人 1 型糖尿病或其他类型糖尿病者。

（4）特殊群体糖尿病患者:儿童和小于 25 岁的年轻糖尿病患者,妊娠糖尿病等。

（5）一个月内 2 次随访血糖控制不能达标,并经调整治疗方案仍不能达标的患者。

（6）发生一次低血糖经调整治疗再次反复或发生过一次严重低血糖者。

（7）血糖波动较大,基层处理困难或需要制订胰岛素控制方案者。

（8）有糖尿病并发症症状,不能明确并发症诊断,或慢性并发症进展,需进一步诊断治疗者。

（9）合并各种感染、脑血管意外、较严重的机体重要器官疾病、外伤等患者。

（10）可疑合并急性并发症:糖尿病酮症或伴酸中毒者(血酮体阳性,随机血糖 >16.7mmol/L 伴恶心和呕吐等);非酮症高渗状态(神志异常、脱水、血浆渗透压升高,血糖 >22.2mmol/L);糖尿病乳酸性酸中毒;低血糖昏迷者。

（11）出现降糖药物不良反应处理困难者。

10. 糖尿病的分类干预

（1）对血糖控制满意(空腹血糖值 <7.0mmol/L)、无药物不良反应、无新发并发症或原有并发症无加重的患者,预约下一次随访。

（2）对第一次出现空腹血糖控制不满意(空腹血糖值≥7.0mmol/L)或药物不良反应的患者,结合其服药依从情况进行指导,必要时增加现有药物剂量、更换或增加不同类的降糖药物,2 周内随访。

（3）对连续两次出现空腹血糖控制不满意或药物不良反应难以控制,以及出现新的并发症或原有并发症加重的患者,建议其转诊到上级医院,2 周内主动随访转诊情况。

（4）对所有患者进行针对性的健康教育,与患者一起制订生活方式、改进目标,并在下一次随访时评估进展,同时告诉患者出现哪些异常时应立即就诊。

三、案例小结

在社区全科门诊中经常会遇到因糖尿病血糖控制不佳来就诊的患者,因此在疾病诊疗过程中应具备全科思维,应考虑是否进行并发症评估,是否进行 OGTT、胰岛素 C 肽释放水平检查,是否进行生活方式及家庭干预。全科医生对患者进行转诊,明确了 2 型糖尿病的治疗方案,对患者及其家庭进行了全面的连续性的健康管理,取得了很好效果。此例患者纳入糖尿病规范管理,定期监测血糖,实现了协调性、连续性照顾,体现了全科医疗对患者"生物-心理-社会医学模式"的全程慢病管理。

血瘀是消渴病的重要病机之一,且消渴多种并发症的发生与血瘀密切相关,针对预防及延缓糖尿病并发症的发生,可以发挥中医药优势,应用活血化瘀中药治疗,观察其疗效,已取得初步进展。

Diabetes Mellitus Case

I. Preview: Tasks Before Class

1. To preview the concept and classification of DM.
2. To preview the common risk factors of DM.
3. To preview the clinical manifestations and diagnosis of DM.
4. To preview the tertiary prevention and treatment of DM.
5. To review the consultation models in general practice.

II. Case Scenario

Scene

A general practitioner treated an elderly female(Ms. Liu)diabetic patient and found that her blood glucose control had not been good recently.

Doctor: Your blood glucose is a little high and I just noticed that you have gained weight. Do you control your diet?

Patient: To tell you the truth, I just had a lot of snacks, and I know I haven't paid attention to diet control recently.

Doctor: So, what happened in your life that caused you to do this? This is not what you have always been doing.

Patient: There have been a lot of challenges. My son is considering moving to another city, where he has found a good organization with a good offer, which is very important for his career.

Doctor: What do you think about this?

Patient: I think I will miss him very much. He is my only child and my backer.

Doctor: What's the most annoying problem for you in this matter?

Patient: Loneliness. Although I used to be lonely, when I felt lonely, I would call him and he could come to see me in half an hour. Unfortunately, he won't be able to do that in the future.

Doctor: How are you going to deal with this?

Patient: I will try my best to let him go. I am an enthusiastic person. I want him to know that I am proud of him, and that he should pursue his career like this. That's all I can do.

Doctor: It's not easy to deal with this kind of problem. Separation is always unbearable. You are really in a dilemma. I can see your anxiety. Let's deal with it together. Now do a physical examination first, then take a urine test, and then we can discuss it. Maybe you can figure out a way to make it easier for you to deal with this problem.

Patient: All right, thank you!

The doctor performed a physical examination:

T: 36.2℃, P: 70 bpm, R: 18bpm, BP: 120/70mmHg, BMI: 24.17kg/m^2.

Normal development, moderate nutrition, obesity, autonomic position, fluent language, good physical examination in cooperation. The superficial lymph nodes of the whole body are not swollen, and the sclera is not yellow. The breathing sound of both lungs is clear, and without dry and wet rales. The heart is not enlarged, the heartbeat is vigorous, the heart rate is 70bpm, the rhythm is regular and there is no murmur. Soft abdomen, no tenderness, and rebound pain. The liver and spleen are not palpable. There is no edema in the lower limbs. Bilateral dorsal foot artery pulses are normal.

Auxiliary examinations:

Lab tests:

Blood tests: FPG 7.2mmol/L, TC 3.97mmol/, TG 1.39mmol/L, LDL-C 2.47mmol/L, HDL-C 1.05mmol/L, AST 12.1U/L, ALT 9.4U/L, Cr 45.97mmol/L, BUN 3.94mmol/L, UA 280.7μmol/L.

Urine tests: GLU(−), KET(−), PRO(−).

III. Assessment Questions

1. What is the primary diagnosis of this patient?

The logic for the primary diagnosis is as follows: Type 2 diabetes.

2. What are the current health problems of this patient?

(1) Risk factors: It is an over 50-years-old female patient with a family history of diabetes.

(2) The patient did not do the OGTT, insulin and C peptide tests, and the incidence of diabetic attack was not assessed.

(3) The patient feels worried and lonely because of her son's work change.

(4) The patient has stable economic income and is able to follow the guidance of medical staff, follow up regularly, and has good compliance.

3. What is the treatment plan for the patient?

(1) Diagnostic plan

1) It is recommended to refer the patient to the endocrinology department of the hospital for the examination of relevant OGTT, insulin and C peptide to further evaluate the guidance.

2) It is recommended to improve the examinations of microalbumin, fundus and limbs to determine whether there are chronic microvascular complications of diabetes. Additionally, it is recommended to conduct vascular examinations of the heart, brain and lower extremities(echocardiography, carotid artery ultrasound, ABI, etc.)to know the conditions of complications of large blood vessels.

3) Monitoring fasting and 2-hour postprandial blood glucose, and improve the examinations such as glycated hemoglobin, blood pressure, electrocardiogram and others.

(2) Treatment plan

1) Non-pharmacological treatment

① Diabetes education: explaining diabetes-related knowledge to the patient, including risk factors, clinical manifestations, complications, hazards, and commonly used therapeutic drugs, etc.

② Dietary therapy: The patient has retired and is currently overweight, doing some light physical work at home. If the required number of food portions is approximately 20, distribute it in a ratio of 3 : 4 : 3 for breakfast, lunch, and dinner. Each meal includes staple foods, protein, and vegetables, and a small amount of fruit can be added between the two meals; it is recommended to use olive oil and camellia oil as cooking oils, with a salt content of 5g/d.

③ Regular aerobic exercise: exercise for at least 30 minutes every time at least 5 days a week. The ways of exercises such as walking, swimming are suitable. Suggest the patient carry an appropriate amount of food when exercising, and take it if feeling hypoglycemic reactions(such as dizziness, cold sweating, and hunger).

④ Weight reduction: Reduce the weight to the normal range.

⑤ Relax and maintain a stable mood.

2) Drug treatment for T2DM:

Metformin hydrochloride tablets 0.5g po bid;

Acarbose sugar 100mg po tid.

(3) Psychosocial interventions

The patient is widowed and now has problems with the change of her son's work. She feels anxious, worried and lonely. The patient's mental and psychological state should be improved in time, and the patient should actively comply with the treatment plan, and professional treatment should be received. The patient has a certain understanding of her own condition and is willing to cooperate with general practitioners for follow up and management of chronic disease, and usually pays attention to lifestyle.

(4) Family interventions

The patient's educational level is okay. She can fully understand the guidance and advice of the general practitioner and cooperate with the treatment. The family is economically stable, and there is no need to worry about the relevant treatment costs. Family members should play an important role in diabetes treatment. The patient is widowed and has only one son. It is recommended that her son pay more attention to the patient's condition, give her spiritual encouragement and support to reduce her sense of loneliness, and help her adjust eating habits, adhere to taking medicine, monitor blood glucose regularly, and make her consciously and actively take corresponding preventive measures to prevent or delay the occurrence of diabetic complications. Type 2 diabetes has strong genetic characteristics, therefore general practitioners should pay attention to disease-related health education for the patient's family while treating patients.

(5) Providing coordinated and continuous care by Integrated traditional Chinese and Western medicine general practitioners

Ms. Liu was then referred to the endocrinology department of the specialized hospital to detect OGTT and insulin C peptide release levels. Fasting blood glucose was 7.0mmol/L, and 2 hours after oral glucose 15mmol/L; C peptide fasting was 0.42nmol/L, 1.21nmol/L after 1 hour, 1.87nmol/L after 2 hours and 0.84nmol/L after 3 hours, which means that the basic secretion value is normal reaching a peak in 2 hours after oral glucose administration(i.e. delayed insulin secretion peak), but not returning to fasting level in 3 hours.

The patient returns to the community health service station for regular follow-up visits, and is included in the standardized management of diabetes in communities.

The patient has been followed up for 3 months. and is currently taking "metformin hydrochloride tablets 0.5g bid" and "acarbose 100mg tid". The patient has a monthly follow-up and is emotionally stable.

The latest test results: fasting blood glucose is 6.2mmol/L, blood glucose 7.4mmol/L 2 hours after breakfast, HbA1c 5.9%, urinary microalbumin A/G 16, TC 3.1mmol/L, TG 1.5mmol/L, LDL-C 2.4mmol/L, HDL-C 1.1mmol/L.

Ⅳ. Case Summary

It is commonly seen that the patients have poor blood glucose control in community general clinics. Therefore, the physicians should have a comprehensive understanding of disease diagnosis and treatment. We should take a careful consideration about whether to evaluate the incidence of diabetes, whether to check the release levels of OGTT and insulin C peptide, and whether to carry out lifestyle and family intervention. The general practitioner determined the treatment plan for type 2 diabetes, after referral of the patient, carried out the comprehensive and continuous health management for patient and her family and achieved good results. This patient was included in the standardized management of diabetes, regularly monitored blood glucose, achieved coordinated and continuous care, and reflected the chronic disease management of patients' " biopsychosocial medical model " in general medicine.

第三节　恶性肿瘤的中西医结合全科医学照顾

癌病（恶性肿瘤）中西医结合全科医学照顾

（一）临床案例

沈某,男,48 岁,中上腹胀痛 1 个月余。自诉中上腹胀痛,与进食关系不密切,劳累后加重,伴食欲减退,乏力。无恶心、呕吐,无腹泻。

既往发现 HBsAg 阳性 10 年余,未常规检查。有饮酒史,每天黄酒一斤,生活不规律,日常缺乏运动。其父死于"肝腹水",哥哥有肝硬化史。家庭经济收入稳定,家庭关系不和睦。

体格检查:皮肤黝黑,巩膜黄染,消瘦,腹部膨隆,肝肋下 8cm,有叩击痛,听诊右上腹有血管杂音。

中医四诊:

望诊:形体消瘦,面色黝黑,巩膜黄染,下肢水肿,舌淡紫,少苔。

闻诊:无异味。

切诊:脉弦细。

辅助检查:无。

初步诊断:①中医诊断,癌病,证属正虚瘀结。②西医诊断,肝恶性肿瘤;乙肝后肝硬化。

该病例的临床特点有哪些? 西医诊断依据是什么? 中医辨证依据是什么? 还需要收集哪些资料? 完善哪些检验检查? 您将如何开展该病的中西医结合全科医学照顾? 请完成 SOAP 病历。

(二) 理论知识

1. 流行状况　世界卫生组织发表报告称,世界人口老龄化进程明显加快。据世卫组织专家预测,至 2050 年,世界上年龄达到 60 岁及以上的人口数量将占到总人口的 22%。大多数老年人可能患有高血压或其他心血管疾病、糖尿病、肿瘤、慢性阻塞性肺疾病和肌肉骨骼系统疾病(如关节炎或骨质疏松)、神经心理疾病(如痴呆或抑郁)、感觉系统损害(如听力和视力丧失)等慢性病,这些都被称为慢性非传染性疾病。慢性非传染性疾病是全球老年人死亡的主要原因,据统计,每 6 个老年人中,就有 1 个是死于恶性肿瘤。在我国,心脑血管疾病与恶性肿瘤已成为人口死亡的第一、第二位原因。据统计,我国每年新发恶性肿瘤约 200 万例,死亡约 140 万例,现有恶性肿瘤患者 700 万人。2013 年,我国癌症死亡率排名第一的是肺癌,其次为肝癌、胃癌、食管癌和结直肠癌。

2. 中医对癌症的认识　中医古籍对一些癌病的临床表现、病因病机、治疗、预后、预防等均有所记载。如《素问·玉机真脏论》说:"大骨枯槁,大肉陷下,胸中气满,喘息不便,内痛引肩项,身热,脱肉破䐃,真脏见,十月之内死。"所述症状类似肺癌晚期临床表现,并明确指出预后不良。清代祁坤《外科大成·论痔漏》说:"锁肛痔,肛门内外如竹节锁紧,形如海蜇,里急后重,便粪细而带扁,时流臭水,此无治法。"上述症状的描述与直肠癌基本相符。中医认为,癌病多是由于阴阳失调、七情郁结、脏腑受损等原因,导致气滞血瘀,久则成"癥瘕""积聚"。如《诸病源候论·积聚病诸候》说:"诸脏受邪,初未能成积聚,留滞不去,乃成积聚。"关于癌病治疗,中医学著作中论述颇多。明代《景岳全书·积聚》:"凡积聚之治,如经之云者,亦既尽矣。然欲总其要不过四法,曰攻,曰消,曰散,曰补,四者而已。"对积聚之治法作了高度概括。

3. 危险因素　流行病学调查及其他研究资料表明,恶性肿瘤的发生,与人们的不健康行为或生活习惯密切相关。一般认为膳食、吸烟、感染、饮酒和内分泌失调可能是重要原因。鉴于恶性肿瘤与个人不健康行为或生活习惯及环境密切相关,WHO 癌症专家咨询委员会的报告称,1/3 的恶性肿瘤是可预防的。

4. 肿瘤的发病机制　肿瘤是机体在各种致瘤因子作用下,细胞遗传物质发生改变、基因表达失常,细胞异常增殖而形成的非正常组织。肿瘤发生发展一般可分为 5 个阶段:癌前病变;原位癌(0 期,细胞刚发生恶性变,上皮质);浸润癌(T 代表,已向黏膜下浸润);局部或区域淋巴结转移(N);远处播散(M)。在同一患者身上可看到 T、N、M,有时还可看到癌前病变和一些非特异性表现。免疫学和分子生物学使人们从分子水平观察和理解肿瘤,基于肿瘤形态学、分子免疫学、分子遗传学、基因分子生物学,由宏观到微观的全面认识,近年来对恶性肿瘤的诊断和治疗已取得突破性进展,分子诊断和靶向治疗已成为当代肿瘤发展的标志。

5. 癌病的病因病机 癌病是发生于五脏六腑、四肢百骸的一类恶性疾病。多由于正气内虚,感受邪毒,情志怫郁,饮食损伤,宿有旧疾等因素,使脏腑功能失调,气血津液运行失常,产生气滞、血瘀、痰凝、湿浊、热毒等病理变化,蕴结于脏腑组织,相互搏结,日久积渐而成的一类恶性疾病。

（1）病因

1）六淫邪毒:外感六淫之邪,或工业废气、石棉、煤焦烟炱、放射性物质等邪毒之气入侵,若正气不能抗邪,则致客邪久留,脏腑气血阴阳失调,而致气滞、血瘀、痰浊、热毒等病变,久则可形成结块。

2）七情怫郁:情志不遂,气机郁结,久则导致气滞血瘀,或气不布津,久则津凝为痰,血瘀、痰浊互结,渐而成块。正如《类证治裁·郁证》说:"七情内起之郁,始而伤气,继必及血"。

3）饮食失调:嗜好烟酒辛辣腌炸烧烤,损伤脾胃,脾失健运,正气亏虚,气虚血瘀。正如《读医随笔》所说:"气虚不足以推血,则血必有瘀。"或正气亏虚,易感外邪或易致客邪久留。另外,脾失健运,不能升清降浊,敷布运化水湿,则痰湿内生。

4）宿有旧疾:机体脏腑阴阳的偏盛偏衰,气血功能紊乱,如治不得法或失于调养,病邪久羁,损伤正气,或正气本虚,祛邪无力,加重或诱发气、凝、食、湿、水、血等凝结之物阻滞体内,邪气壅结成块。

5）久病伤正、年老体衰:正气内虚,脏腑阴阳气血失调,是罹患癌病的主要病理基础。正如《医宗必读·积聚》所说"积之成者,正气不足,而后邪气踞之"。久病体衰,正气亏虚,气虚血瘀;或生活失于调摄,劳累过度,气阴耗伤,外邪每易乘虚而入,客邪留滞不去,气机不畅,终致血行瘀滞,结而成块。

（2）病机:癌病的基本病理变化为正气内虚,气滞、血瘀、痰结、湿聚、热毒等相互纠结,日久积滞而成有形之肿块。病理属性总属本虚标实。多是因虚而得病,因虚而致实,是一种全身属虚、局部属实的疾病。初期邪盛而正虚不显,故以气滞、血瘀、痰结、湿聚、热毒等实证为主。中晚期由于癌瘤耗伤人体气血津液,故多出现气血亏虚、阴阳两虚等病机转变,由于邪愈盛而正愈虚,本虚标实,病变错综复杂,病势日益深重。不同的癌病,其病机又各有特点,且其病变部位不同。

6. 恶性肿瘤的临床表现

（1）常见症状

1）出血:肺癌所致出血常为痰中带血,侵蚀血管造成大出血罕见;上消化道肿瘤的出血常为缓慢、间歇性,可引起缺铁性贫血,呕血或严重的黑便较少见;升结肠肿瘤常出现失血性贫血。

2）穿孔:原发性或转移性肺癌可引起气胸;胃癌可致胃穿孔;胃癌侵犯横结肠,形成胃-结肠瘘;食管癌致食管-气管瘘。

3）疼痛:多数肿瘤开始时无疼痛,当侵犯、压迫神经,或破溃、感染而刺激神经时,可引起疼痛。梗阻近端肠段的蠕动可致绞痛。

4）梗阻:空腔脏器(如消化道恶性肿瘤)腔内生长型,到一定阶段,可引起梗阻性表现,如疼痛、恶心、呕吐、停止排气排便等。呼吸道恶性肿瘤可引起气道梗阻,如呼吸困难、肺不张等。

5）类癌综合征:某些肿瘤可异位分泌激素,如肾上腺嗜铬细胞瘤可致高血压,肺癌可致
Cushing 综合征。肿瘤亦可引起神经、肌肉、骨骼、皮肤、血液等方面的副肿瘤综合征,如小脑皮质变
性、癌性肌病、皮肌炎、杵状指(趾)和红细胞增多症等。

（2）体征

1）淋巴转移(淋巴结肿大):是恶性肿瘤常见的转移方式,特别是晚期肿瘤。有的可成为肿瘤首
发表现,如左锁骨上淋巴结可以是晚期胃癌的首发表现,腋下肿大淋巴结是乳腺癌的首发表现,全
身多发淋巴结肿大是血液系统恶性肿瘤的首发表现等。

2）血行转移:在晚期并不少见。血行转移的转移灶好发于肝、肺、骨、脑等。血行转移的途径
主要有以下几种:①体循环静脉系统:四肢肉瘤的肺转移;②动脉系统:肺癌的骨转移和脑转移;
③门脉系统:胃肠道肿瘤的肝转移;④脊椎静脉系统:前列腺癌的脊椎转移。

3）种植性转移:胃癌、大肠癌的腹膜腔和盆腔种植转移;肺癌、乳腺癌的种植性转移引起的胸
腔积液。

4）恶病质:是晚期肿瘤患者全身衰竭的表现,以消化道肿瘤出现较早。

7. 恶性肿瘤的诊断　　全面的病史询问和体检可发现恶性肿瘤的早期征象,配合必要的辅助检
查可确诊。影像学对于肿瘤诊断和分期是最基本的检查;病理诊断是最关键,也是必不可少的检
查。必须借助实验室检查、影像学检查,甚至一些侵入性检查,以明确诊断。各种辅助检查,主要都
应由专科医生完成。

（1）病史询问:包括年龄、病程、既往慢性病史、家族史或遗传史,如:胃癌、结直肠癌、食管癌、
乳腺癌等可有家族聚集倾向;癌前疾病及相关疾病史,如慢性乙肝病毒携带与肝癌相关,慢性萎缩
性胃炎、胃息肉是胃癌的癌前疾病;个人的不良生活方式,如吸烟、嗜酒、久坐不动、空气或饮用水污
染等。

（2）体格检查:包括全身检查(如一般情况、精神心理状态和全身浅表淋巴结等)和局部检查
(如肿块部位、大小、性质,以及脏器是否肿大或萎缩等)。

（3）辅助检查:包括常规检查(如血、尿、粪常规和粪隐血检查)及肿瘤标志物检查(如:甲胎蛋
白 >400μg/L 有助于原发性肝癌的诊断;癌胚抗原增高,与消化道肿瘤、肺癌、乳腺癌可能有关;糖类
抗原 19-9 增高见于胰腺癌、胃癌等;前列腺特异性抗原值明显升高见于前列腺癌)。

（4）影像学检查:超声检查;X 线检查(如胸片、钼靶 X 线摄片);造影检查(如胃肠道钡餐造影
和选择性动脉造影等);CT、磁共振成像和 PET/CT 等有机结合;内镜检查(如支气管镜、胃镜、肠镜、
膀胱镜等),可直接观察病变部位、形态,并取组织进行病理学检查,病理学检查是确诊肿瘤的"金
标准"。

8. 恶性肿瘤的治疗　　无论是手术治疗、放射治疗、化学治疗、生物治疗,还是中药治疗,都需要
由专科医生施行。根据患者的机体状况,肿瘤的病理类型、侵犯范围和发展趋向,有计划、合理地应
用现有手段进行综合治疗,以期提高治愈率,改善患者生活质量。

9. 癌病辨证论治

（1）辨证要点:首先应辨各种癌病的脏腑病位;辨病邪性质,分清气滞、血瘀、痰结、湿聚、热毒的
不同,以及有否兼夹症状;辨标本虚实,分清虚实标本的主次;辨脏腑阴阳,分清受病脏腑气血阴阳

失调的不同;辨病程的阶段,明确患者处于早、中、晚何期,以选择适当的治法和估计预后。

（2）治疗原则:基本原则是扶正祛邪,攻补兼施。要结合病史、病程、四诊及实验室检查等临床资料,综合分析,辨证施治,做到"治实当顾虚,补虚勿忘实"。初期邪盛正虚不明显,当先攻之;中期宜攻补兼施;晚期正气大伤,不耐攻伐,当以补为主,扶正培本以抗邪气。扶正之法主要是根据正虚侧重的不同,并结合主要病变脏腑而分别采用补气、补血、补阴、补阳的治法,祛邪主要针对病变采用理气、除湿、化痰散结、活血化瘀、清热解毒等法,并应适当配伍有抗肿瘤作用的中药。早期发现、早期诊断、早期治疗对预后有积极意义。做好预防对减少发病有重要意义。既病之后,需加强饮食调养,调畅情志,注意休息,有利于癌病的康复。

10. 基层管理　全科医疗服务在恶性肿瘤的管理过程当中非常重要。即使是肿瘤获得早期诊断,甚至手术治疗成功,对于恶性肿瘤患者来说,其身体和心理仍需进行康复治疗,还要防止复发和转移,此类医学照顾甚至需要陪伴终身。对于晚期肿瘤,如何与患者共同制定一个可接受的方案,克服由于对疾病的恐惧带来的不安,对前途的忧虑造成的抑郁等心理问题,较其他疾病的患者更为重要。这种心理问题的解决,更非肿瘤专科医生之长。而且,一部分恶性肿瘤由于诊断太晚或现代医学无法治愈,最终将进入晚期。这类晚期患者多居住在家,非常需要得到全科医生的医疗照顾,以减轻患者及其家属的痛苦,在有限的时间内获得尽可能高的生活质量。全科医生的作用可充分体现在肿瘤的预防、治疗和康复全过程中。

（1）辅助恶性肿瘤治疗:在恶性肿瘤的治疗过程中,虽然治疗方案的制定和执行主要由肿瘤专科医生完成,但全科医生的作用不可或缺,至少表现在以下几方面:

1）肿瘤病例全程管理者。

2）保持对肿瘤患者的定期接触。

3）随时可及。

4）了解可能对肿瘤患者有用的社区资源和相关服务。

5）及时了解肿瘤患者的需求。

6）提供合适的疼痛管理方案。

7）及时发现肿瘤相关的抑郁和其他心理问题。

8）可为患者提供治疗选择的咨询。

9）是患者最直接的交流者和支持者。

（2）共同管理恶性肿瘤治疗的并发症:虽然化疗和放疗由肿瘤专科医生实施,但全科医生必须了解这些治疗方法潜在的不良反应,必要时与肿瘤科医生共同管理。化疗和放疗常见的不良反应包括恶心、呕吐、发热和白细胞减少。全科医生需了解这些不良反应和治疗方法,辅助肿瘤科医生,减少患者痛苦。

（3）管理恶性肿瘤存活者及其家庭:随着恶性肿瘤治疗技术的提高,肿瘤的存活时间越来越长,对于肿瘤幸存者,不但要预防复发和转移,还要做好生活方式管理,预防其他疾病发生,如心脑血管疾病、糖尿病等。对于恶性肿瘤患者的家庭来说,患者在家庭中的实际角色可能需要交换,家庭中的人际关系可能需要调整。家庭成员之中,有的具有血缘或遗传上的共同特征;社区的人群之中,有的具有共同的生活方式、环境条件,也都应该注意对此类恶性肿瘤的预防,等等。这些都需要得到医生的指导与帮助,指导他们进行相关筛查。

（4）实施恶性肿瘤的预防：全科医生可针对社区人群，指导实施确定的肿瘤预防措施。如对吸烟人群，除了教育他们吸烟危害健康，还要指导如何戒烟。指导社区慢性肝病家庭、输血史家庭进行乙肝病毒、丙肝病毒筛查；肿瘤家族史家庭进行肿瘤高危筛查等。

（三）小结

癌病（恶性肿瘤）是一种难治性疾病，目前已认识到癌病是一类全身性疾病的局部表现，任何单一手段的局部治疗，均难以彻底治愈。中医药治疗癌病以扶正祛邪为指导思想，中西医结合治疗可以取长补短，充分发挥各种治疗方法在癌病各阶段中的作用，起到提高疗效或减毒增效作用，改善症状，提高生存质量，延长生存期。

【课后思考题】

1. 冠心病的危险因素有哪些？
2. 胸痹心痛的中医病因有哪些？
3. 冠心病的二级预防是什么？
4. 胸痹心痛如何进行辨证论治？
5. 如何判定冠心病的双向转诊时机？
6. 糖尿病的危险因素有哪些？
7. 消渴病的中医证型有哪些？
8. 糖尿病的高危人群有哪些？
9. 消渴病如何进行辨证论治？
10. 全科医生如何早期发现恶性肿瘤患者？
11. 癌病的辨证要点及治疗原则是什么？
12. 晚期恶性肿瘤姑息治疗中，全科医生的任务有哪些？

第九章

社区一般疾病的中西医结合全科医学照顾

【学习目标】

☐ 了解社区获得性肺炎、消化不良的流行现状。

☐ 熟悉社区获得性肺炎的致病因素、疲劳的原因、消化不良的发病因素。

☐ 掌握社区获得性肺炎的临床表现及治疗原则,风温肺热病的中医病因、辨证分型。能运用所学知识,为社区获得性肺炎患者开展中西医结合全科医学照顾。

☐ 掌握疲劳的诊断策略,虚劳病的中医病因、辨证分型。能运用所学知识,为疲劳患者开展中西医结合全科医学照顾。

☐ 掌握消化不良的诊断及治疗原则,胃痞病的中医病因、辨证分型。能运用所学知识,为消化不良患者开展中西医结合全科医学照顾。

第一节 社区获得性肺炎的中西医结合全科医学照顾

一、SOAP 病历

李某,男,65 岁,汉族,已婚,职工。

1. 主观资料(S)

主诉:发热伴咳嗽 3 天。

患者 3 天前淋雨后出现发热、咳嗽,伴乏力、肌肉酸痛、咽痛,未测体温,后出现畏寒、寒战,自行服用酚麻美敏片(泰诺),症状稍有缓解。后出现活动后气促,自测体温最高 39.3℃,无咳痰咯血、头痛头晕、尿频尿痛、腹痛腹泻等不适,再次服用"泰诺",症状未见明显好转,故至上级医院就诊,血常规示白细胞(WBC)9.6×10^9/L,中性粒细胞百分比(N%)76%,淋巴细胞百分比(L%)15%,C 反应蛋白(CRP)22mg/L,肺部 CT 提示"右肺下叶渗出实变灶,建议治疗后复查"。予莫西沙星 0.4g 静脉滴注,每日 1 次,抗感染,并予吸氧、止咳等对症处理,建议患者住院治疗。后患者体温下降,症状好转,拒绝住院治疗。患者对自身病情及治疗费用感到担忧。

既往有糖尿病病史 10 年,口服西格列汀,未规律监测血糖。有高血压病史 5 年,不规律服用硝苯地平,未规律监测血压。吸烟史 30 余年,每日饮啤酒 200ml。家庭关系一般,经济收入一般。

2. 客观资料(O)

(1)体格检查:T 36.8℃,P 68 次/min,R 18 次/min,BP 155/105mmHg,BMI:22.4kg/m^2。发育正常,营养中等,体形正常,自主体位,神清语利,查体合作。浅表淋巴结未及肿大,巩膜无黄染。双肺呼吸音清,未闻及干湿性啰音。叩诊心界不大,心音有力,心率 68 次/min,律齐,未闻及杂音。腹壁膨隆,腹软,无压痛及反跳痛。肝脾未触及。双下肢不肿。

(2)中医四诊

望诊:面色红润,舌红,苔薄黄。

闻诊:无异味。

切诊:脉浮数。

(3)辅助检查:治疗前,血常规示 WBC 9.6×10^9/L,N% 76%,L% 15%,CRP 22mg/L。肺部 CT 提示"右肺下叶渗出实变灶,建议治疗后复查"。

3. 问题评估(A)

(1)目前诊断

1)中医诊断:风温肺热病,风热闭肺证。

2)西医诊断:社区获得性肺炎,非重症;高血压 2 级(高危);2 型糖尿病。

3)诊断依据:患者老年男性,因淋雨受凉后诱发,以发热、咳嗽为主症,伴乏力、肌肉酸痛、咽痛、畏寒、寒战,体温最高 39.3℃,服用感冒药物后症状有缓解。根据患者的临床表现、病史及既往检查结果,可诊断为社区获得性肺炎,非重症;高血压 2 级(高危);2 型糖尿病。中医诊断为风温肺热病。患者平素饮食不节,起居不调,心情忧虑,加之年老体虚,脏腑功能下降,正气亏耗,易感外邪,外邪侵犯机体,首先犯肺,肺之宣发肃降功能失调,出现发热、咽痛、咳嗽等症状。结合脉证,舌红,苔薄黄,脉浮数,当属风热闭肺证。

(2)目前存在的健康问题

1)危险因素:老年男性,伴有高血压、糖尿病等基础疾病,吸烟、饮酒,生活作息不佳,缺乏运动,免疫力较差。

2)未规律监测血压、血糖等指标,未规律服药,血压、血糖控制情况不详。

3)患者对自身病情感到担忧。

4)患者家庭关系一般,文化水平一般,依从性一般。

4. 问题处理(P)

(1)诊断计划

1)监测一般情况、意识、体温、呼吸频率、心率和血压等生命体征。

2)监测血常规、血生化、血气分析、CRP 等指标。

3)继续呼吸专科就诊。

4)完善 24 小时动态血压等检查,定期复查血糖、肝肾功能等指标。

（2）治疗计划

1）非药物治疗

① 合理饮食:低盐低脂糖尿病饮食,食用新鲜蔬果,摄入充足营养。

② 规律运动:根据患者个人情况,制订适宜的运动计划。

③ 戒烟、限酒。

④ 心理指导:减轻心理压力,积极配合治疗方案。

2）药物治疗

① 中医治疗

治则:疏风清热,宣肺止咳。

处方:金银花 9g,连翘 9g,薄荷 9g,桔梗 6g,牛蒡子 9g,荆芥 9g,淡豆豉 6g,芦根 12g,竹叶 12g,生甘草 6g。水煎服,每日一剂,日服两次。

② 西医治疗:莫西沙星 0.4g,静脉滴注,1 次/d;硝苯地平片 10mg,口服,3 次/d;磷酸西格列汀片 100mg,口服,1 次/d。

（3）心理-社会干预:患者对病情担忧,不了解疾病预后,又由于家庭经济原因,考虑治疗费用造成的经济压力而不愿住院治疗。应及时帮助患者了解 CAP 的病因及诊治方法,以及日常生活中应注意的因素和预防方式,进行心理疏导,帮助患者调整心理状态,舒缓心理压力,积极配合专科治疗。

（4）家庭干预:患者文化水平一般,不能充分理解全科医生对疾病的指导和建议,依从性一般,且患者家庭收入一般,担心不能负担医疗费用,全科医生在诊治患者的同时应与患者家属沟通,告知相关健康建议,共同帮助和支持患者的康复。

（5）中西医结合全科医生提供协调性和连续性照顾:患者在全科医生的建议下继续前往上级专科医院就诊,并收住院,经抗感染等对症治疗后复查炎症指标、监测体温,均正常,并制定合理的控制血压、血糖方案。后至社区卫生服务中心定期复查、配药。

二、理论知识

1. 流行状况 成人社区获得性肺炎（CAP）指在医院外罹患的肺实质(含肺泡壁,即广义上的肺间质)炎症,包括具有明确潜伏期的病原体感染而在入院后平均潜伏期内发病的肺炎。CAP 在世界范围内的发病率和致死率都很高,给医疗卫生资源带来极大损耗。欧美国家成人 CAP 的发病率为（0.5~1.1）/万人年。而中国尚无相关发病率统计,仅有研究显示儿童及老人的发病人数构成比远大于青壮年,随着年龄增长,CAP 发病后的死亡率亦增加,且病情越严重,病死率越高。

不同国家和地区的 CAP 的致病源及其耐药特性差异很大,且不同时期也会发生变化。我国 CAP 的主要致病源为肺炎支原体和肺炎链球菌,此外,流感嗜血杆菌、肺炎衣原体、肺炎克雷伯菌及金黄色葡萄球菌也较常见,较少见的为铜绿假单胞菌和鲍曼不动杆菌。社区获得性耐甲氧西林金黄色葡萄球菌仅见于少数青少年儿童的病例。革兰氏阴性菌如肺炎克雷伯菌及大肠埃希菌在高龄人群及伴有基础疾病的患者中较常见。

我国部分区域研究结果提示,肺炎链球菌对大环内酯类药物的耐药率较高（63.2%~75.4%）,对口服青霉素的耐药率为 24.5%~36.5%,对二代头孢菌素的耐药率达 39.9%~50.7%,而对注射用青霉素和三代头孢菌素的耐药率较低（分别为 1.9% 和 13.4%）;肺炎支原体对红霉素的耐药率达

58.9%~71.7%,对阿奇霉素的耐药率为 54.9%~60.4%。我国成人 CAP 患者的病毒检出结果中,占据首位的是流行性感冒病毒,其次检出的病毒有副流感病毒、鼻病毒、腺病毒、人偏肺病毒及呼吸道合胞病毒等,病毒的检出率为 15.0%~34.9%,且 5.8%~65.7% 的患者合并细菌或非典型病原体感染。

2. 发病因素及机制　病原体的毒力、菌量与宿主防御功能能力之间的平衡被打破是肺炎发生的主要原因。性别、年龄、基础疾病等均是影响宿主防御能力的因素,HIV 感染、高龄等免疫应答受损的患者,或由于吸烟、伴有慢性阻塞性肺疾病等防御机制功能障碍的患者更易罹患 CAP。

病原体主要通过呼吸道侵入。病原微生物进入肺泡后会利用毒力因子附着在上皮细胞表面,若病原体的毒力强、数量多,或机体的防御体系弱,或宿主清除病原体的能力下降,则病原体繁殖、产生毒素,造成肺组织局部的充血、水肿、渗出等炎症反应。炎症因子入血后可对其他器官造成损伤;病原体入血后会引起菌血症、脓毒血症,甚至发展成脓毒症休克等后果。

在病理学上,本病可分为大叶性病变、小叶性病变、间质性病变和粟粒性病变。

3. 中医病因病机　CAP 根据其临床症状可归至中医学"风温肺热病",其主要病因病机为感受外邪、肺失宣肃,脏腑功能失调,正气内虚,病理产物积聚。

(1)感受外邪:外邪如风寒或风热,侵袭肺脏,导致肺脏宣发肃降失调,继而出现咳嗽、咳痰、咽喉肿痛等表现。

(2)内有伏热:肺内有热,此时正值外邪侵袭,邪正相争,体内热毒满盈,故高热、口渴诸症表现于外,重者可表现为恶候诸如神昏、出血等。

(3)正气内虚:年高体衰抑或长年患病导致正气衰弱,五脏六腑运化障碍,引起瘀血、水湿、食积等病理产物聚积。

(4)痰浊壅肺:机体内生痰浊,外感邪气,上行扰肺,肺气上逆,则表现为咳嗽、咳痰,痰色白清稀;若痰浊与热邪相伍,痰热炽盛,可表现为发热、咳痰,痰色黄黏腻。

(5)痰热伤阴:体内痰热互结,耗气伤阴,久则气阴两虚,表现为咳嗽、痰黏而少,汗多、口渴。

风温肺热病在初始阶段,邪气在表,病处肺卫,则临床证型属风热闭肺证;若邪气侵扰肺腑,宣发肃降之力减弱,正气亏耗,脏腑机能失常,内生痰浊,则临床证型属痰浊阻肺证。当风温肺热病在中期阶段时,邪气入内,若正值体内有痰热,邪热缠结,肺气阻遏,则临床证型为痰热壅肺证;若热邪耗损伤阴,久则表现为气阴两虚证。若风温肺热病进入晚期阶段,则疾病发展迅速,病邪传变迅猛,邪气可逆传至心包,亦会邪陷正脱,临床可见神昏、谵语,甚至出现暴喘、厥逆、阴厥阳脱等症。

4. 基层筛查

(1)确定 CAP 诊断:社区发病,胸部影像学检查符合肺炎表现,且具备肺炎相关临床症状。注意必须区分肺炎与其他类似肺炎的疾病,如肺结核、肺癌、急性肺脓肿、非感染性肺部浸润等。

老年 CAP 患者因其具有自身的特殊性,易造成漏诊、误诊,需全面了解病史,详细掌握信息,把握老年 CAP 的特点。老年 CAP 特点如下:①呼吸道症状轻微,可仅表现为气急,而无咳嗽、咳痰等症状;②感染症状不明显,甚至可不表现为发热,实验室检查的外周血白细胞计数不升高;③可以其他器官、系统的症状为首发症状;④更易发生并发症,预后不佳;⑤易出现耐药菌;⑥伴随的基础疾病较多;⑦病程长,恢复慢,易反复。

(2)病情评估:根据 CAP 的严重程度,选择治疗场所及转诊。常用的评分系统包括 CURB-65

（C：confusion，U：uremia，R：respiratory rate，B：blood pressure）、CRB-65 和肺炎严重指数（PSI）等。评估时需注意结合患者的年龄、基础疾病、经济情况、胃肠功能及治疗的依从性等。

1）CURB-65 评分：共 5 项指标。意识障碍；尿素氮 >7mmol/L；呼吸频率≥30 次/min；收缩压 <90mmHg 或舒张压≤60mmHg；年龄≥65 岁。以上指标满足 1 项为 1 分，≥2 分建议住院治疗，≥3 分应住院治疗。

2）CRB-65 评分：共 4 项指标。意识障碍；呼吸频率≥30 次/min；收缩压 <90mmHg 或舒张压≤60mmHg；年龄≥65 岁。以上指标满足 1 项为 1 分，≥1 分建议住院治疗，≥3 分应住院治疗。该评分适用于不方便进行生化检测的医疗机构。

3）PSI 评分：为年龄加所有危险因素得分的总和（注：女性会因性别因素获得 10 分的加分）。

居住在养老院（10 分）。

基础疾病：肿瘤（30 分）；肝病（20 分）；充血性心力衰竭（10 分）；脑血管疾病（10 分）；肾病（10 分）。

体征：意识状态改变（20 分）；呼吸频率≥30 次/min（20 分）；收缩压 <90mmHg 或舒张压≤60mmHg（20 分）；体温 <35℃或≥40℃（15 分）；脉搏≥125 次/min（10 分）。

实验室检查：动脉血 pH 值 <7.35（30 分）；血尿素氮≥11mmol/L（20 分）；血糖≥14mmol/L（10 分）；红细胞压积 <30%（10 分）；PaO_2<60mmHg（或指氧饱和度 <90%）（10 分）。

胸部影像：胸腔积液（10 分）。

得分≤90 分为低危（<50 分且无基础疾病为Ⅰ级，51~70 分为Ⅱ级，71~90 分为Ⅲ级），91~130 分为中危（Ⅳ级），>130 分为高危（Ⅴ级），Ⅳ和Ⅴ级需住院治疗。

（3）推测病原体：根据年龄、发病时节、临床表现、发病因素、基础疾病、影像学检查（CT 或胸片）、实验室检查、CAP 病情轻重等临床特征，推测病原体是属于细菌、支原体、衣原体还是病毒。

病原体为细菌时临床表现为急性起病，高热，伴有寒战、脓痰，痰颜色为褐色或血色，可有胸痛，查体可见肺部实变或闻及湿啰音，实验室检查可见外周血白细胞明显增高，炎症指标 CRP 升高，影像学可见肺泡浸润或实变呈叶、段分布。

支原体、衣原体致病的患者一般小于 60 岁，基础疾病较少，可表现为持续性咳嗽、无痰，肺部查体一般无异常，影像学检查可见上肺野和双肺病灶，若病情发展可见肺实变。

病毒性肺炎常呈现季节性特点，一般有流行病学接触史，出现急性上呼吸道症状，实验室检查可见外周血白细胞正常或降低，影像学检查可见双侧、多叶间质性渗出，可有实变。

5. 中西医治疗

（1）西医治疗方案

1）抗感染治疗：为首要治疗方法。细菌性肺炎的抗菌治疗分为经验性和抗菌性两种。经验性治疗以本地区和本单位的肺炎病原体流行病学数据为参考，选用的抗生素应覆盖可能的病原体。抗菌性治疗是通过对呼吸道、肺部的细菌培养和药物敏感性检测，筛选出体外敏感的抗菌药物。再根据患者年龄、基础疾病、病情严重程度、误吸情况等因素，合理选用合适的抗生素和用药方式，以确定初始抗感染药物的使用。

肺炎支原体感染选用大环内酯类、四环素或喹诺酮类药物；病毒性肺炎中，流行性感冒病毒早期可选用金刚烷胺、神经氨酸抑制剂（奥司他韦和扎那米韦），疱疹病毒感染选用阿昔洛韦和更昔洛韦；呼吸道合胞病毒感染可选择利巴韦林。

2）其他治疗：除了上述治疗外，氧疗、雾化、化痰、补液、营养支持以及物理治疗等辅助治疗对CAP患者也是必要的。还要定时监测患者体温、呼吸频率、脉搏、血压和精神状态情况。

（2）中医治疗方案

1）风热闭肺证：症见发热、恶风，咳嗽频繁、剧烈，呼吸急促、咽喉疼痛、咳痰不畅；伴有口干舌燥、流涕色黄、头疼；舌红、苔薄黄，脉浮数。治以疏散风热，宣肺止咳。

风热袭肺症状较轻予银翘散，药用金银花、连翘、薄荷、牛蒡子、桔梗、荆芥、淡豆豉、芦根、竹叶、生甘草。热象较重，则加用黄芩、鱼腥草；咳痰较多，加瓜蒌、贝母；若有胸痛，加用郁金、桃仁。

热毒壅盛用清瘟败毒饮，药用生石膏、知母、生地黄、水牛角、黄芩、黄连、连翘、栀子、桔梗、赤芍、玄参、生甘草、牡丹皮、竹叶。口渴明显，加用天花粉；若伴胸痛，加用郁金、桃仁；咳痰有血丝，加用白茅根、藕节。

可口服中成药银翘解毒丸、双黄连合剂、疏风解毒胶囊等。

2）痰热壅肺证：症见咳嗽，咳黄色黏腻痰，量多，伴气促，或是喉间痰鸣，胸胁胀满，咳唾引痛，身热烦渴；舌红、苔黄腻，脉滑数。治以清泻肺热，止咳祛痰。

感受外邪、热邪郁肺后出现发热不退、咳喘剧烈、气促、鼻翼煽动、烦渴，方用麻杏石甘汤，药用麻黄、生石膏、杏仁、炙甘草。咳黄痰，量多，加用芦根、浙贝、款冬花、百部；伴胸痛者，加用延胡索、丝瓜络、郁金；气促喘咳，加用葶苈子、桑白皮；胃纳不佳，加用陈皮、半夏。

热毒炽盛、痰瘀阻滞，可见微微发热，咳嗽咳痰，量多，抑或咳脓痰，带血，味臭，伴胸痛，予千金苇茎汤，药用芦根、冬瓜仁、生薏苡仁、桃仁等。痰色黄、质稠，加用鱼腥草、黄芩；胸痛甚者，加用瓜蒌、薤白；热重、津亏，加用南沙参、天冬、麦冬；神疲、乏力、呼吸短促，加用太子参；咳嗽剧，加用蝉蜕、僵蚕；大便秘结，加用杏仁。

可口服中成药连花清瘟颗粒、蛇胆川贝液、清肺消炎丸、复方鲜竹沥口服液等。

3）痰浊阻肺证：症见咳嗽咳痰，色灰白或白，量多，声音重浊，晨间更甚，质稠、黏，心胸憋闷，腹满，胃纳不佳，便溏不爽，舌淡白、苔白腻，脉濡滑。治以燥湿理气，化痰止咳。

咳嗽咳痰、色白质稠、量多，咳唾不爽，恶心、食少，口中黏腻，不觉口渴，药用二陈汤合三子养亲汤，药用陈皮、半夏、茯苓、甘草、白芥子、紫苏子、莱菔子。痰量多，质稠，兼畏寒，加用干姜、细辛、款冬花；气促喘急，加用射干、葶苈子；口中黏腻不爽、恶心、胃纳差，加用苍术、厚朴、生姜。

外感风寒、肺气不宣，喘息咳甚，予麻黄合三子养亲汤，药用炙麻黄、白芥子、紫苏子、莱菔子。痰质稠难咳、胸闷不通，加用厚朴、茯苓、半夏；痰黏腻、口干烦渴，加用桑白皮、黄芩、石膏。

可口服中成药橘红痰咳液、桂龙咳喘宁片、苏子降气丸等。

4）气阴两虚证：症见咳嗽，痰少而黏，难以咳出，神疲乏力，气促，动则更甚，口燥咽干，易汗出，手五心烦热，舌瘦、质红、苔少或花剥，脉细数。治以滋阴益气，润肺止咳。

方用生脉散合沙参麦冬汤，药用太子参、南沙参、麦冬、五味子、天花粉、桑叶、玉竹、炙甘草。咳嗽甚，加用百部、苦杏仁、炙枇杷叶；骨蒸发热，加用银柴胡、白薇；咳痰量多，加用川贝母；夜寐不安，加用百合；食少，加用山药；口干烦渴，加用石斛、地骨皮。

亦可选用青蒿鳖甲汤，药用青蒿、鳖甲、知母、生地黄、牡丹皮。咳嗽剧烈，加用炙枇杷叶、苦杏仁、五味子；胸闷喘促，加用葶苈子、杏仁；神疲无力，加用太子参；咳痰量多，加用浙贝、紫菀、款冬花。

可口服中成药百合固金口服液、养阴清肺丸、参贝北瓜膏、润肺膏等。

此外,除了口服中药和中成药外,中药注射剂也有较好疗效,可以减轻患者的临床症状,减少抗生素疗程,缩短治疗时间。

(3)中医其他疗法:CAP在药物治疗的同时,可以配合中医其他疗法进行预防保健,如针灸、刮痧、艾灸等。

针灸:选穴肺俞、尺泽、太渊、足三里。风热壅肺者,配大椎、曲池、鱼际;痰热阻肺者,配膈俞、鱼际、内关;气阴两虚者,配膏肓、太溪、三阴交。辨证为实证者,上述各穴均用捻转泻法;若为虚证则平补平泻。每日1次,每次留针20min左右。

耳穴贴压:主穴取一侧支气管区、肺区,配穴取另一侧缘中、皮质下区、胸椎上段、肾上腺区。操作时同时选择主穴、配穴,交替取用。每日1次。

拔罐:风热壅肺者,取大椎、肺俞、风门、大杼;痰热郁肺者,取肺俞、风门、大杼、脾俞、大肠俞;痰浊壅肺者,取肺俞、风门、大杼、脾俞、肾俞。取穴时应用左右配对法。每日1次,每次留罐10~15min,10日为一疗程。

刮痧:①风热壅肺证。取穴大椎、合谷、曲池、尺泽、少商、肺俞。先刮大椎,然后刮曲池、合谷,再刮尺泽、少商,最后刮背部肺俞。刮拭方法选择泻法。②痰浊郁肺证。选用太渊、太白、肺俞、脾俞、足三里、丰隆、定喘。先刮太渊,后刮太白,再刮背俞穴和丰隆、足三里,最后刮定喘穴。刮拭方法选择泻法。③痰热郁肺证。选用尺泽、列缺、肺俞、丰隆、曲池、支沟、大椎、廉泉、天枢。先刮尺泽、列缺,后刮背部肺俞,再刮丰隆、曲池、支沟、大椎、廉泉,最后刮腹部天枢。刮拭方法选择泻法。④气阴两虚证。选用太渊、列缺、肺俞、膻中、气海、足三里、定喘。先刮太渊、列缺,后刮背部肺俞,再刮足三里、气海、定喘,最后刮胸部膻中。刮拭方法选择补法。

艾灸:具体操作时,先把艾条点燃,对准肺俞穴后,以皮肤温热为度,待皮肤潮红即可结束(通常艾灸的时间为15~20min),有疏通气血、扶正祛邪的作用。

(4)预防调摄

1)生活规律,劳逸结合,适当运动,增强体质,合理休息,保证充足睡眠;进食营养丰富、易消化的食物,保证营养;加强口腔卫生护理;避免受凉、淋雨、劳累,忌烟酒。

2)遵医嘱,按时服药,定期随访。控制原有慢性疾病。

3)保持积极乐观向上的心情。

4)建议60岁以上的老年人及其他易感人群注射肺炎链球菌疫苗。

5)高危人群体质多属本虚,中青年人群应以补益脾肺、充养后天为主,高龄人群则以补益肺肾、滋养后天为主,可内服中药丸散剂、膏方等,运用针灸保健,并可自习传统导引术。

6. 双向转诊

(1)基层医疗机构转诊至上级医院指征:如果患者情况超过了医疗单位的诊治能力,医护人员需及时与患者和家属进行沟通,并在综合考虑和权衡后,转到上级医疗机构进行治疗。

1)紧急转诊:①符合《中国成人社区获得性肺炎诊断和治疗指南》重症CAP诊断标准;②病情危重但无法确诊的肺炎原则上需转至县级以上医疗机构,并根据感染控制的规章制度处理,积极配合疾控机构对病例开展相关调查处置和实验室检测;③初始治疗失败,生命体征不稳定。上述患者病情危重,转运风险高,需从患者病情(包括生命体征、意识、呼吸支持、循环支持、主要临床问题)和预计转运时间、转运条件等方面进行风险评估。

2）普通转诊：①合并基础疾病较多；②免疫抑制宿主发生 CAP；③初始治疗失败，生命体征稳定；④出现局部或全身并发症，如脓胸、肺脓肿，生命体征稳定；⑤年龄≥65 岁有基础疾病患者，评估有超广谱 β-内酰胺酶（ESBL）菌等耐多药感染风险；⑥CAP 诊断尚未明确，需要进一步鉴别诊断。

（2）转诊入基层医疗机构指征：①维持正常体温超过 24h；②平静状态时心率≤100 次/min；③平静时呼吸≤24 次/min；④收缩压≥90mmHg；⑤不吸氧情况下动脉血氧饱和度正常；⑥可以接受口服药物治疗，无精神障碍等。

7. 基层管理

（1）伴有基础疾病且治疗效果较迟缓的患者应复查胸部影像学检查。高龄患者应警惕心肺并发症，顾护并存疾病的治疗和管理。若临床症状和影像学检查未明显改善，及时转诊。

（2）保持良好作息，起居规律，戒烟、避免酗酒、保证充足营养、保持口腔健康。

（3）特殊人群预防接种疫苗。

三、案例小结

在社区全科门诊遇到以"发热伴咳嗽咳痰"等主诉的患者，应系统评估，完善检查，明确诊断，善于使用评分系统评估严重程度，合理转诊，从而消除隐患。该患者发热伴咳嗽 3 天，全科医生接诊后进行了全面的生理、心理、社会层面的评估，分析危险因素及伴有的基础疾病。由于患者目前病情尚未稳定，而 CAP 的初始抗菌药物治疗非常重要，合理使用抗菌药物能够降低初始治疗失败率，故建议患者转诊至上级专科医院，并兼顾患者基础疾病，患者康复后，至社区卫生服务中心定期复查、配药，体现了全科医疗对患者"以人为本"的协调、连续性管理。

西医针对病原体进行抗感染治疗，中医辨证论治改善临床症状，中西医联合治疗 CAP 效果显著，优势明显。尤其对于 CAP 患者中的高龄、虚证类型，仅使用抗感染治疗效果不佳，扶正的思想应贯穿始终，以达到益气扶正、补肺健脾固肾的目的。

Community-Acquired Pneumonia Case Scenario

Ⅰ. **Preview**: Tasks Before Class

1. To preview the concept of CAP.
2. To preview the etiology of CAP.
3. To preview the clinical manifestations and diagnosis of CAP.
4. To preview the prevention and treatment of CAP.
5. To review the consultation models in general practice.

Ⅱ. **Situational Case**

Scene 1

Mr. Li, a 65-year-old patient, came to the community health service center to consult a general practitioner due to a "fever accompanied with cough for 3 days".

Patient: Three days ago, I had a fever, cough, fatigue, muscle soreness and sore throat after getting wet in the rain. At that time, I didn't take my temperature. Later, I had chills. I went to the pharmacy to buy "Tylenol" and took it. The symptoms were slightly relieved. Then, I felt short of breath after activities. I measured my temperature. The maximum temperature was 39.3℃, and I took "Tylenol" again. However, the previous symptoms did not improve significantly. Therefore, I went to the superior hospital for treatment. I was asked to do the blood routine check, and the results showed that WBC was 9.6×10^9/L, N% 76%, L% 15%, CRP 22mg/L. The report of lung CT scanning showed that "the lower lobe of the right lung exuded solid change, and I was recommended to recheck after treatment". The doctor prescribed moxifloxacin 0.4g intravenous drip qd, an antibiotic, and some symptomatic treatment such as oxygen inhalation. My temperature dropped a little and my symptoms improved a little after taking the medicine. The doctor suggested that I should be hospitalized, but I was worried about the high cost of hospitalization and refused to be hospitalized.

Patient: I have been suffering from diabetes for ten years and hypertension for 5 years. I am taking Sitagliptin and do not monitor blood glucose regularly. I took nifedipine and didn't monitor my blood pressure carefully.

The doctor performed a physical examination: T: 36.8℃, P: 68bpm, R: 18bpm, BP: 155/105mmHg, BMI: 22.4kg/m^2.

The patient has normal growth and development, moderate nutrition, is ambulatory, conscious, fluent in speech, and is cooperative during physical examination. The superficial lymph nodes are not enlarged, and the sclera has not turned yellow. The breathing sounds of both lungs are clear, and no dry and wet rales are heard. The heart border is not enlarged on percussion, the heartbeat is strong, the heart rate is 68 beats per minute with a regular rhythm, and no murmur is heard. The abdomen is soft with abdominal wall swelling, and there is no tenderness or rebound tenderness. The liver and spleen are not palpable. There's no lower limb edema.

Auxiliary examinations:

Lab tests: WBC 9.6×10^9/L, N% 76%, L% 15% and CRP 22mg/L.

Lung CT: There is exuded solid lesions on the lower lobe of the right lung, reexamination after treatment is recommended.

Scene 2

Physician: What do you and your wife do?

Patient: We retired from the previous company. Now we are working in the factory to support our family.

Physician: Does your child work?

Patient: My son has already worked, but his income is average.

Physician: OK. Do you feel much stress in your daily life?

Patient: Life is very stressful. My son is sometimes not obedient. He doesn't work hard. We always quarrel.

Physician: Life is not easy. But I still suggest you go to a superior hospital for hospitalization.

Patient: I'm also worried about my condition, but I'm afraid the cost of hospitalization may be too high. I can't afford it. I think my symptoms are better now than before, and my temperature has dropped.

Physician: I'm sorry to hear that. When these things come together, it's really sad.

Patient: Yes, but I don't believe I have recovered yet. I'm afraid my illness will get worse.

Physician: What are you going to do?

Patient: I want to continue treatment in the community hospital.

Physician: I fully understand your feelings. But you should know that worrying is not helpful for you. If I were in your position, I think I would actively deal with this problem.

Patient: How will I deal with it?

Physician: I strongly recommend that you go to a superior hospital for hospitalization and control of your blood pressure and blood glucose.

Patient: All right.

Physician: May I ask a few questions: Do you smoke? Do you drink? Do you do regular exercise? Do you have a regular routine?

Patient: I've been smoking for more than 30 years. I've tried to quit smoking, but it's too difficult for me. I drink a can of beer every day. I seldom exercise and stay up late.

Physician: You need to make up your mind to quit smoking. Your physical condition no longer allows you to do so. In addition, do you take antihypertensive and hypoglycemic drugs regularly every day? Do you measure your blood pressure and blood glucose regularly?

Patient: I was not doing well with what you said.

Physician: Well, I suggest you quit smoking and drinking, eat nutritious food, take medicine regularly, measure blood pressure and blood glucose regularly, and go to a specialist clinic regularly. After you are discharged from the superior hospital, you can come to me for a follow-up consultation. Don't worry too much about your condition. You should also relax in your daily life.

Patient: OK.

Scene 3

At the suggestion of the general practitioner, the patient went to the superior specialized hospital and was admitted for treatment. After treatment with antibiotics, the doctor rechecked the patient's inflammatory indicators, monitored his body temperature, which was normal, and formulated a reasonable plan to control blood pressure and blood glucose. And then come to the community health service center for regular follow-up and medication dispensing.

III. Assessment Questions

1. What is the primary diagnosis of this patient?

The logic for the primary diagnosis is as follows:

(1) The general practitioner should carefully ask the patient about the symptoms and the process of treatment.

(2) The patient had a history of hypertension and hyperglycemia.

In summary, the primary diagnosis of this patient is considered to be community-acquired pneumonia.

2. What are the current health problems of this patient?

(1) Risk factors: elderly male, hypertension, diabetes and other basic diseases, smoking, drinking, poor life, lack of exercise, poor immunity.

(2) Blood pressure, blood glucose and other indicators were not regularly monitored, medication was not regularly taken, and the control of blood pressure and blood glucose was unknown.

(3) The patient is worried about his own condition.

(4) The patient's family is not harmonious, his educational level is general, and the compliance is general.

3. What is the treatment plan for the patient?

(1) Diagnostic plan

1) Monitor general condition, consciousness, body temperature, respiratory rate, heart rate, blood pressure and other vital signs.

2) Monitor blood routine, blood biochemistry, blood gas analysis, CRP and other indicators.

3) Continue to see a respiratory specialist.

4) Improve 24-hour ambulatory blood pressure and other examinations, and regularly check blood glucose, liver and kidney function, and other indicators.

(2) Treatment plan

1) Non-pharmacological treatment.

① Reasonable diet: low-salt and low-fat diabetes diet, fresh fruits and vegetables, and adequate nutrition.

② Regular exercise: Make an appropriate exercise plan according to the patient's personal situation.

③ Quit smoking and limit alcohol.

④ Psychological guidance: Reduce psychological pressure and actively cooperate with the treatment plan.

2) Medication

Moxifloxacin 0.4g ivgtt qd

Nifedipine 10mg po tid

Sitagliptin phosphate tablets 100mg po qd

(3) Psychosocial intervention

The patient was worried about the condition and did not know the prognosis of the disease. Timely help patients to understand the etiology, diagnosis and treatment of CAP, as well as the factors that should be paid attention to in daily life and the ways of prevention. Carry out psychological counseling, help patients adjust their psychological state, relieve psychological pressure, and actively cooperate with the specialist treatment.

(4) Family intervention

The patient's educational level, his compliance and his family income are average, he can't fully understand the general practitioner's guidance and suggestions on the disease, furthermore, he is worried that he can't afford the medical expenses. The general practitioner should communicate with the patient's family members while treating the patient, inform them of relevant health suggestions, and invite them to jointly support the patient's rehabilitation.

IV. Case Summary

In the community general out-patient clinic, the patients with the main complaint of "fever with cough and expectoration" should be systematically evaluated, the examination should be improved, the diagnosis should be made clear, the scoring system should be used to evaluate the severity, and the referral should be reasonable, so as to eliminate the hidden dangers.

The patient had a fever and cough for 3 days. After receiving the diagnosis, the general practitioner conducted a comprehensive physical, psychological and social assessment to analyze the risk factors and associated basic diseases. The patient's condition is not stable at present, and the initial antibiotic treatment of CAP is very important. Rational use of antibiotics can reduce the failure rate of initial treatment. Therefore, it is recommended that the patient should be referred to a higher-level specialized hospital, taking into account the basic diseases of the patient. After the patient recovers, he should go to the community health service center for regular review and dispensing, which reflects the "people-oriented" coordinated and continuous management of general practice on the patient.

第二节　疲劳的中西医结合全科医学照顾

一、SOAP 病历

患者,李某,男,26 岁,2009 年 10 月 28 日初诊。

1. 主观资料（S）

主诉:全身关节肌肉酸困乏力 10 年。

患者 10 年前因服兵役时训练强度较大逐渐出现腰痛,喜揉喜按,后逐渐出现神疲乏力,全身酸困,畏风寒,动则汗出,轻微工作即出现乏力,休息后不能缓解,不能正常工作,注意力不集中,健忘,烦闷,进而出现颈项、胸椎疼痛不适,颈项弹响,双髋酸困,双手僵硬,曾于当地门诊行针灸、口服中药治疗,疗效不明显。

现症:颈项、腰椎、胸椎疼痛不适,颈项弹响,双髋酸困,双手僵硬,神疲乏力,全身酸困,畏风寒,动辄汗出,轻微工作即出现乏力,休息后不能缓解,不能正常工作,注意力不集中,健忘,烦闷,抑郁,记忆力下降,饮食、睡眠正常。

2. 客观资料（O）

（1）体格检查:T 36.7℃,P 74 次/min,R 16 次/min,BP 130/80mmHg,身高 173cm,体重 72kg,

BMI 24kg/m²,心、肺、腹正常;脊柱及四肢关节无肿胀、压痛,功能均正常,但活动时易疲劳。

（2）中医四诊

望诊:舌质淡红、苔薄黄。

闻诊:无异味。

切诊:脉细沉。

（3）辅助检查:X线摄片检查示,双手、颈椎、腰椎、骨盆未发现明显异常。

3. 问题评估（A）

（1）中医辨证:虚劳,证属气血亏虚、肝郁气滞。

（2）西医诊断:慢性疲劳综合征。

4. 问题处理（P） 给予益气舒肝汤加减治疗,处方:黄芪45g,白芍15g,桂枝15g,当归6g,川牛膝12g,木瓜9g,香附15g,陈皮9g,甘草9g。20剂。每日2剂,水煎服。同时嘱患者注意生活规律,合理饮食,劳逸结合,适当锻炼,保持心情舒畅。

2009年11月17日二诊,患者神疲症状减轻,烦闷症状消失,仍有第7颈椎左侧不适感,易汗出,舌质红、微有齿痕,舌苔薄黄,脉沉细。处方:黄芪60g,白芍15g,桂枝15g,当归6g,柴胡9g,清半夏6g,陈皮9g,甘草9g,香附9g,麦冬9g。30剂。每日2剂,水煎服。

2009年12月20日三诊,仍有腰及四肢酸困不适,畏风寒,余无不适,饮食、睡眠正常,二便正常,舌质稍红、微有齿痕,舌苔薄黄,脉沉细。守上方,加麦冬至15g,增清半夏至9g。15剂。

服药半年后来诊,症状基本消除。

二、理论知识

慢性疲劳综合征(chronic fatigue syndrome)是以持续或反复发作的慢性疲劳为主要特征的综合征。可表现为咽喉痛、淋巴结肿大、肌肉酸痛、无红肿的多关节痛、头痛、注意力不易集中、记忆力差、睡眠障碍等非特异性症状。多发于20~50岁。

1. 诱因 慢性疲劳的原因总结见表9-1。

表 9-1 慢性疲劳/疲劳的原因列表

先天性/非器质性

精神障碍:

焦虑状态

抑郁/情绪障碍

其他原发性疾病

丧亲之痛

生活方式因素:

"工作狂"倾向

缺乏锻炼/久坐的生活方式

精神压力和情感需求

暴露于刺激物(如一氧化碳,"铅"烟雾)

不恰当的饮食

肥胖

缺乏睡眠

续表

器质性

充血性心力衰竭

贫血

恶性肿瘤

艾滋病

亚急性至慢性感染（如肝炎、疟疾、莱姆病）

内分泌疾病：尤其是甲状腺功能亢进和减退、艾迪生病和糖尿病

营养不良

肾功能衰竭

肝病：慢性肝功能衰竭，慢性活动性肝炎

呼吸系统疾病（如哮喘、慢性阻塞性肺疾病）

神经肌肉疾病（如多发性硬化症、重症肌无力、帕金森病）

代谢性疾病（如低钾血症、低镁血症）

药物毒性、成瘾或副作用

自身免疫性疾病

睡眠障碍

感染后疲劳综合征（如流感、传染性单核细胞增多症）

未知病因

纤维肌痛症

慢性疲劳综合征

肠易激综合征

2. **诊断方法** 疲劳的诊断策略如下：

（1）可能的诊断：紧张、压力和焦虑；抑郁；不适当的生活方式和社会心理因素；病毒感染；睡眠相关障碍（如睡眠呼吸暂停）。

（2）不能漏诊的严重疾病：许多严重疾病可能表现出疲劳症状，千万不能漏诊。如贫血、恶性疾病和亚急性或慢性感染（如肝炎、细菌性心内膜炎和结核病）在最初阶段可能出现"隐藏"或表现异常，或不轻易显现。神经肌肉性疾病，如重症肌无力和多发性硬化症；结缔组织疾病和人类免疫缺陷病毒（HIV）感染也必须排除。

（3）易发生误诊的情况：如抑郁症和其他精神神经疾病，以及早期充血性心力衰竭。药物摄入是一个非常常见的陷阱，无论是通过自我管理（包括酒精）或医源性。疲劳是许多女性怀孕的一个特征，这种情况需要记住，特别是在月经史没有改变或年轻单身女性试图隐瞒这一事实的早期阶段。疲劳也是更年期综合征的一个重要表现，不应被误诊。疲劳的两种典型原因是血色素沉着病和乳糜泻。

（4）七种易漏诊的疾病/情况：抑郁症、糖尿病、药物、贫血、泌尿系统感染、甲状腺疾病和脊柱功能障碍。常见的导致疲劳的药物有：止痛剂、抗生素、抗惊厥药、抗抑郁药、止吐药、抗组胺药、降压药、抗焦虑药、糖皮质激素、安眠药、非甾体抗炎药等。

3. **心因性因素** 疲劳是一种症状，压力大、焦虑或抑郁患者都会因为疲劳症状而寻求帮助。任何常见的精神疾病都可能表现为疲劳。

4. **关键病史的问询** 在常规病史记录中，如果不是患者自愿提供的信息，则还须询问下列问题：

（1）睡眠模式（患者经常说自己睡得很好，但经过询问后发现他们有初期失眠，或中度失眠，或两者兼有）。

（2）体重波动。

（3）反应能力。

（4）自我用药：非处方制剂（如溴化物、兴奋剂、止痛药、酒精、香烟、其他药物），这对容易成瘾的群体尤其重要。

（5）诱发因素：产后、术后、与慢性疾病有关、丧亲之痛、疼痛/慢性疼痛、退休、外伤后（如机动车辆意外）、病毒感染。

（6）工作经历：确定患者是否沉溺于工作，询问工作中引发不良情绪的事件。

（7）心理病史：压力、焦虑、恐惧、抑郁等。

（8）月经史和与绝经综合征相关的症状。

5. 体格检查

（1）一般性检查：注意面部特征，皮肤外观和颜色，有无色素沉着等。

（2）腹部检查：重点检查肿块和腹股沟淋巴结病变。

三、案例小结

本案是一例慢性疲劳综合征病例，慢性疲劳综合征（CFS）是指出现多种持续性不同症状的综合征，包括经常性疲劳、咽痛、低热、淋巴结肿大、头痛、肌肉关节疼痛、肠道不适、情绪低落、精神抑郁及注意力不集中等。

慢性疲劳综合征的主要诊断标准为：新发作的疲劳至少会在 6 个月内导致活动量降低 50%，且能排除其他可导致疲劳的疾病。次要标准包括 11 项症状：轻度发热、反复出现的咽喉疼痛、淋巴结疼痛、肌肉无力、肌肉疼痛、运动后疲劳时间延长、反复出现的头痛、转移性关节疼痛、神经病学或心理学症状、睡眠紊乱、突发的综合性症状，以及 3 项体征：低热、非渗出性咽炎、淋巴结肿大或有触痛。具有以上 11 项症状中的 8 项，或者是具有以上 6 项症状+2 项体征，即可明确诊断。

本病主要通过调整心态和饮食，积极锻炼，注意复合维生素矿物质制剂的补充，以及针对肝功能、免疫系统、肾上腺功能、甲状腺功能的调节，进行治疗。本案患者主要通过中医药的方法进行干预和治疗，取得了较好的临床效果。

Integrated Traditional Chinese and Western General Medical Care for Fatigue

I. Preview: Tasks Before Class

1. To preview the concept and classification of fatigue.

2. To preview the clinical manifestations and diagnosis of fatigue.

3. To preview the prevention and treatment of fatigue.

II. **Situational Case**

Scene 1

Mr. Li, 26 years old, went to the hospital for the first time on October 28, 2009 and consulted a GP because of "whole body joints and muscles soreness and fatigue for 10 years".

Physician: How can I help you?

Patient: There has been a heaviness in my joints and muscles for about 10 years.

Physician: Could you tell me how it started?

Patient: 10 years ago, during the military service, the training was so intensive that I felt lumbago gradually. It could sometimes relieve the pain by rubbing the lower back. But from then on, I began to feel tired and lassitude.

Physician: Any other problems?

Patient: I also felt soreness and fatigue in my body, aversion to wind and cold and sweating when moving. Light work could lead to fatigue, not be relieved by rest. I couldn't work properly and felt unfocused, forgetful, annoyed, even pain and discomfort in the cervical and thoracic vertebra with cervical elastic sound, and soreness in the hip joints and stiffness in both hands. I did acupuncture and took oral Chinese herbal medicine in the local clinic, but the therapeutic effect was not obvious.

Physician: How about now?

Patient: Same as before, but my diet and sleep are normal.

Physician: OK, I got that. Now I will do a physical examination for you, please cooperate with me.

The doctor performed a physical examination:

T 36.7℃, P 74bpm, R 16bpm, BP 130/80mmHg, Height 173cm, Weight 72kg, BMI 24kg/m^2. Normal heart, lungs and abdomen; there was no swelling and tenderness in the joints of the spine and limbs, and their functions were normal, but he got fatigued easily during activities.

TCM diagnostic methods:

Inspection: light red tongue, thin yellow coating.

Listening and smelling: no peculiar smells.

Palpation: thin and deep pulse.

Auxiliary examinations: X-ray examination showed that there were no obvious abnormalities in the hands, cervical vertebrae, lumbar vertebrae or pelvis.

Scene 2

Physician: Based on the results of the examination, I believe you may have chronic fatigue syndrome.

Patient: Oh, what's that? Is it severe?

Physician: It's a kind of tiredness, I suggest you take some Chinese herbal medicine.

Patient: OK, that's fine for me.

Physician: Then you need to take the medication for a couple weeks.

Patient: No problem.

Scene 3

On November 17, 2009, the patient visited for the second time. His symptoms of fatigue were relieved and annoyance disappeared. He still had discomfort on the left side of the seventh cervical spine, easy sweating, red tongue with slight tooth marks, thin yellow tongue coating, deep and fine pulse. The doctor modified the formula of Chinese herbal medicine for him.

Scene 4

On December 20, 2009, the patient visited for the third time. He still felt aching and discomfort on the waist and limbs, fear of wind and cold, and no other discomfort. He had a normal diet and sleep, normal stool, slightly red tongue with slight tooth marks, thin yellow tongue coating, deep and fine pulse. The doctor prescribed the same formula as the last time, except the dosage of two herbs was increased.

After taking medicine for half a year, the symptoms were basically eliminated.

III. Assessment Questions

1. What is the primary diagnosis of this patient?

The primary diagnosis is chronic fatigue syndrome (CFS). This complex syndrome is manifested by profound and persistent tiredness, and it is also referred to as myalgic encephalomyelitis, chronic neuromuscular viral syndrome, post-viral syndrome, chronic EBV syndrome, viral fatigue state, epidemic neuro myasthenia, neurasthenia, Icelandic disease, Royal Free disease and Tapanui disease. CFS is not to be confused with the tiredness and depression that follow a viral infection such as infectious mononucleosis, hepatitis or influenza. These post-viral tiredness states are certainly common but resolve within 6 months or so.

Typical features of CFS:

Extreme exhaustion (with minimal physical effort).

Headache or a vague "fuzzy" feeling in the head.

Aching in the muscles and legs.

Poor concentration and memory.

Hypersomnia or other sleep disturbance.

Waking up feeling tired.

Emotional lability/anxiety.

Depressive-type illness, mood swings.

Arthralgia (without joint swelling).

Sore throat.

Subjective feeling of fever (with a normal temperature).

Shortness of breath.

Tender, swollen lymph nodes.

Usually occur between 20 and 50 years of age.

2. What is the treatment plan for the patient?

(1) Diagnostic plan

Diagnostic criteria for CFS have been listed (Table 9-1), which emphasize the positive clinical features of the syndrome and the chronicity of symptoms (greater than 6 months), in addition, it is necessary to carefully exclude alternative diagnoses by history, physical examination and laboratory investigation.

Table 9-1　Criteria for the diagnosis of chronic fatigue syndrome

Fatigue

Clinically evaluated, unexplained, persistent or relapsing fatigue lasting for 6 months or more, that:

- is of new or definite onset
- is not the result of ongoing exertion
- is not substantially alleviated by rest
- results in a substantial reduction in previous levels of occupational, educational, social or personal activities.

Other symptoms

Four or more of the following symptoms that are concurrent, lasting for 6 months or more, and does not predate the fatigue:

- Impaired short-term memory or concentration
- Sore throat
- Tender cervical or axillary lymph nodes
- Muscle pain
- Multi-joint pain without arthritis
- Headaches of a new type, pattern, or severity
- Unrefreshing sleep
- Post-exertional malaise lasting more than 24 hours

Apart from mild pharyngeal infection, cervical lymphadenopathy or localized muscle tenderness, the physical examination is normal.

Investigations should be directed towards excluding possible diagnoses for that patient, such as chronic infection, autoimmune disorders, endocrine and metabolic disorders, primary neuromuscular disorders, malignancy and primary psychiatric disorders. The last mentioned is the most difficult of the differential diagnoses and psychiatric referral will often need to be considered.

(2) Management plan

Patients who have CFS are really suffering and unhappy people, similar to those with fibromyalgia. They require considerable understanding and support. Multidisciplinary intervention is recommended. Symptoms last approximately 2.5 years.

Management strategies include:

CFS recognition—explain that the illness is real but the cause is unknown and tests are likely to be normal.

Explanation and reassurance that the illness is usually self-limiting with no permanent complications; and that a slow, steady improvement can be anticipated, with most CFS patients returning to normal health.

Provide continued psychological support.

Review for diagnostic reappraisal (examine at least every 4 months).

Avoid telling patients they are depressed.

Treat symptomatically—pain relief, consider NSAIDs (Nonsteroidal Anti-inflammatory Drugs) and antidepressants if significant depression.

Refer to counseling and support groups.

Provide a realistic, regular, graduated exercise program.

Reduce relevant stress factors (map a realistic living program).

Psychiatric referral if appropriate.

Ask the patient to keep a diary of exercise/stress and symptom severity, in particular, any specific activities or stressors that seem to exacerbate or alleviate their symptoms.

Avoid long-distance travel, which is poorly tolerated.

(3) Psychosocial interventions

Cognitive behavior therapy appears to help some patients, as do relaxation therapy, meditation, stress management and psychotherapy when indicated.

The emphasis should be placed on caring, rather than curing until a scientific solution is found.

A systematic review has found that cognitive behavior therapy administered by skilled therapists and exercise are beneficial. There is insufficient data or evidence to support the use of antidepressants, corticosteroids, complementary therapies and dietary supplements, including vitamins B_{12} and C, and co-enzyme Q_{10}. Prolonged rest and immunotherapy were unlikely to be beneficial.

IV. Case Summary

This is a case of chronic fatigue syndrome (CFS), which is a syndrome characterized by a variety of persistent and different symptoms, including constant fatigue, sore throat, low-grade fever, lymphadenopathy, headache, muscle and joint pain, intestinal discomfort, low mood, mental depression, and lack of concentration.

The main diagnostic criteria for CFS are a new episode of fatigue that results in a 50% reduction in activity for at least 6 months and the exclusion of other medical conditions that may contribute to fatigue. The secondary criteria included 11 symptoms: mild fever, recurrent laryngeal pain, lymph node pain, muscle weakness, muscle pain, prolonged fatigue after exercise, recurrent headache, metastatic joint pain, neurological or psychological symptoms, disturbed sleep, sudden and complex symptoms, and three signs: Low-grade fever, non-exudative pharyngitis, lymphadenopathy or tenderness. Having 8 of the above 11 symptoms, or having 6 of the above symptoms and 2 signs, concludes a definite diagnosis.

The disease is mainly treated by adjusting the psychological state and diet, active physical exercise, paying attention to compound vitamins minerals, supplements, and liver function, immune system, adrenal function, as well as the regulation of thyroid function. This case can be managed using traditional Chinese medicine, and good clinical results have been achieved.

第三节　消化不良的中西医结合全科医学照顾

一、SOAP 病历

王某,女,31 岁,汉族,未婚,大学本科,职员。

1. 主观资料(S)

主诉:反复上腹部胀满不适 1 年。

1 年前患者出现反复上腹部胀满不适,情绪波动或进食后胀满加重,食欲不佳,其间体重下降 5kg,伴有嗳气,偶有反酸烧心,无恶心呕吐,无腹痛腹泻,无黑便,曾服用奥美拉唑未见明显好转。至上级医院行胃肠镜检查,胃镜提示"慢性非萎缩性胃炎",病理提示"胃窦黏膜慢性炎症,Hp(-)",肠镜提示"肠黏膜未见明显异常"。发病以来患者对自身病情感到焦虑、担忧,睡眠不佳。

既往无内科重大疾病,无手术史,3 月前职工体检,指标无明显异常。父母健康状况良好。

2. 客观资料(O)

(1)体格检查:T 36.2℃,P 75 次/min,R 20 次/min,BP 105/78mmHg,BMI 18.7kg/m^2。发育正常,营养中等,体形偏瘦,自主体位,神清语利,查体合作。浅表淋巴结未及肿大,巩膜无黄染。双侧甲状腺无肿大。双肺呼吸音清,未闻及干湿性啰音。叩诊心界不大,心音有力,心率 75 次/min,律齐,未闻及杂音。腹壁平坦,腹软,无压痛及反跳痛。肝脾未触及,墨菲征阴性,肠鸣音正常。无肾区叩击痛。双下肢不肿。

(2)中医四诊

望诊:形体正常,面色红润,下肢无水肿,舌质红,苔白微腻。

闻诊:无异味。

切诊:脉弦细。

(3)辅助检查

检验:血常规、尿常规、大便常规、血糖、肝肾功能未见明显异常。

肝胆胰脾肾 B 超:未见明显异常。

胃镜:慢性非萎缩性胃炎。病理:胃窦黏膜慢性炎症,Hp(-)。

肠镜:肠黏膜未见明显异常。

3. 问题评估(A)

(1)目前诊断

1)中医诊断:胃痞,证属肝胃不和。

2)西医诊断:功能性消化不良。

3)诊断依据:患者青年女性,多因情绪波动、进食后出现上腹部胀满不适,症状持续 1 年,反复出现无明显缓解,实验室检验、胃肠镜检查未见明显异常,患者对病情焦虑。根据患者临床表现、病史及辅助检查,可排除消化系统器质性疾病,诊断为功能性消化不良。中医诊断为胃痞。患者素来情志不舒,肝气郁结,肝郁则致脾虚,故脾胃功能失调,运化无力,中焦不畅,腑气不通,因而出现上腹部胀满不适。结合脉证,舌质红,苔白微腻,脉弦细,综合分析,证属肝胃不和。

（2）目前存在的健康问题

1）发病因素:青年女性,心情焦虑,偶有反酸。

2）目前患者对自身病情感到焦虑担心,食欲不佳,睡眠不佳。

4. 问题处理（P）

（1）诊断计划:进行消化不良相关症状的评估,完善辅助检查,排除消化系统器质性疾病。

（2）治疗计划

1）非药物治疗

① 饮食调护:进食易消化食物,避免高脂肪、辛辣食品,碳酸饮料、咖啡、牛奶及奶制品、甜食、豆类及豆制品、面包等,三餐规律,合理饮食。

② 规律运动:根据自身情况进行适当的运动。

③ 心理指导:耐心解释病情,科普疾病相关知识,减轻心理压力,积极配合治疗方案,动员患者接受专科诊断及治疗。

2）药物治疗

① 中医治疗

治则:疏肝理气解郁,和胃降逆。

处方:陈皮9g,柴胡9g,川芎9g,香附6g,枳壳12g,芍药12g,甘草6g,半夏9g,旋覆花12g,沉香6g,佛手12g,夜交藤12g,酸枣仁12g。水煎服,每日一剂,日服两次。

② 西医治疗:氟哌噻吨美利曲辛,1片,口服,1次/d;莫沙比利,5mg,口服,3次/d,复方消化酶胶囊,2粒,口服,3次/d。

（3）心理-社会干预:患者发病以来情绪焦虑、紧张,不了解自己的病情,对药物治疗的效果过分担忧。应及时改善患者精神和心理状态,消除不必要的思想负担和精神压力,给患者科普消化不良的相关医学知识,使患者正确认识疾病,减轻压力,积极配合治疗。

（4）家庭干预:患者文化水平较高,能够充分理解全科医生的指导建议,配合治疗;患者家庭和睦,全科医生在治疗患者的同时,注意对患者家人进行疾病相关的健康教育,给予患者精神上的鼓励与支持。

（5）中西医结合全科医生提供协调性和连续性照顾:患者服用上述药物3周后,上腹部胀满不适等症状明显缓解,且情绪平稳,焦虑明显好转,食欲、睡眠等情况好转。患者病情平稳后,可继续至社区卫生服务中心定期复诊取药,根据病情变化调整药物,并进行中医调理,加上心理疏导,对于患者改善临床症状、提升生活质量有益。

二、理论知识

1. 流行状况　　消化不良（dyspepsia）是一组临床上多见的上腹部症状,病因可归纳为器质性和功能性两大类,本章节主要探讨功能性消化不良。功能性消化不良（functional dyspepsia,FD）是指进食后出现下列症状中的一项或多项,如早饱感、饱胀不适、上腹痛、上腹烧灼感,但无法用器质性、系统性或代谢性疾病等来解释产生症状原因的疾病。中医学属于"痞满""胃脘痛""积滞"范畴。

FD 在世界范围内发病率为 10%~30%。国内外文献表明,因消化不良而就医的患者,在经过内镜检查后,多数诊断为 FD。一项多中心研究涵盖亚洲 9 个国家和地区,纳入 1 115 例消化不良症状的患者,经胃镜检查后结果显示,43% 的患者诊断为 FD。另一项在新加坡开展的纳入 5 066 例消化不良患者的研究提示,79.5% 的患者在检查后被诊断为 FD。我国开展的两项研究结果表明,存在消化不良症状的患者经检查后诊断为 FD 的比例分别为 69% 和 51%。FD 作为一种功能性胃肠疾病在临床上非常常见,严重影响当代社会人们的生活质量,造成巨大的医疗资源负担。

根据 FD 不同的临床表现,可将其分为餐后不适综合征和上腹疼痛综合征两个亚型,患者可同时表现出两种亚型的临床特点。

2. 发病因素　目前 FD 的发病机制尚未明确。本病与多种因素相关,如胃肠动力障碍、内脏高敏感性、胃内局部环境、精神社会因素等。

(1)胃十二指肠动力紊乱:胃肠动力紊乱在目前的国内外研究中被认为是 FD 的主要病理生理学基础。其主要表现为胃排空延迟和胃容受性舒张。胃排空延迟会导致 FD 进食后饱胀,甚至出现恶心、呕吐等临床症状,若以上述症状为主的 FD 患者就诊时,可进行闪烁扫描术检查,以观察患者胃排空状况。胃容受性舒张功能下降时,胃内食物分布异常、近端胃储存能力下降、胃窦食物存留,胃内压力增高,早饱症状的 FD 患者通常与容受性功能损伤有关,临床检测手段中,电子恒压器法为金标准,但其为侵入性,应酌情使用,非侵入性检测方法有超声、磁共振等。此外,胃肠动力紊乱和胃电活动异常通常同时存在。

(2)内脏感觉过敏:内脏高敏与脑-肠轴的功能异常有关,主要表现为对机械扩张和对化学物质的高敏感,这也是 FD 的病理生理基础之一。在同一扩张压力下,FD 患者较健康人群更易表现出上腹部不适的症状。同样,部分 FD 患者对酸、脂质、辣椒素等物质具有高敏感性。其具体机制目前仍不明确,但较多研究显示与炎症细胞释放介质相关,5-羟色胺也在其中发挥了作用。

(3)胃内局部环境:胃酸分泌过多或清酸能力下降,十二指肠酸化可导致近端胃松弛,抑制容受性舒张功能,部分 FD 患者表现出类似消化性溃疡的症状,且此时抑酸药物的临床疗效较好。幽门螺杆菌感染可能会通过影响胃酸分泌、胃炎反应等路径产生 FD 症状,虽然消化系统的常见疾病如消化性溃疡、胃癌与幽门螺杆菌的关系非常密切,但目前尚无法确定幽门螺杆菌是否在FD 的发病中发挥作用。欧美的共识意见中提到,幽门螺杆菌的检测应在经验性治疗无效后再进行,我国共识意见与之一致。因此,当 FD 经验性治疗失败后,检测幽门螺杆菌是一项重要的诊疗手段。

(4)精神心理和社会因素:国内外研究显示,在功能性消化系统疾病的发病因素中,脑-肠轴异常占据越来越重要的地位。与健康人相比,FD 患者焦虑、抑郁评分更高,个性异常,且经历更多、更严重的应激生活事件,特别是童年期应激事件的发生频率更高,而抗焦虑、抗抑郁药物对 FD 患者的症状有明显的缓解作用,但精神因素的明确致病机制尚不清楚。

有研究显示,遗传、饮食、生活方式等均参与 FD 的发病,但相关证据仍有待进一步探索。

3. 消化不良的中医病因病机　本病是各种病因协同作用产生的结果,包括外邪侵袭、饮食失节、情志不畅、劳倦过度、先天禀赋不足等多种因素。本病病位在胃,与肝脾关系密切。

本病开始阶段的发病因素包括寒凝、痰湿、气滞、食积等,此时为实证;当邪实存在过久,正气亏耗,则病机从实变虚,或虚实夹杂。病情日久,郁而化热,可见寒热并存。久病入络可导致瘀阻内生。因而,FD 的基本病机可归纳为脾虚气滞,胃失和降,这一病机贯穿于疾病的全过程。病理特征是本虚标实,虚实并见,以脾虚为本,痰湿、气滞、食积、血瘀等邪实为标。

4. 诊断评估

(1)首先进行消化不良相关症状的评估,具体包括以下几方面。

1)餐后饱胀:进食后食物存在于胃内时间过长引发的不适;

2)早饱感:进食少许食物即感胃部饱满,不能继续进餐;

3)上腹痛:处在胸骨剑突下与脐水平以上、两侧锁骨中线之间区域的疼痛;

4)上腹烧灼感:局部的灼热感,与烧心不同。

(2)全面病史采集和体格检查后,需警惕以下报警征象。

1)年龄大于 45 岁,近期出现消化不良症状;

2)有消瘦、贫血、呕血、黑便、吞咽困难、腹部肿块、黄疸等;

3)消化不良症状进行性加重。

若出现上述报警征象,必须进行全面检查直至找到病因。

FD 的诊断基于出现的临床症状,需要评估症状发生的频次、程度和患者的心理状态,并排除器质性疾病,故必要的辅助检查不可或缺。在患者初诊时需排除恶性疾病,故建议及时进行上消化道内镜检查;对经验性治疗无效的患者需要进行幽门螺杆菌检测。其他有针对性的辅助检查包括血、尿、便常规,肝、肾功能及血糖等生化检查,腹部超声及消化系统肿瘤标志物,必要时行腹部 CT 扫描或者腹部 MRI 等。而胃运动感觉功能检测如胃排空、胃容受性试验在 FD 的评估中并不推荐成为临床的常规检查。对于无法确诊的患者,应加强定期随访,在随访过程中能够增加发现隐蔽器质性疾病的可能性。对于心理精神障碍的患者,更建议及时去上级医院就诊,完善实验室检查,如能明确排除器质性疾病,则能更有利地为患者解释病情及开展心理辅导。

5. 中西医治疗 治疗目的在于缓解症状,改善生活质量,并帮助患者认识、理解病情,建立良好的生活和饮食习惯,避免烟、酒、药物或其他与症状相关的发病因素,提高患者应对症状的能力。

(1)西医药物治疗:目前尚无特效药物,主要是经验性治疗,适用于没有报警征象、无显著精神心理障碍的患者。

1)抑酸剂:胃酸能干扰胃的运动和感觉功能,与 FD 的亚型上腹痛综合征的起病关系密切。各国的共识意见均认为抑酸剂可作为 FD 治疗中的常用药物。目前主要以 H_2 受体拮抗剂或质子泵抑制剂为主,疗效较铝碳酸镁等抗酸剂更持久,疗程一般为 4~8 周,不提倡大剂量使用,若疗效不明显则应改变治疗方案。研究提示,抑酸剂对上腹痛综合征亚型的患者疗效良好,但对于以动力紊乱为主要发病因素的 FD 患者,症状改善效果一般。

2)促动力药物:有较大比例的 FD 患者存在胃排空延迟和胃容受性舒张功能下降,因此促动力药物在 FD 的治疗中占有重要地位,该药物对于 FD 患者上腹胀、早饱等进餐相关的上腹部症状有较显著的缓解作用,多潘立酮、莫沙必利和伊托必利在国内使用较多。共识认为,促胃肠动力药可作为 FD 的首选经验性治疗。已在国外上市的阿考替胺是有别于传统促动力药物的一种新型药物,为选择性乙酰胆碱酯酶抑制剂,对餐后不适综合征这一亚型效果显著。

3)根除幽门螺杆菌治疗:幽门螺杆菌作为 FD 的致病因素之一,国内外大量研究均表明根除幽门螺杆菌治疗,可使 FD 患者的症状得以缓解。虽然我国共识提出,应在经验治疗无效后再进行幽门螺杆菌的检测,但在亚洲的共识中提到,在经济条件允许的情况下,所有消化不良的患者均建议检测和根除幽门螺杆菌,这一举措不仅能缓解 FD 的不适症状,且能减少消化性溃疡、胃癌、胃淋巴瘤的发生。

4）消化酶:消化酶可作为 FD 的辅助治疗。消化酶可缓解患者进食后出现的腹胀、胃口不佳等症状。研究显示,消化酶制剂与促胃肠动力药物共同使用疗效更优。

5）精神心理治疗:心理治疗有助于 FD 患者的症状缓解,对抑酸、促动力药物等治疗效果不佳且伴有明显精神心理障碍的患者,抗焦虑、抗抑郁药物具有一定疗效。此外,行为治疗、认知疗法、心理干预等均有一定疗效。

（2）中医药治疗:共识将上腹痛综合征定义为中医的"胃脘痛",餐后不适综合征定义为中医的"胃痞"。FD 病变开始阶段,邪实是主要病机,首应祛邪;后期病变以虚实共存或以正气虚衰为主,治予健脾并兼用他法,辨证施治如下。

1）脾虚气滞证:症见胃脘痞满、胀满、疼痛,胃纳差,呃逆,乏力,大便稀溏,舌淡苔薄白,脉细弦。治以理气健脾,和胃消胀。方用香砂六君子汤(《古今名医方论》)。药用人参、茯苓、白术、陈皮、半夏、砂仁、木香、炙甘草。若胀满不舒甚者,加用枳壳、大腹皮、厚朴等。

中成药可用:①枳术宽中胶囊,药物组成为炒白术、枳实、柴胡、山楂。适用于脾虚无力运化而气滞的胃痞,症见呕恶、嗳气、食少、反酸等。②香砂六君丸,药物组成为党参、白术、茯苓、姜半夏、陈皮、木香、砂仁、炙甘草。适用于脾气虚,气滞不畅,呃逆纳差,腹胀满闷,大便溏薄等症状。③香砂平胃颗粒,药物组成为炒苍术、厚朴、陈皮、香附、砂仁、甘草。适用于脾虚运化不通,嗳气纳差,腹胀不适,乏力便溏等症状。

2）肝胃不和证:症见胃脘部胀闷不适,甚者疼痛,双侧胁肋部胀满,若遇情志不舒可诱发或使症状加重,烦闷焦躁,急躁易怒,嗳气频频,善叹息,舌淡红,苔薄白,脉弦。治以疏肝理气,和胃降逆。方用柴胡疏肝散(《医学统旨》)。药物组成为柴胡、香附、陈皮、芍药、川芎、枳壳、甘草。若嗳气频频,善叹息者,加用旋覆花、半夏、沉香等。若两侧胁肋疼痛明显,伴舌见瘀点,加用郁金、乌药等;肝郁气滞日久而化火,口中苦涩,舌质红,加用川楝、栀子、黄芩等;胁肋痛甚,口渴明显,舌红苔少,加用牡丹皮、珍珠母等。

中成药可用:①达立通颗粒,药物组成为柴胡、枳实、党参、炒六神曲、木香、半夏、陈皮、焦山楂、焦槟榔、蒲公英、鸡矢藤、延胡索。适用于胃动力障碍型功能性消化不良见下述临床表现者:胃胀不舒、呃逆、食少、反酸、胃有烧灼感、胃中嘈杂、胃脘疼痛、烦渴、口中苦涩等。②气滞胃痛颗粒,药物组成为柴胡、白芍、枳壳、醋延胡索、醋香附、炙甘草。适用于肝气不舒,胃脘胀闷,甚者疼痛等症状。③胃苏颗粒,药物组成为紫苏梗、枳壳、佛手、香橼、香附、陈皮、槟榔、炒鸡内金。适用于气滞型胃脘痛,大便不通及慢性胃炎有如下症状者,如脘腹胀满、疼痛,伴双侧胁肋疼痛,遇嗳气或肠鸣排气后缓解,遇情志不畅、急躁发怒则加重,胃纳不佳。④金胃泰胶囊,药物组成为大红袍、延胡索、黄连、木香、鸡矢藤、砂仁、贯众、金荞麦。适用于肝胃不和,气滞不畅,湿热内蕴,经络瘀阻所致的消化性溃疡、急慢性胃肠炎、慢性结肠炎等。⑤荜铃胃痛颗粒,药物组成为荜澄茄、黄连、延胡索等,适用于气机不畅、胃脘胀痛、瘀血阻滞不通导致的胃痛、慢性胃炎等。

3）脾胃湿热证:症见胃脘胀满,甚者脘腹疼痛,口舌干燥,渴不欲饮,口中黏腻苦涩,胃纳不佳,呕恶嗳气,大便溏,小便黄,舌质红,苔厚黄腻,脉滑。治以清退湿热,和胃理气。方用连朴饮(《霍乱论》)。药物组成为制厚朴、川连、半夏、焦栀、石菖蒲、香豉、芦根。若胃中灼热感甚者,加用煅瓦楞、乌贼骨、凤凰衣;大便秘结不通,加用瓜蒌、枳实等。

中成药可用:①三九胃泰颗粒,药物组成为茯苓、白芍、黄芩、三叉苦、木香、九里香、两面针、地黄。适用于浅表性胃炎伴有下述症状者,如胃中隐隐作痛、胃中嘈杂胀满、呕恶嗳气、胃纳不佳。②胃肠安丸,药物组成为炒枳壳、炙厚朴、人工麝香、沉香、木香、檀香、大黄、巴豆霜、川芎、大枣。适用于湿邪阻滞中焦、食积运化无力引起的腹痛腹泻、胃纳不佳、呕恶嗳气、胃脘胀满,以及消化不良,急、慢性肠炎,痢疾等疾病见上述症状表现者。

4)脾胃虚寒(弱)证:症见胃中隐隐作痛,得热则缓解,喜按压,恶心,呕吐清涎,胃纳不佳,神疲无力,四肢凉,大便稀溏,舌淡,苔白,脉细弱。治以温里祛寒,运脾和中。方用理中丸(《伤寒论》)。药物组成为人参、白术、干姜、甘草。脘腹疼痛甚者,加延胡索、蒲黄等;胃纳不佳甚者,加神曲、焦三仙、莱菔子等。

中成药可用:①附子理中丸,药物组成为制附子、炒白术、党参、干姜、甘草。适用于胃寒脾虚,腹中冷,甚者疼痛,呕恶便溏,四肢冷,畏寒。②温胃舒胶囊,药物组成为党参、黑附片、山药、白术、炙甘草、陈皮、砂仁、肉桂、肉苁蓉、炒山楂、乌梅、补骨脂。适用于胃寒引起的胃痛,浅表性胃炎有下述症状者,如胃中寒冷、脘腹疼痛、胀满呃逆、胃纳不佳、神疲乏力。③虚寒胃痛颗粒,药物组成为桂枝、党参、黄芪、干姜、白芍、炙甘草、高良姜、大枣。适用于脾胃虚弱引起的胃脘疼痛,临床表现为胃中隐隐作痛、空痛、喜按、得温缓解、遇冷疼痛加重。

5)寒热错杂证:症见脘腹疼痛、胀满,遇冷则症状更甚,口中苦涩,口舌干燥,呕恶,胃纳不佳,胃中嘈杂,大便溏薄,舌淡,苔黄,脉弦细滑。治以辛开苦降,降逆消痞。方用半夏泻心汤(《伤寒论》)。药物:半夏、黄芩、黄连、人参、干姜、炙甘草、大枣。如口舌糜烂生疮,加用连翘、栀子等;大便稀溏,加用附子、肉桂等。

中成药可用:荆花胃康胶丸,药物组成为土荆芥和水团花。适用于寒热错杂、气血瘀滞引起的脘腹胀满,甚者疼痛不舒,及十二指肠溃疡伴有下述症状者,如反酸呃逆、胃中嘈杂不适、口中苦涩等。

除上述中药内服外,中医药治疗还包括外治法,主要有针灸、穴位埋线等。针灸疗法主穴可选择天枢、中脘、内关、足三里等,肝胃不和则加期门、太冲;肝郁气滞则加膻中、章门;食积气滞则加下脘、梁门;湿热瘀滞则加内庭、阴陵泉;气血瘀滞则加膈俞;脾胃虚弱则加脾俞、胃俞;中焦虚寒则加气海、关元。穴位埋线主穴可选择天枢、中脘、足三里等。肝气犯胃则加肝俞;脾气虚则加脾俞;湿热中阻则加三焦俞。

6. 预防调摄

(1)保持心理健康:健康的心理状态有助于预防FD。患者通过与医生的交流了解自身病情后,应该听从医护人员的指导,放松心态,调整心情,克服内心的不安与焦虑,积极地配合治疗。日常应通过多与家人、朋友交流,培养兴趣爱好,适当体育锻炼等方式释放压力,并通过权威途径学习心理健康等医学知识。

(2)重视饮食调护:饮食调护对于改善FD患者的症状具有重要意义。FD患者应避免食用以下食品,如高脂肪食物、油炸食品、辛辣食品、碳酸饮料、咖啡、牛奶及奶制品、豆类及豆制品、甜食等,也应避免食用后会诱发不适症状的食物,尽量避免服用非甾体抗炎药,及时戒烟、戒酒。米饭、酸奶、蜂蜜、苹果等食物或可缓解症状。

（3）注意随访：FD 症状会反复出现或间歇性发作，影响日常生活和工作，导致生活质量下降，但总体来说预后较好。若患者 FD 的临床症状日久未见好转甚至出现报警症状，应及时复查，并定期随访，排除器质性疾病。

7. 社区管理

（1）全面评估：通过对患者基本信息、疾病症状、心理状态、治疗情况等信息的分析，掌握基本诊断和治疗资料，为制定个性化的全科医疗管理计划提供参考。

（2）心理护理：FD 患者往往对自身病情产生误解，且长期受症状困扰，易出现紧张、焦虑等情绪，而对治疗的依从性较差，故治疗效果不佳。医护人员应耐心、亲和地与患者进行交流，并在交流中评估患者的心理状态，对患者的心理健康做出判断。与此同时，通过倾听患者、疏导开解、为患者科普相关知识等方式，缓解患者的心理负担和焦虑情绪。

（3）健康教育：在社区定期举办关于 FD 的知识讲座，介绍疾病的发病及防治知识，让患者对该疾病的认识更深入，从而理解医生的诊治方案，提升患者的配合度。

（4）生活指导：告知患者在日常生活中要注意饮食、生活习惯的养成，指导其形成良好的生活作息和方式，并引导患者进行正确的康复锻炼，提高患者的恢复能力，加快恢复速度，定期进行电话跟踪，并对患者的康复情况进行监测随访，及时作出调整和改善。

三、案例小结

在社区全科门诊中会遇到较多以"上腹部饱胀、上腹痛"等主诉前来就诊的患者，有些医生可能简单地予以质子泵抑制剂等抑酸药物，或仅予言语安慰，而缺乏系统评估、完善检查、排除器质性疾病、明确诊断。此例患者因反复上腹部胀满不适 1 年就诊，医生接诊后对其进行了生理、心理、社会方面的综合评估，分析了发病因素及病情，患者已完善相关检查，故予以药物治疗缓解消化系统症状的同时，兼顾精神心理健康，提供生活指导，提高患者生活质量，并对患者进行随访，体现了全科医疗对患者"以人为本"的全程管理。

FD 是一种常见的临床疾病，其特征是慢性、持续性、反复发作，对患者的日常生活工作造成很大影响，加重社会和家庭的经济负担，也增加了医疗压力。由于其与众多因素相关，故目前尚无固定的治疗方法，但面对每位患者，应详细询问病情，多方位评估，给予个体化治疗方案。中医药在治疗 FD 方面效果显著，在缓解症状、减少复发等方面有其独到之处。

Dyspepsia Case Scenario

|. Preview: Tasks Before Class

1. To preview the concept of dyspepsia.

2. To preview the etiology of dyspepsia.

3. To preview the clinical manifestations and diagnosis of dyspepsia.

4. To preview the prevention and treatment of dyspepsia.

5. To review the consultation models in general practice.

II. Situational Case

Scene 1

Ms. Wang, a 31-year-old patient, went to the community health service center to consult a general practitioner due to "recurrent epigastric fullness and discomfort for 1 year".

Patient: One year ago, I felt discomfort with fullness in my upper abdomen, especially following periods when I was in a bad mood or had lost my temper. I also felt full quickly after eating a small amount of food. This year, my appetite was not so good. I lost 5kg of weight. I feel belching, and sometimes there was acid reflux even with a burning sensation in my stomach. This kind of discomfort makes me feel bad, affects my work, life, and my sleep at night. I have taken omeprazole before, but my symptoms have not improved significantly. I also went to the superior hospital for a gastro-enteroscopy. The gastroscopy result showed "chronic non-atrophic gastritis", the pathology showed "chronic inflammation of gastric antrum mucosa, Hp (−)" and the gastroscopy result showed "no obvious abnormality of intestinal mucosa".

Patient: I used to be in good health. My recent physical examination report of employees was basically normal. My parents are also in good health. There is no hereditary disease in the family.

The doctor performed a physical examination:

T: 36.2℃, P: 75bpm, R: 20bpm, BP: 105/78mmHg, BMI: 18.7kg/m^2.

The patient has normal growth and development, and moderate nutrition. She is thin, ambulatory, conscious, fluent in speech, and cooperative during physical examination. The superficial lymph nodes are not enlarged, and the sclera is not yellow. No bilateral goiter. The breathing sounds of both lungs are clear, and no dry and wet rales are heard. The heart border is not enlarged in percussion, the heartbeat is strong, the heart rate is 75 beats per minute with a regular rhythm, and no murmur is heard. The abdomen is soft with bulging of the abdominal wall, and there is no tenderness or rebound tenderness. The liver and spleen are not palpable. Murphy's sign is negative, and bowel sounds are normal. No pain when you percuss in the renal area. There's no presence of lower limb edema.

Auxiliary examinations:

Laboratory test: No obvious abnormality is found in blood routine, urine routine, stool routine, blood glucose, and liver and kidney functions.

B-ultrasound of the liver, gallbladder, pancreas, spleen and kidney: no obvious abnormality is found.

Gastroscopy: chronic non-atrophic gastritis. Pathology: chronic inflammation of gastric antrum mucosa, Hp (−).

Enteroscopy: No obvious abnormality is found in the intestinal mucosa.

Scene 2

Physician: Do you usually feel relaxed?

Patient: It's not been so easy for me since I haven't gotten married yet and my family keeps urging me to get married.

Physician: Oh, this may be the pressure of adulthood troubling you.

Patient: I am experiencing anxiety related to my age.

Physician: Don't stress too much about this. Fate is inadvertent. How is your job?

Patient: My work is quite okay, however, I usually work more overtime. I have less personal time. I feel a little stressed.

Physician: Are you satisfied with your life?

Patient: Not very satisfied, but I don't know how to make adjustments. I can only take things one step at a time.

Physician: Well, life is a personal journey, and keeping a positive attitude can be beneficial. Do you have any other questions?

Patient: How serious is my condition? I have done a lot of examinations this year, but the results are basically not pointing to any particular problem. I have used several drugs, but why do my symptoms always relapse? Do I have a disease that cannot be solved medically? As long as I think about it, I feel even more uncomfortable. My appetite is poor. I can't sleep at night. My work and life are being affected. I try to convince myself not to think about it and not to be affected by it, and try to eat as much as possible and cheer myself up, but I just can't do it.

Physician: I fully understand your situation. If I were you, I would feel the same way, but you need to know that worrying will only aggravate your symptoms. If I were in your position, I think I would actively deal with this problem.

Patient: How can I deal with it?

Physician: What are your usual dietary habits?

Patient: I usually like to eat sweet, and barbecued or fried food. Since I often work overtime, I take meals irregularly and because of the pressure, I also like to drink.

Physician: Do you regularly exercise and have hobbies?

Patient: I don't regularly exercise. I usually lie down after eating. I don't have any hobbies, I'm too busy with my work.

Physician: I recommend that you adjust your lifestyle. Regarding diet, I recommend you eat regularly with some easily digestible food, avoiding fried food, coffee, milk, sweets, etc.. Additionally, you should establish a regular exercise routine according to your condition. If you feel anxious, try to remind yourself to avoid negative thoughts, take deep breaths and relax, and engage in some hobbies to divert your attention. I have prescribed some medication for you to relieve your anxiety. You don't have to worry too much. It's just a common digestive disease.

Patient: OK. I'll try to do as you said.

Scene 3

After taking the drugs for 3 weeks, the patient's symptoms including epigastric fullness and discomfort significantly regressed, anxiety significantly improved, and sleep greatly improved. Once the patient's condition stabilizes, she can come to the community health service center for regular follow-up visits, to get medication, and adjustments of medication according to the patient's condition. They can also do traditional Chinese medicine conditioning, and psychological counseling, which is beneficial for improving the patient's clinical symptoms and quality of life.

III. Assessment Questions

1. What is the primary diagnosis of this patient?

The basis for the primary diagnosis is as follows:

(1) Evaluate the symptoms related to dyspepsia, complete the auxiliary examinations, and obviate the organic diseases of the digestive system.

(2) At the same time, patients have anxiety about their own diseases, poor appetite and poor sleep.

In summary, the primary diagnosis of this patient is considered to be functional dyspepsia.

2. What are the current health problems of this patient?

(1) Pathogenic factors: Young woman with anxiety and occasional acid reflux.

(2) At present, the patient has anxiety about her own disease, poor appetite and poor sleep.

3. What is the treatment plan for the patient?

(1) Diagnostic plan

Evaluate the symptoms related to dyspepsia, complete the auxiliary examinations and obviate the organic diseases of the digestive system.

(2) Treatment plan

1) Non-pharmacological treatment.

① Dietary care: Eat regularly and reasonably with easily digestible food, avoid having carbonated drinks, fried food, coffee, milk, cheese, sweets, beans, bread and spicy food.

② Regular exercise: Exercise regularly according to the patient's situation.

③ Psychological guidance: Patiently explain the condition to the patient, and popularize disease-related knowledge, reduce psychological pressure, actively encourage them to cooperate with the treatment plan, and mobilize the patient to receive specialized diagnosis and treatment.

2) Medication

Flupentixol and Melitracen Tablets 1 tablet po qd

Mosapride 5mg po tid

Compound digestive enzyme capsule 2 capsule s po tid

(3) Psychosocial intervention

Since the onset of the disease, the patient has been anxious and nervous, with no knowledge of her condition, and with concerns about the effectiveness of the drug treatment. The mental and psychological state of patients should be improved in time, unnecessary ideological burden and mental pressure should be reduced, and relevant medical information about dyspepsia should be popularized to the patient, so that the patient can clearly understand the disease. This helps reduce her psychological pressure, which makes her actively cooperate with the treatment.

(4) Family intervention

The patient has a high level of education and can fully understand the guidance and suggestions of the general practitioner and cooperate with the treatment. The patient's family is harmonious. While treating the patient, the general practitioner should focus on providing disease-related health education to the patient's family, and offer spiritual encouragement and emotional support to the patient.

Ⅳ. Case Summary

In the community general outpatient service, we will encounter many patients with "epigastric fullness, epigastric pain" and other complaints, however the doctor might simply give proton pump inhibitors and other acid suppressants, or just give verbal comfort without a systematic evaluation, complete examination, and exclusion of organic diseases, and make a correct diagnosis. The patient suffered from repeated epigastric fullness and discomfort for one year. After receiving the patient, the doctor made a comprehensive evaluation of the physiological, psychological and social aspects, analyzed the pathogenic factors and condition, and the patient was sent for relevant examinations. Therefore, the patient was given drug treatment to alleviate the symptoms of the digestive system and more attention was also given to the mental and psychological health of the patient, providing life guidance, improving the quality of life of the patient, and finally, the patient was set for follow up. This reflects the "people-oriented" holistic approach of general practice management of patients.

Functional dyspepsia is one of the common clinical diseases. The symptoms are chronic, persistent, and recurrent. It seriously impacts the patients' quality of life and increases the social, family economic and medical burden. Since it is related to many factors, currently, there is no fixed treatment method. However, for each individual patient, it is necessary to inquire about the condition in detail, make multi-dimensional evaluation and give an individualized treatment plan.

【课后思考题】

1. 社区获得性肺炎的发病因素有哪些？
2. 风温肺热病的中医病因有哪些？
3. 如何进行社区获得性肺炎的病情评估？
4. 中医如何辨证治疗风温肺热病？
5. 社区获得性肺炎的预防调摄需要怎么做？
6. 如何鉴别一般的疲劳与慢性疲劳综合征？
7. 如何排查导致疲劳的病因？
8. 哪些药物可以引起疲劳？
9. 如何用中医药方法进行慢性疲劳综合征的治疗？
10. 消化不良的发病因素有哪些？

11. 消化不良属于中医什么范畴,其病因病机是什么?

12. 如何进行消化不良的病情评估?

13. 如何辨证选择中成药治疗消化不良?

14. 如何进行消化不良的心理护理及生活指导?

第十章

社区急症的中西医结合全科医学照顾

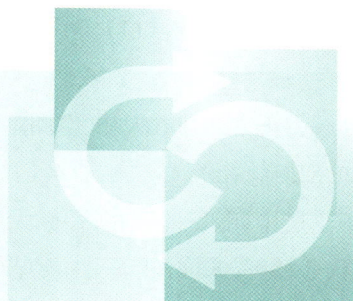

【学习目标】

□ 掌握脑卒中的危险因素,对脑卒中进行早期筛查与识别,争取缺血性脑卒中溶栓时间窗。能积极配合专科医生做好双向转诊,保证脑卒中防治工作的连续性,并在社区利用中医适宜技术积极开展三级预防和康复治疗。定期对脑卒中高危人群和脑卒中患者开展健康教育,包括中医养生及康复指导,积极控制和预防各种致病的危险因素,完成脑卒中预防和后续的康复治疗。

脑卒中的中西医结合全科医学照顾

一、SOAP 病历

邬某,男,43 岁,汉族,已婚,大专,公司职员。

1. 主观资料(S)

主诉:行走不稳伴言语含糊 1 周,加重 2 天。

1 周前无明显诱因间断出现行走不稳,伴言语含糊,右侧肢体乏力,晨起明显,持续 1~2 小时后缓解,当时未重视,2 天前自觉症状加重,持续时间延长,无意识不清,无胸闷气急,遂至我院门诊就诊,急查头颅 CT 提示两侧基底节区及左侧脑室旁少许腔隙性脑梗死考虑。患者病来神清,精神疲软,胃纳一般,夜寐欠安,泡沫尿,大便正常。

既往体质一般,有高血压病史 2 月余,血压最高曾达 200/90mmHg,现用硝苯地平控释片(30mg,口服,2 次/d)、可乐定(75μg,口服,1 次/8h)、美托洛尔(25mg,口服,1 次/d)降压,自诉血压控制尚可。有 2 型糖尿病 20 余年,目前用门冬胰岛素 30 注射液(早 10U、晚 8U)控制血糖。有糖尿病肾病病史,用复方 α-酮酸片(4 片,口服,3 次/d)保护肾功能,托拉塞米片(10mg,口服,1 次/d)利尿消肿,碳酸氢钠片(0.5g,口服,3 次/d)纠正酸碱平衡;有糖尿病周围血管病变病史,服用阿托伐他汀钙片(20mg,每晚 1 次)

调脂,硫酸氢氯吡格雷片(75mg,1 次/d)抗血小板聚集;有低蛋白血症病史,否认其他心脏病等重大内科疾病。否认药物、食物过敏史。否认手术史。否认肝炎、结核等传染病史。有糖尿病家族史(父母)。

2. 客观资料(O)

(1)体格检查:T 36.1℃,P 84 次/min,R 19 次/min,BP 167/108mmHg。神志清楚,精神可,判断力、理解力正常,时间、人物、空间定向力正常,记忆力正常,言语含糊,咽反射存在,对答切题,双眼球活动自如,双侧瞳孔等大等圆,直径约 2.5mm,直接、间接对光反射灵敏,额纹对称,左侧口角偏低,伸舌居中,悬雍垂居中,咽反射存在,颈软无明显抵抗,气管居中,双甲状腺未及肿大,双肺呼吸音清,未闻及干湿啰音,心律齐,未闻及病理性杂音,腹部软,无腹肌紧张,无压痛,无反跳痛,肝脾肋下未及,双下肢浮肿。右上肢近端肌力 3 级、远端肌力 1 级,右下肢肌力 3 级,左侧肢体肌力正常,四肢腱反射正常(++),右侧 Babinski 征可疑阳性,右侧肢体痛觉减退。舌暗红,苔白腻,脉弦滑。NIHSS 评分 5 分,洼田饮水试验 1 级。

(2)中医四诊

望诊:形体肥胖,面色灰暗,下肢轻度浮肿,舌质暗红,苔白腻。

闻诊:无异味。

切诊:脉弦滑。

(3)辅助检查

血常规(含 CRP):快速 CRP 3.0mg/L,白细胞计数(WBC)8.93×10⁹/L,中性粒细胞(%)77.6%,淋巴细胞(%)15.8%,红细胞计数(RBC)4.37×10¹²/L,血红蛋白(Hb)119g/L,平均红细胞体积(MCV)84.0fL,血小板计数(PLT)344×10⁹/L。

凝血功能全套:纤维蛋白原(Fib)6.65g/L,D-二聚体(DD)1.33mg/L。

24 小时尿素氮 + 血清胱抑素测定 +24 小时蛋白定量 +CCR:24 小时蛋白定量 22.14g/24h,血肌酐 243.1μmol/L,血清白蛋白 20.3g/L,血清尿素 15.6mmol/L,胱抑素-C 3.35mg/L,内生肌酐清除率 20.4ml/min,肾小球滤过率(EPI)27.2ml/min,肾小球滤过率(MDRD)21.0ml/min。

头颅 CT:两侧基底节区及左侧脑室旁少许腔隙性脑梗死考虑,请结合临床,建议 MR 检查。

3. 问题评估(A)

(1)目前诊断

1)中医诊断:中风-中经络,证属风痰阻络。

2)西医诊断:①脑梗死;②2 型糖尿病,糖尿病肾病Ⅴ期;③高血压 3 级;④低蛋白血症。

3)诊断依据:患者中年男性,体质较弱,多年慢性病病史,以右侧肢体活动不利及言语含糊为主症。根据患者临床表现、病史及既往检查结果,脑梗死、2 型糖尿病、糖尿病肾病Ⅴ期、高血压 3 级、低蛋白血症诊断明确。中医诊断为中风-中经络,风痰阻络证。患者平素脾胃虚弱,脾虚不能运化水液,积而生痰,肝肾亏虚,水不涵木,肝风内动,风痰阻滞经脉,气血运行不畅,肢体筋脉失于濡养,遂发本病。结合舌红、苔白腻,脉弦滑,故辨为中风病,属风痰阻络证;病位在脑,病性属虚实夹杂。

(2)目前存在的健康问题

1)危险因素:中年男性,具有糖尿病家族史,吸烟,久坐,高血压,2 型糖尿病,糖尿病肾病,高脂血症等危险因素。目前要积极控制危险因素,二级预防,避免心脑血管意外再发。

2)目前患者还处于急性期,血压升高,病情控制不稳定,神经缺损功能可能进一步进展。

3)患者糖尿病肾病Ⅴ期,随时可能肾功能衰竭,需要血透治疗。可能无法进行颈部、脑部血管

CTA 检查。

4）患者能听从医护人员的指导,配合治疗,主观能动性较强,肢体功能康复效果较好。

4. 问题处理(P)

（1）诊断计划

1）监测意识、言语,肢体功能变化。

2）完善 24 小时动态血压、24 小时动态心电图、超声心动图,以及颈部、脑部血管 CTA 等检查。

3）建议转神经内科专科就诊,可行头颅磁共振明确诊断。

4）定期复查血糖、血脂、肝功能、肾功能等指标(患者应用降脂治疗后血脂控制是否达标,监测肝功能、肌酸激酶、电解质等)

（2）治疗计划

1）非药物治疗

① 饮食疗法:低盐低脂糖尿病饮食,每次进食不能过饱,多食一些富含纤维素、维生素的食物,少食水果等含糖量高的食物。

② 运动疗法:患者在生命体征平稳,神经功能缺损症状不再进展,病情稳定后,可开始进行坐位平衡训练,看肌力恢复情况而定,后期可进行下肢站立,手功能训练等。

③ 戒烟:吸烟是脑卒中的危险因素之一,应立即戒烟。

④ 心理指导:患者中年,突发脑卒中,心理压力巨大,应对其进行心理疏导,嘱其积极配合治疗。

⑤ 针刺治疗:治疗原则为豁痰息风通络。

头针:运动区、感觉区、足运感区。

体针:风池、曲池、合谷、手三里、阳陵泉、足三里、三阴交、阿是穴、丰隆、太冲、公孙。

以上穴位常规针刺。

2）药物治疗

① 中医治疗

治则:豁痰息风通络。

中药:半夏白术天麻汤加减。制半夏 9g,白术 10g,天麻 9g,茯苓 15g,橘红 10g,炙甘草 6g。

② 西医治疗:患者查 D-二聚体偏高,目前病情较前进展,予加用依诺肝素钠 4 000U,皮下注射,1 次/12h,抗凝治疗;硫酸氢氯吡格雷片 75mg,口服,1 次/d,抗血小板聚集,丁苯酞 25mg,口服,2 次/d,改善侧支循环,阿托伐他汀钙片 40mg,口服,1 次/晚,强化降脂;门冬胰岛素 30 早 10U 晚 8U,控制血糖;复方氨基酸胶囊 1 片,口服,3 次/d,补充必要氨基酸;复方 α-酮酸 4 片,口服,3 次/d,保护肾功能,碳酸氢钠片 0.5g,口服,3 次/d,碱化尿液;可乐定片 75μg,口服,1 次/8h,硝苯地平缓释片 30mg,口服,2 次/d,美托洛尔缓释片 47.5mg,口服,1 次/d 降压,托拉塞米片 10mg,口服,1 次/d,利尿消肿,血栓通 300mg 静滴,1 次/d,活血通脉。

（3）心理-社会干预:患者现存在卒中后抑郁状态,伴有情绪焦虑、紧张,无法面对病情严重致残的现实,担心自己不能回归社会,不能回到工作岗位。应及时进行心理疏导,改善患者精神和心理状态,消除不必要的思想负担和精神压力,必要时联合抗抑郁药物治疗,帮助患者及其家属认识脑卒中的病因、对身体的危害、常用药物的使用方法、二级预防、如何进行社区康复等知识,消除患者抑郁心态,积极配合制定的治疗方案,接受专科治疗。

（4）家庭干预：患者年龄不大，康复意愿强烈，能够充分理解全科医生的指导建议，配合治疗；患者脑卒中后抑郁状态，容易出现情绪波动，常形成家庭内部争吵；全科医生在治疗患者的同时，注意对患者家人进行疾病相关的健康教育，给予患者精神上的鼓励与支持。嘱其了解脑卒中后抑郁状态的情况，理解患者的情绪波动表现，减少与患者之间的争吵。给予患者最大的包容和理解，帮助患者康复。

（5）中西医结合全科医生提供协调性和连续性照顾：患者突发右侧肢体活动不利和言语含糊，并且有高血压、糖尿病、高脂血症病史，高度怀疑是脑卒中发作。患者 1 周前就出现过右侧肢体无力，1~2 小时缓解，患者未予重视，初步推测当时应该是短暂性脑缺血发作，2 天前患者再次出现右侧肢体无力，伴言语含糊，但是不能缓解。就诊时已经过了溶栓时间窗。为明确诊断，了解病变严重程度，患者在全科医生建议下转三级医院神经内科收住住院。现脑卒中后 3 个月，出院时检查血糖、血脂、肝功能基本正常，肾功能肌酐升高明显。定期检测血压、血糖、血脂、肝功能肌酶、肾功能等。

转回社区卫生服务站定期复诊配药，继续社区康复治疗。纳入脑卒中社区规范管理。

患者体质较弱，有高血压、2 型糖尿病、高脂血症等多种慢性病，动脉粥样硬化是脑卒中的主要病因。患者病情稳定后，可在社区卫生服务中心门诊接受中医调理。通过中药息风豁痰通络、滋补肝肾及针灸治疗，加上心理疏导，以及社区康复，患者的肢体功能还能进一步康复，同时加强二级预防，减少患者心脑血管意外复发的风险。

二、理论知识

脑卒中是因脑血管阻塞或破裂引起的脑血流循环障碍和脑组织功能或结构损害的疾病，病情变化快，致死致残率高。包括缺血性脑卒中和出血性脑卒中，以突然发病、迅速出现局限性或弥散性脑功能缺损为共同临床特征。

（一）流行病学

脑卒中是导致人类死亡的三大疾病之一，在全球范围内，每年约 460 万人死亡，其中 1/3 在工业化国家，其余发生在发展中国家，患病和死亡主要发生在 65 岁以上人群。脑卒中是我国第一大致残和第二大致死性疾病，约 2/3 幸存者遗留有不同程度的残疾。具有高发和易复发的特点。卒中后第一年复发率为 10%，5 年内达 30%。脑血管疾病的发病率、患病率和死亡率随着年龄的增长而增高。随着人口老龄化的加剧，脑血管疾病造成的危害日趋严重。

（二）急性脑卒中的评估

脑卒中分为脑梗死和脑出血（包括颅内出血和蛛网膜下腔出血）。其中，缺血性卒中占 85%，脑出血约占 10%，蛛网膜下腔出血约占 5%。

应结合临床表现、既往病史、查体、辅助检查等，对脑卒中进行综合诊断，同时评估并发症和下一步诊疗计划。

急性脑卒中的社区评估应包括以下两个方面：①病情评估，初步确定脑组织病理改变（缺血、梗死或出血）、病情严重程度、急症处理；②病因和发病机制，血管、血液或者血流动力学病因等。

急性脑卒中的社区评估遵循简单快速原则。在稳定病情的前提下尽快明确卒中类型（缺血性卒中、脑出血或蛛网膜下腔出血），进入双向转诊流程，为患者争取溶栓时间窗或手术时机。

（三）确定发病时间

缺血性脑卒中发病时间的确定很关键，可以进一步确定溶栓时间窗。

脑卒中的发病时间是按照患者末次看起来是正常的时间起算的。问诊时应首先明确是动态起病还是静态起病,其次是具体发病时间,以及病情发展情况。

比如清晨 7 点睡醒时发现症状的,为静态起病,清晨 7 点只是发现症状时间,而不是发病时间,这时应注意追问能明确的无症状的最后时间是什么时候。比如昨晚几点睡觉的,睡觉前是否有症状,若无则以睡觉时间计算,若患者凌晨 2 点起床小便时还完全无症状,则以凌晨 2 点为发病时间。

(四)缺血性脑卒中静脉溶栓时间窗和药物选择

治疗缺血性脑卒中有效的静脉溶栓药物只有阿替普酶(rt-PA),目前国内外急性缺血性卒中指南(《2018 美国急性缺血性脑卒中患者早期管理指南》及《中国急性缺血性脑卒中诊治指南 2018》)均建议 4.5 小时内使用。此外,4.5~6 小时内推荐动脉介入溶栓。发病 3 小时内、4.5 小时内可用 rt-PA 治疗的缺血性卒中患者入选和排除标准分别见表 10-1、表 10-2。

表 10-1　发病 3 小时内可用 rt-PA 治疗的缺血性卒中患者入选和排除标准

入选标准

年龄 18 岁及以上

临床诊断为急性缺血性卒中

有可测的神经功能缺损

在开始治疗之前症状发生 <3 小时

格拉斯哥昏迷评分 >8 分

排除标准

症状轻微或快速缓解

治疗前 CT(或 MRI)显示出血

可疑的蛛网膜下腔出血

任何部位活动性出血

最近 21 天内出现胃肠道或泌尿道出血

血小板计数小于 100×10^9/L

近期使用肝素治疗且 APTT 高于正常值

近期使用华法林治疗且国际标准化比值(INR)升高

前 14 天内经历过重大手术或外伤

近期心肌梗死后心包炎

神经外科手术,严重头部外伤或前 3 个月内脑卒中

颅内出血史(任何时候)

已知的动静脉畸形或动脉瘤

近期不可压迫部位动脉穿刺

近期腰椎穿刺术

血压持续高于 185/110mmHg

血糖异常(<3mmol/L 或 >20mmol/L)

可疑的或已知的妊娠

活动性胰腺炎

脑卒中发病时有癫痫发作

注意和限制事项

年龄 >80 岁

严重神经功能缺损[美国国立卫生研究院卒中量表(NIHSS)>22 分]

治疗前 CT 示可见的梗死改变 >1/3 大脑中动脉(MCA)供血区

糖尿病视网膜病

表 10-2　发病 4.5 小时内可用 rt-PA 治疗的缺血性卒中患者入选和排除标准

入选标准

诊断为缺血性卒中,有可测的神经功能缺损

在开始治疗之前,症状发生在 3~4.5 小时之间

排除标准

年龄 >80 岁

严重卒中(NIHSS>25 分)

口服抗凝剂,无论 INR 数值多少

同时具有糖尿病史和缺血性卒中史

(五)责任血管的初步判断

1. 不同血管供血区梗死的临床表现——前循环

(1)颈内动脉:单眼一过性失明、黑矇是颈动脉狭窄的一个重要症状。患者有时也会出现低灌注性视网膜病或全面性眼缺血综合征。颈内动脉狭窄在听诊时可闻及杂音,但在极度狭窄时杂音也会消失。颈内动脉急性血栓形成时会出现 Horner 征。

(2)大脑中动脉

1)大脑中动脉完全闭塞:如果主干闭塞,且侧支循环不充分,就会发生整个供血区域的梗死,表现为双眼同向性凝视(额叶受损)、失语(优势半球)、偏瘫、偏身感觉障碍、偏盲(顶叶和颞叶受损)。非优势半球受累时,出现偏瘫侧的体象障碍,如患肢感觉缺失。

2)大脑中动脉分支闭塞:会出现部分上述症状,如上支闭塞影响额叶,出现偏瘫、偏身感觉障碍、凝视和运动性失语;下支闭塞影响颞叶,出现流利性/感觉性失语。

3)大脑中动脉远端栓塞:小皮质支闭塞,例如栓塞,可仅表现为轻微的肢体乏力或运动功能障碍,这些症状可能不典型,难以与腔隙性梗死症状相鉴别。大脑中动脉穿支梗死(纹状体-内囊梗死),可有单侧运动和感觉障碍,以及皮质体征(不同于单纯腔隙性脑梗死),但皮质体征比皮质本身病变恢复起来更快。

(3)大脑前动脉闭塞:可表现为对侧偏瘫,下肢常受累,有些患者也会出现运动忽视和失用。

(4)脉络膜前动脉闭塞:所产生的症状包括轻偏瘫(面部、上肢和下肢),明显的感觉缺失和偏盲,常为短暂性的。然而不同于完全性大脑中动脉梗死引起的偏盲,其他的皮质症状可以是轻微且短暂的。

2. 不同血管供血区梗死的临床表现——后循环

(1)大脑后动脉闭塞:大脑后动脉主要供应枕叶,故常常仅发生偏盲。若梗死区域较靠前,影响到顶枕叶,则忽视和偏盲一起出现。大脑后动脉也供应丘脑和颞叶后内侧,这些部位受累时出现意识模糊、丘脑性失语和记忆力下降。如果双侧大脑后动脉供血区都发生梗死,例如栓子堵塞在基底动脉尖处时则会发生皮质盲、意识障碍。有时患者会遗留有管状视野,可辨认较小物体,但无法辨认较大物体。记忆力尤其是近记忆受损会较严重。

(2)椎动脉闭塞:椎动脉闭塞或栓塞以小脑下后动脉闭塞造成的瓦伦贝格综合征(Wallenberg syndrome)最常见。椎动脉栓塞或闭塞还可导致脑干和小脑更广泛的梗死。

(3)基底动脉闭塞:会造成供应脑干的穿支血管的低灌注,以及小脑上动脉血流不足。可表现

为很多不同的临床特征。延髓尾组脑神经核受累会出现真性延髓麻痹症状。若双侧锥体束受损则会有假性延髓麻痹。脑桥梗死会累及第Ⅵ对脑神经,出现凝视麻痹、核间性动眼神经麻痹、针尖样瞳孔和闭锁综合征。若栓子位于基底动脉尖处,则会引起眼球垂直运动障碍、瞳孔异常、昏迷。累及单侧或双侧大脑后动脉的起始部导致偏盲或皮质盲。

(六)缺血性脑卒中的病因分型

1. 缺血性脑卒中 TOAST 分型　缺血性脑卒中 TOAST 分型是根据血管状况分型,一直以来广为接受,它将缺血性卒中分为以下五大类:

(1)大动脉粥样硬化:脑大动脉或其皮质分支狭窄(>50%)或闭塞,血管病变原因有可能是动脉粥样硬化。临床和影像学提示可能是大动脉粥样硬化造成的梗死。排除心源性栓塞。

(2)心源性栓塞:有基础心脏病,有不同动脉支配区或身体其他部位栓塞现象,排除大动脉粥样硬化造成血管栓塞的可能性。

(3)小血管闭塞:临床症状符合腔隙综合征,无皮质功能障碍,影像学病灶小,排除心源性栓塞以及同侧颅内外大动脉狭窄所致动脉-动脉源性栓塞。

(4)其他明确的病因:明确非动脉粥样硬化所致血管病变,如动脉炎、动脉夹层;高凝状态以及一些血液科疾病等。病灶部位及大小不限。

(5)原因未明:做完所有检查还是无法肯定卒中原因,或由于检查不详尽无法确定卒中原因,也可能找出多种原因但还难以下最后诊断。

这种分类强调脑血管与心脏的评估,对卒中复发和干预有指导意义。不同发病机制引起的缺血性卒中容易复发的程度依次排序如下:房颤引起的卒中、多血管狭窄引起的卒中、颅内血管病变引起的卒中、合并糖尿病和高血压等多个危险因素的卒中、脑梗死-脑出血相互转化。

2. 中国缺血性卒中亚型(Chinese ischemic stroke subclassification,CISS)　临床工作中经常会遇到一些穿支动脉供血区孤立梗死灶,直径不一定大于1.5cm,血管影像学检查也未发现载体动脉有>50%的狭窄,按 TOAST 分型往往被分到小动脉闭塞或小血管病,但高分辨磁共振血管成像发现可能是载体动脉粥样硬化斑块堵塞穿支动脉开口。因此,随着影像学技术的不断进步,我国学者提出了中国缺血性卒中亚型,将穿支动脉粥样硬化纳入分型中。

(1)大动脉粥样硬化:包括主动脉弓和颅内外大动脉粥样硬化。对于穿支动脉区孤立梗死灶类型,以下情形也归到此类:其载体动脉有粥样硬化斑块(高分辨核磁)或任何程度的粥样硬化性狭窄(经颅多普勒、影像学血管成像)。将大动脉粥样硬化性梗死的发病机制又进一步分为载体动脉斑块或血栓堵塞穿支、动脉到动脉栓塞、低灌注/微栓子清除率下降以及混合型。

(2)心源性栓塞:潜在病因包括心房颤动、二尖瓣狭窄、心脏瓣膜置换术后、左心室附壁血栓、既往4周内的心肌梗死、病窦综合征、扩张型心肌病、感染性心内膜炎等。

(3)穿支动脉疾病:指由于穿支动脉开口粥样硬化或小动脉玻璃样变所致的急性穿支动脉区孤立梗死灶。与临床症状相吻合的发生在穿支动脉区的急性孤立梗死灶(不考虑梗死灶大小)以及载体动脉无粥样硬化斑块或任何程度狭窄的均可判定为穿支动脉疾病。需要注意:同侧近端颅内外动脉有易损斑块或>50%狭窄,孤立穿支动脉急性梗死灶归类到不明原因;有心源性栓塞证据的孤立穿支动脉梗死也归类到不明原因,因为存在多病因。

(4)其他明确的病因:存在其他疾病(如感染性疾病、遗传性疾病、血液系统疾病、血管炎等)证据,并与本次卒中相关,且可通过血液学检查、脑脊液检查及影像学检查证实并排除了大动脉粥样硬化或心源性卒中的可能性。

（5）病因不明:未发现能解释本次缺血性卒中的病因。分为多病因(存在两个以上病因,但难以确定哪一种与该次卒中有关)、无确定病因(未发现确定的病因,或有可疑病因但证据不够强,除非再做更深入的检查)以及检查欠缺(常规血管影像或心脏检查都未能完成,难以确定病因)。

（七）缺血性卒中危险因素

缺血性卒中是由原位血栓形成、栓塞或血流动力学障碍引起血管堵塞造成的。因此,缺血性卒中的主要危险因素是那些导致动脉硬化和心脏病的危险因素。相比之下,非动脉粥样硬化性血管病少见得多。

1. 可控危险因素 包括高血压、糖尿病、血脂异常、吸烟、饮酒、高同型半胱氨酸血症、代谢综合征等。

（1）高血压:是脑卒中和短暂性脑缺血发作（TIA）最重要的危险因素。在近期发生过缺血性脑卒中的患者中,高血压的诊断率高达70%。目前我国约有3.25亿高血压患者,但高血压的知晓率、治疗率及控制率均较低(分别为42.6%、34.1%和9.3%)。

推荐意见:

1）既往未接受降压治疗的缺血性脑卒中或TIA患者,发病数天后如果收缩压≥140mmHg或舒张压≥90mmHg,应启动降压治疗（I级推荐,A级证据）;对于血压<140/90mmHg的患者,其降压获益并不明确（Ⅱ级推荐,B级证据）。

2）既往有高血压病史且长期接受降压药物治疗的缺血性脑卒中或TIA患者,如果没有绝对禁忌,发病后数天应重新启动降压治疗（I级推荐,A级证据）。

3）由颅内大动脉粥样硬化性狭窄（狭窄率70%~99%）导致的缺血性脑卒中或TIA患者,推荐收缩压降至140mmHg以下,舒张压降至90mmHg以下（Ⅱ级推荐,B级证据）。

（2）脂代谢异常:胆固醇水平是导致缺血性脑卒中或TIA复发的重要因素。降低胆固醇水平可以减少缺血性脑卒中或TIA的发生、复发和死亡。

推荐意见:

1）对于非心源性缺血性脑卒中或TIA患者,无论是否伴有其他动脉粥样硬化证据,推荐予高强度他汀类药物长期治疗以减少脑卒中和心血管事件的风险（I级推荐,A级证据）。有证据表明,当LDL-C下降≥50%或LDL≤1.8mmol/L（70mg/dl）时,二级预防更为有效（Ⅱ级推荐,B级证据）。

2）对于LDL-C≥2.6mmol/L（100mg/dl）的非心源性缺血性脑卒中或TIA患者,推荐强化他汀类药物治疗以降低脑卒中和心血管事件风险（I级推荐,A级证据）;对于LDL-C<2.6mmol/L（100mg/dl）的缺血性脑卒中/TIA患者,目前尚缺乏证据,推荐强化他汀类药物治疗（Ⅱ级推荐,C级证据）。

3）由颅内大动脉粥样硬化性狭窄（狭窄率70%~99%）导致的缺血性脑卒中或TIA患者,推荐高强度他汀类药物长期治疗以减少脑卒中和心血管事件风险,推荐目标值为LDL-C≤1.8mmol/L（70mg/dl;I级推荐,B级证据）。颅外大动脉狭窄导致的缺血性脑卒中或TIA患者,推荐高强度他汀类药物长期治疗以减少脑卒中和心血管事件（I级推荐,B级证据）。

4）长期使用他汀类药物治疗总体上是安全的。有脑出血病史的非心源性缺血性脑卒中或TIA

患者应权衡风险和获益合理使用（Ⅱ级推荐，B级证据）。

5）他汀类药物治疗期间，如果监测指标持续异常并排除其他影响因素，或出现指标异常相应的临床表现，应及时减药或停药观察（参考：转氨酶超过3倍正常值上限，肌酶超过5倍正常值上限，应停药观察）；老年人或合并严重脏器功能不全的患者，初始剂量不宜过大（Ⅱ级推荐，B级证据）。

（3）糖代谢异常和糖尿病：在缺血性脑卒中患者中，60%~70%存在糖代谢异常或糖尿病。我国缺血性脑卒中住院患者糖尿病的患病率高达45.8%，糖尿病前期[包括空腹血糖受损（impaired fasting glucose，IFG）和/或糖耐量降低（impaired glucose tolerance，IGT）]的患病率为23.9%，其中餐后高血糖是主要类型。同时，糖尿病是缺血性脑卒中患者临床预后不良的重要危险因素。

推荐意见：

1）缺血性脑卒中或TIA患者糖代谢异常的患病率高，糖尿病和糖尿病前期是缺血性脑卒中患者脑卒中复发或死亡的独立危险因素，临床医师应提高对缺血性脑卒中或TIA患者血糖管理的重视（Ⅱ级推荐，B级证据）。

2）缺血性脑卒中或TIA患者发病后均应接受空腹血糖、HbA1c监测，无明确糖尿病病史的患者在急性期后应常规接受口服葡萄糖耐量试验来筛查糖代谢异常和糖尿病（Ⅱ级推荐，B级证据）。

3）对糖尿病或糖尿病前期患者进行生活方式和/或药物干预能减少缺血性脑卒中或TIA事件，推荐HbA1c治疗目标为<7%（Ⅰ级推荐，B级证据）。降糖方案应充分考虑患者的临床特点和药物的安全性，制订个体化的血糖控制目标，要警惕低血糖事件带来的危害（Ⅱ级推荐，B级证据）。

4）缺血性脑卒中或TIA患者在控制血糖水平的同时，还应对患者的其他危险因素进行综合全面管理（Ⅱ级推荐，B级证据）。

（4）吸烟：多项研究证实，吸烟和被动吸烟（或称二手烟）均为首次脑卒中的明确危险因素。在我国不吸烟的女性中，发生脑卒中的风险与其丈夫吸烟所带来的被动吸烟密切相关；另一项研究显示，中国不吸烟的女性中，被动吸烟与缺血性脑卒中和周围动脉病的发生密切相关。研究已证实，戒烟有助于脑卒中风险的下降。

推荐意见：

1）建议有吸烟史的缺血性脑卒中或TIA患者戒烟（Ⅰ级推荐，A级证据）。

2）建议缺血性脑卒中或TIA患者避免被动吸烟，远离吸烟场所（Ⅱ级推荐，B级证据）。

3）可能有效的戒烟手段包括劝告、尼古丁替代产品或口服戒烟药物（Ⅱ级推荐，B级证据）。

（5）睡眠呼吸暂停：阻塞性睡眠呼吸暂停是脑卒中的危险因素。一项荟萃分析结果显示脑卒中或TIA患者合并睡眠呼吸暂停的比例为43%~93%，其中最常见的是阻塞性睡眠呼吸暂停。脑卒中患者合并睡眠呼吸暂停的死亡率及残疾率均显著增加。

推荐意见：

1）鼓励有条件的医疗单位对缺血性脑卒中或TIA患者进行睡眠呼吸监测（Ⅱ级推荐，B级证据）。

2）使用持续气道正压通气（continuous positive airway pressure，CPAP）可以改善合并睡眠呼吸暂停的脑卒中患者的预后，可考虑对这些患者进行CPAP治疗（Ⅱ级推荐，B级证据）。

（6）高同型半胱氨酸血症：研究显示，高同型半胱氨酸血症可使脑卒中的风险增加2倍左右。

推荐意见：对近期发生缺血性脑卒中或TIA且血同型半胱氨酸轻度到中度增高的患者，补充叶酸、维生素 B_6 以及维生素 B_{12} 以降低同型半胱氨酸水平。尚无足够证据支持降低同型半胱氨酸水平能够减少脑卒中复发风险（Ⅱ级推荐，B 级证据）。

（7）房颤、心脏病（先天性、心肌梗死、心脏瓣膜病、心内膜炎等）。

（8）动脉夹层、遗传代谢性血管病、大动脉炎、小血管炎等非动脉粥样硬化性血管病相对少见。

2. 不可控因素　包括年龄、性别、种族、遗传因素等。

（八）抗血小板药物在非心源性缺血性脑卒中或 TIA 二级预防中的应用

研究显示，抗血小板治疗能显著降低既往伴有缺血性脑卒中或 TIA 患者严重血管事件的发生风险（非致命性心肌梗死、非致命性脑卒中和血管源性死亡）。

推荐意见：

1. 对非心源性栓塞性缺血性脑卒中或 TIA 患者，建议给予口服抗血小板药物而非抗凝药物预防脑卒中复发及其他心血管事件的发生（Ⅰ级推荐，A 级证据）。

2. 阿司匹林（50~325mg/d）或氯吡格雷（75mg/d）单药治疗均可以作为首选抗血小板药物（Ⅰ级推荐，A 级证据）。阿司匹林单药抗血小板治疗的最佳剂量为 75~150mg/d。阿司匹林（25mg）+缓释型双嘧达莫（200mg）2 次/d 或西洛他唑（100mg）2 次/d，均可作为阿司匹林和氯吡格雷的替代治疗药物（Ⅱ级推荐，B 级证据）。抗血小板药应在患者危险因素、费用、耐受性和其他临床特性基础上进行个体化选择（Ⅰ级推荐，C 级证据）。

3. 发病在 24h 内，具有脑卒中高复发风险（ABCD2 评分 t>4 分）的急性非心源性 TIA 或轻型缺血性脑卒中患者（NIHSS 评分≤3 分），应尽早给予阿司匹林联合氯吡格雷治疗 21d（Ⅰ级推荐，A 级证据），但应严密观察出血风险。此后可单用阿司匹林或氯吡格雷作为缺血性脑卒中长期二级预防一线用药（Ⅰ级推荐，A 级证据）。

4. 发病 30d 内伴有症状性颅内动脉严重狭窄（狭窄率 70%~99%）的缺血性脑卒中或 TIA 患者，应尽早给予阿司匹林联合氯吡格雷治疗 90d（Ⅱ级推荐，B 级证据）。此后，阿司匹林或氯吡格雷单用均可作为长期二级预防一线用药（Ⅰ级推荐，A 级证据）。

5. 伴有主动脉弓动脉粥样硬化斑块证据的缺血性脑卒中或 TIA 患者，推荐抗血小板及他汀类药物治疗（Ⅱ级推荐，B 级证据）。口服抗凝药物与阿司匹林联合氯吡格雷治疗效果的比较尚无肯定结论（Ⅱ级推荐，B 级证据）。

6. 非心源性栓塞性缺血性脑卒中或 TIA 患者，不推荐常规长期应用阿司匹林联合氯吡格雷抗血小板治疗（Ⅰ级推荐，A 级证据）。

（九）心源性栓塞的抗栓治疗

心房颤动（atrial fibrillation）的重要并发症是心源性脑栓塞。研究表明，心房颤动患者口服华法林抗凝治疗能有效预防缺血性脑卒中，使脑卒中发生风险下降 60% 以上。因此，若无禁忌证，理论上所有发生过脑卒中事件的心房颤动患者都需要长期口服抗凝药物治疗，但在临床实践中，心房颤动患者的华法林使用却存在严重不足，我国伴有心房颤动的缺血性脑卒中患者华法林治疗率仅为 16.2%。

推荐意见：

1. 对伴有心房颤动（包括阵发性）的缺血性脑卒中或 TIA 患者，推荐使用适当剂量的华法林口服抗凝治疗，预防再发的血栓栓塞事件。华法林的目标剂量是维持 INR 在 2.0~3.0（Ⅰ级推荐，A 级证据）。

2. 新型口服抗凝剂可作为华法林的替代药物，新型口服抗凝剂包括达比加群、利伐沙班、阿哌沙班以及依度沙班（Ⅰ级推荐，A级证据），选择何种药物应考虑个体化因素。

3. 伴有心房颤动的缺血性脑卒中或TIA患者，若不能接受口服抗凝药物治疗，推荐应用阿司匹林单药治疗（Ⅰ级推荐，A级证据）。也可以选择阿司匹林联合氯吡格雷抗血小板治疗（Ⅱ级推荐，B级证据）。

4. 伴有心房颤动的缺血性脑卒中或TIA患者，应根据缺血的严重程度和出血转化的风险，选择抗凝时机。建议出现神经功能症状14d内给予抗凝治疗预防脑卒中复发，对于出血风险高的患者，应适当延长抗凝时机（Ⅱ级推荐，B级证据）。

5. 缺血性脑卒中或TIA患者，尽可能接受24h的动态心电图检查。对于原因不明的患者，建议延长心电监测时间，以确定有无抗凝治疗指征（Ⅱ级推荐，B级证据）。

（十）脑出血的病因

脑出血的病因常见为以下几类：

1. 高血压性脑出血　占全部脑出血的70%~80%。以50岁以上患者多见，有高血压病史，常见出血部位是壳核、丘脑、小脑和脑桥，以及大脑中动脉的分支豆纹动脉供血区和基底动脉旁正中分支供血区。患者无外伤、淀粉样血管病等证据。这些血管脆弱的根本因素是长期高血压引起的小血管透明样变性。在没有高血压的老年患者中亦能发现相同的病理改变。

2. 脑淀粉样血管病　多见于老年患者或家族型脑出血患者，多无高血压病史，常见出血部位是脑叶，如顶叶及枕叶，且常有反复发作的病史，确诊需行病理组织学检查。

3. 微出血灶　多无临床症状，在磁共振梯度回波序列上表现为圆形低信号病灶，常见部位为基底节区、丘脑、皮质-皮质下区。

4. 动脉瘤　可经全脑血管造影确诊。

5. 血管畸形　以动静脉畸形最常见，海绵状血管瘤次之。

6. 肿瘤　有卒中发作的临床表现，有颅内原发肿瘤或全身肿瘤脑转移的征象，头颅CT或MRI显示颅内肿瘤或转移瘤伴出血的影像学改变。

7. 出血性梗死。

8. 其他少见原因　如溶栓或抗凝导致、血液病、血管炎、静脉窦血栓形成及药源性脑出血。

（十一）中风病的中医病因病机

中风是由于气血逆乱，导致脑脉痹阻。以半身不遂、肢麻、舌謇，甚至突然昏仆等为主要临床表现，本病患者多在中年以上。因其发病骤然，变化迅速，犹如风之善行而数变，故类比而名中风，称"中风病"。本病属于缺血性脑卒中范畴。

1. 内伤积损　年老体弱，正气自虚，或久病迁延，或恣情纵欲，劳逸失度，损伤五脏之气阴，气虚则无力运血，脑脉瘀滞；阴虚则不能制阳，内风动越，而致本病发生。《景岳全书·非风》指出："此证多见猝倒，猝倒多由昏愦。本皆内伤积损颓败而然，原非外感风寒所致。"

2. 情志过极　七情所伤，肝气郁结，气郁化火，或暴怒伤肝，肝阳暴张，内风动越，或心火暴甚，风火相煽，血随气逆，引起气血逆乱，上冲犯脑，血溢脉外或血瘀脑脉，而发为中风，以暴怒引发本病者为多见。

3. 饮食不节　嗜食肥甘厚味,辛辣刺激,或饮酒过度,伤及脾胃,酿生痰热,痰瘀互阻,积热生风,导致脑脉瘀滞而发中风。张山雷《中风斠诠》谓:"肥甘太过,酿痰蕴湿,积热生风,致为暴仆偏枯,猝然而发,如有物击之使仆者,故仆击而特著其病源,名以膏粱之疾。"

4. 劳欲过度　烦劳过度,恣情纵欲,耗气伤阴,致使阳气暴张,气血上逆,壅阻清窍,而致血瘀脑脉或血溢脉外,发为中风。或房劳伤肾,肾水不济,引动心火,阳亢风动而致中风。《素问·生气通天论》云:"阳气者,烦劳则张。"

中风的基本病机为阴阳失调,气血逆乱。病位在脑,与心、肝、脾、肾关系密切。气血不足或肝肾阴虚是致病之本,风、火、痰、瘀是发病之标,如遇到烦劳、恼怒、房事不节或醉酒饱食等诱因,阴阳严重失调,气血发生逆乱而致卒中。

按中风的病位浅深、病情轻重的不同,分为中经络和中脏腑两类。中经络之证,病位较浅,每因风痰阻滞经脉,或肝风夹痰,横窜经络,气血不能荣养机体,则见半身不遂,口舌歪斜,言语不利,或仅见口舌歪斜,或伴见半身不遂等症状。若风阳痰火蒙蔽清窍,气血逆乱,上冲于脑,则见中脏腑之证,病位较深。或因络损血溢,瘀阻脑络,而致猝然昏厥仆倒,不省人事。

(十二) 脑卒中(中风病)中西医诊断标准

1. 缺血性脑卒中诊断标准　好发年龄在 40 岁以上;多急性起病;以神志昏蒙,甚至昏迷或昏聩,半身不遂,口眼歪斜,舌强言謇,饮水呛咳,偏身麻木为主症;病发多有诱因,病前常有头晕、头痛、肢体麻木、一过性言语不利或肢体麻木,视物昏花等先兆症状;头颅 CT、核磁共振检查可发现责任缺血病灶。

2. 脑出血诊断标准　急性起病;多长期有高血压病史,活动中或情绪激动时起病;以神志昏蒙,甚至昏迷或昏聩,半身不遂,口眼歪斜,舌强言謇,饮水呛咳,偏身麻木为主症;常伴有头痛、呕吐、血压升高及不同程度意识障碍;头颅 CT 或者 MRI 检查可见出血病灶;排除非血管性脑部病因。

3. 辨证分型

(1)肝阳上亢证:半身不遂,舌强语謇,口舌歪斜,眩晕头痛,面红目赤,心烦易怒,口苦咽干,便秘尿黄,舌红或绛,苔黄或燥,脉弦有力。

(2)风痰阻络证:半身不遂,口舌歪斜,舌强语謇,肌体麻木或手足拘急,头晕目眩,苔白腻或黄腻,脉弦滑。

(3)气虚血瘀证:半身不遂,肢体软弱,偏身麻木,舌歪语謇,手足肿胀,面色淡白,气短乏力,心悸自汗,舌黯淡,苔薄白或白腻,脉细缓或细涩。

(十三)　脑卒中(中风病)中西医治疗方案

1. 辨证治疗

(1)肝阳上亢证

1)针刺治疗

头针:运动区、感觉区、足运感区。

体针:风池、曲池、合谷、手三里、阳陵泉、足三里、三阴交、阿是穴、太溪、太冲。

上述穴位常规针刺。

2)中药治疗

治法:滋阴潜阳,息风通络。

方剂：天麻钩藤饮加减。

组成：明天麻 9g，钩藤（后下）15g，栀子 10g，黄芩 10g，杜仲 10g，益母草 10g，寄生 10g，夜交藤 30g，茯苓 10g，川牛膝 12g，石决明（先煎）20g。

（2）风痰阻络证

1）针刺治疗

头针：运动区、感觉区、足运感区。

体针：风池、曲池、合谷、手三里、阳陵泉、足三里、三阴交、阿是穴、丰隆、太冲、公孙。

上述穴位常规针刺。

2）中药治疗

治法：豁痰息风通络。

方剂：半夏白术天麻汤加减。

组成：制半夏 9g，白术 10g，天麻 9g，茯苓 15g，橘红 10g，炙甘草 6g。

（3）气虚血瘀证

1）针刺治疗

头针：运动区、感觉区、足运感区。

体针：风池、曲池、合谷、手三里、阳陵泉、足三里、三阴交、阿是穴、百会、气海、血海。

上述穴位常规针刺。

2）中药治疗

治法：益气行血，通经活络。

方剂：补阳还五汤加减。

组成：生黄芪 50g，当归尾 10g，赤芍 15g，桃仁 10g，川芎 10g，地龙 10g，红花 10g。

2. 醒脑开窍法治疗中风病

（1）中风急性期的治疗

1）原则：以"醒脑开窍"为主，辅以滋补肝肾，疏通经络，回阳固脱。

2）方法

主穴：内关、人中、三阴交。

副穴：极泉、尺泽、委中。

加减：肝阳上亢者加太冲穴；风痰阻络者加丰隆、风池穴；吞咽困难者加风池、完骨、翳风穴；手指握固不能屈伸者加合谷穴；言语謇涩或失语者加金津、玉液或上廉泉穴；脱证者加灸神阙、气海、关元穴。

疗程：2 周为一个疗程，一般治疗 2 个疗程。

（2）中风恢复期的治疗

1）原则：以"醒脑开窍"、滋补肝肾为主，辅以疏通经络。

2）方法

主穴：内关、人中、三阴交。

副穴：极泉、尺泽、委中。

加减：气虚血瘀者，加刺气海或关元，或针后加灸；肝阳上亢者加太冲、太溪穴；风痰瘀阻者，加刺丰隆、血海；头晕目眩、耳鸣者，加风池、完骨、天柱；足内翻者，加丘墟透照海。其他随症加减方法参见急性期。

3. 其他疗法

（1）电针疗法：根据瘫痪部位每次在患肢 2~3 对穴位接电针，根据病情采用疏波或密波，刺激量根据患肢的耐受度调节。

（2）耳穴疗法：皮质下、神门、肝、肾、三焦。每日 1 次，隔 3 日换贴 1 次。

（3）腹针疗法：取中脘、下脘、气海、关元、商曲、滑肉门、外陵，留针 30 分钟，每日 1 次，每周 5 次。

（4）艾灸疗法：可用温针灸、灸盒灸、热敏灸。

（5）拔罐疗法：根据病情选择相应经络、穴位进行拔罐治疗，隔天 1 次，每周 3 次。

（6）穴位敷贴：中药通经活络协定方穴位外敷，每日 1 次，每周 6 次。

4. 西医治疗

（1）内科基础治疗

1）缺血性脑卒中：参考《中国急性缺血性脑卒中诊治指南 2018》。主要包括：血压、血糖、血脂等危险因素的控制，抗栓治疗，并发症防治等（具体内容参照指南原文）。

2）脑出血：参考《中国脑出血诊治指南 2019》。主要包括：血压、血糖、体温管理，止血治疗，并发症防治等（具体内容参照指南原文）。

（2）康复训练

1）良肢位的摆放：①仰卧位：患者头下垫枕，不宜过高。肩胛骨下放一枕头，使肩上抬前挺，上臂外旋稍外展，外展 20°~40°，肘、腕均伸直，掌心向上，手指伸直并分开，整个上肢放在枕头上。患侧下肢，在臀部和大腿外侧垫个枕头，髋关节稍向内旋。膝关节呈轻度屈曲位。脚底不要接触任何东西。②健侧卧位：健侧肢体在下方。患侧上肢，肩向前伸，肘和腕关节保持自然伸展，手心向下自然伸展，腋下垫个软枕，使肩和上肢保持前伸。患侧下肢，骨盆旋前，髋关节呈自然半屈曲位，置于枕上。健侧下肢可放在自觉舒适的放置，轻度伸髋，稍屈膝。③患侧卧位：患侧肢体在下方。躯干略后仰，背后放枕头固定。患侧上肢：肩和肩胛骨向前伸，前臂后旋，肘和腕伸展，手掌向上，手指伸开。健侧上肢可放在躯干上。患侧下肢：健肢在前，患肢在后，患侧膝、髋关节屈膝，稍稍被动背屈踝关节，健侧下肢髋、膝关节屈曲，由膝至脚部用软枕支持，避免压迫患侧下肢肢体。④轮椅或椅子坐位：薄枕放于患侧上肢的下面，患侧肩往前伸，手肘放松伸直。双足平放，躯干挺直，不可侧倾，确保患者两股坐于椅面并紧靠椅背。⑤床上坐位：床铺尽量平，患者下背部放枕头；头部：不要固定，能自由活动；躯干：伸直；臀部：90° 屈曲，重量均匀分布于臀部两侧；上肢：放在一张可调节桌上，上置一枕头。

2）运动治疗：根据患者功能障碍的不同分期，指导患者尽早进行相应的康复训练，包括主被动活动训练，患肢肌力、肌张力恢复训练，控制痉挛和异常模式训练，促进分离运动训练，患肢负重训练，平衡训练，步态纠正，耐力训练等。

3）作业治疗：根据患者功能障碍的不同分期，诱发及改善患者上肢残存功能及手功能训练，利用辅助用具，提高患者日常生活能力。

4）言语训练：对存在言语障碍的患者进行言语训练，包括感觉促进训练、呼吸训练、构音肌群相关功能训练，听理解训练、复述命名表达训练等。

5）吞咽功能训练：对存在吞咽功能障碍的患者，根据其功能障碍进行相应治疗，包括吞咽治疗仪、呼吸训练、感觉促进训练、吞咽肌功能训练、进食训练等。

6）认知训练：对存在认知功能障碍的患者进行认知训练，包括记忆训练、智力训练、数字计算能力、观察力训练等。

（十四）基层筛查

1. 基本信息收集　调查人员收集有关受试者的基本信息，包括姓名，年龄，性别，家庭住址，联系电话和身份证号码。筛查方式分四种：①以打电话预约方式，预约辖区居民到本社区中心进行面对面评分筛查；②老年体检人员筛查；③门诊随机筛查；④全科团队下社区服务筛查。以①②为主，③④为辅。

2. 依据"中风危险评分卡"进行体格检查和问卷登记。

（1）体格检查：包括身高、体重、腰围、体重指数（BMI）、血压、脉搏、心率。

（2）建立"中风危险评分卡"：高血压；高脂血症；糖尿病；吸烟：吸烟量≥1 支/d×1 年；心房颤动：既往心电图明确诊断房颤病史；体重：超重或肥胖（BMI≥24kg/m²）；运动：运动每周≤3 次，每次≤30 分钟；脑卒中家族史：三代直系亲属中有中风史的人。

高危：存在 3 项及以上上述危险因素；既往有脑卒中（中风）病史；既往有短暂性脑缺血发作病史。满足上述 3 个条件中任意一条即为高危人群。

中危：有高血压、糖尿病、心房颤动之一者。

低危：其余人群为低危。

（十五）基层预防管理

1. 社区人群健康教育　根据社区特点，利用各种渠道（如健康教育画廊、专栏、壁报、广播、录像等），有针对性地开展健康教育讲座，内容包括：什么是中风、中风的早期症状、中风的危害、治疗方案、非药物治疗、药物的使用、康复训练等，提高对脑卒中及其危险因素的认识和健康意识。

2. 健康行为指导　对社区的不同目标人群，提供相应的健康行为指导。针对不同危险因素人群定期举办健康教育讲座，制定个性化的健康教育处方，包括饮食指导、运动处方、生活方式干预等。

3. 危险因素干预　社区卫生服务中心应根据卒中干预的风险因素，通过控制血压、血糖、血脂，改善生活方式和减轻体重来管理高危人群。

4. 脑卒中的转诊　与上级三甲医院建立双向转诊合作机制。对怀疑急性脑血管病、颈部血管重度狭窄、颈血管溃疡斑块和颈血管易损斑块患者应及时转入上级医院进一步治疗，为患者赢得抢救治疗时机，最大限度地提高治愈率，减少致残率和死亡率。患者病情稳定后，应转到社区卫生服务机构，进一步康复治疗、随访干预。

（十六）基层随访管理

与专家讨论制定"脑卒中危险因素干预随访记录表"。对于所有的脑卒中筛查人群，展开随访管理。按照脑卒中危险因素筛查结果分组，随访内容和频率按照分组情况进行，随访一年后对脑卒中人群管理效果进行评估。

三、案例小结

在社区全科门诊中经常会遇到高血压、糖尿病、高脂血症等具有脑卒中危险因素的患者，可能并未引起患者、家属甚至医生的重视，常常配药回去服用，没有进行有效的随访管理。有时会因危险因素控制不佳，导致出现严重的并发症。此例患者行走不稳伴言语含糊1周，加重2天，全科医生接诊后对其进行了生理、心理、社会方面的综合评估，分析其存在的危险因素及合并症情况。此例患者因就诊时已过溶栓时间窗，但目前生命体征不平稳，病情还在进展，神经缺损症状还在加重，故在进行非药物治疗的同时，转诊上级专科医院。上级医院头颅MRI回示：①脑内多发脑梗死灶（急性期）；②左侧侧脑室旁腔隙灶；③海马未见萎缩。经过中西医结合治疗，病情稳定后转回社区纳入脑卒中规范管理，继续康复治疗，实现了协调性、连续性照顾，体现了全科医疗对患者社区康复以及二级预防的重要性。

在全科门诊中脑卒中后遗症和具有脑卒中危险因素的患者众多，全科医生可以应用中西医结合的方法改善患者的症状和体征，严格控制脑卒中的危险因素，减少脑卒中的发生率。脑卒中急性发作的患者就诊时，全科医生需要第一时间诊断，并且转诊上级医院，争取宝贵的治疗和抢救时间，发挥全科医生的关键作用。

Management of Stroke Disease(Cerebral Infarction)by General Practice of Integrated Chinese and Western medicine

I. SOAP medical record

Wu, male, 43 years old, Han nationality, married, junior college, company employee.

1. Subjective data

Chief complaints: Unsteady walking with slurred speech for 1 week, aggravated for 2 days.

Symptoms: 1 week ago, without obvious triggers, the patient showed intermittent unsteady walking, with slurred speech, the right side of the limb weakness, obvious in the morning, and relief after lasting 1-2 hours. At that time, he did not pay attention to it. 2 days ago, the symptoms were consciously aggravated, the duration of the symptoms prolonged, there were clear conscious, no chest tightness and shortness of breath. Today he came to the outpatient for clinical consultation, an urgent head CT examination suggests a slight lacunar infarction in the basal ganglia area on both sides and the left paraventricular area. The patient showed clear mind, mental exhaustion, general appetite, poor sleep at night, foamy urine and normal stools.

The previous physical condition was average, and the patient had a history of hypertension for more than 2 months. The highest blood pressure had reached 200/90mmHg. The blood pressure maintains normal after taking Adalat 30mg bid, Clonidine 75μg q8h, Metoprolol 25mg qd for lowering blood pressure. He reported that blood pressure control was acceptable. The patient has suffered from type 2 diabetes for more than 20 years, with the treatment of NovoRapid 30, 10U in the morning and 8U in the evening hours for controlling blood glucose; as he has a history of diabetes nephropathy, he currently takes 4 tablets of compound a-ketoacid tablets, tid to protect renal function, Tolasemide 10mg qd to induce urination and remove swelling, and sodium bicarbonate 0.5g tid to correct acid-base balance; since he has a history of type 2 diabetes peripheral vascular disease, at present, he takes atorvastatin calcium, 20mg every night for lowering blood lipid, and Clopidogrel Hydrogen Sulphate Tablets, 75mg qd for antiplatelet aggregation. He has a history of hypoproteinemia, but denies other major medical conditions such as heart disease, denies any histories such as drug and food allergies, surgery, infectious diseases such as hepatitis and tuberculosis, and he has family history of diabetes mellitus (parents).

2. Objective information

(1) Physical examination

T: 36.1℃, P: 84 beats/min, R: 19 beats/min, BP: 167/108mmHg. The patient has a clear mind and fair spirit, normal judgement and comprehension. He has also normal orientation in time, person and space, normal memory, vague speech, pharyngeal reflexes, tangential answers. Both eyes move freely, both pupils are equal in size and roundness and with a diameter of approximately 2.5mm, sensitive to direct and indirect light reflex. The forehead lines are symmetrical, left corner of mouth is low. His tongue extension is in center, uvula in center, pharyngeal reflex is presence. The neck is soft without obvious resistance, the trachea is in the middle, the thyroid glands are not enlarged, the respiratory sounds of both lungs are clear, dry and wet rhonchi are not heard, the heart rhythms are arrhythmic, no pathological murmur is heard. The abdomen is soft, there is no pressure, the liver and the spleen are not found in the subcostal area, there is no rebound pain, there is no myalgia and the lower extremities are edematous. Proximal muscle strength of the right upper limb is grade 3, distal muscle strength of the right upper limb is grade 1, muscle strength of the right lower limb is grade 3, muscle strength of the left limb was normal, tendon reflexes of the four limbs are normal (++), Babinski sign on the right side is suspiciously positive, and nociception of the right limb is reduced. The tongue is dark red, the coating is white and greasy, the pulse is stringy and slippery. the NIHSS score is 5 points, and the pudding water test is grade 1.

(2) Four Diagnoses of Chinese Medicine

Observation: obese body, grey face, mild swelling of the lower limbs, dark red tongue, white greasy coating.

Smelling: no odor.

Pulse checking: stringy and slippery.

(3) Auxiliary examinations

Blood routine (including CRP), rapid CRP 3.0mg/L, white blood cell count (WBC) 8.93×10^9/L, neutrophil (%) 77.6%, lymphocyte (%) 15.8%, red blood cell count (RBC) 4.37×10^{12}/L, hemoglobin (Hb) 119g/L, mean red blood cell volume(MCV)84.0fl, Platelet count (PLT) 344×10^9/L.

Coagulation set Fibrinogen (Fib) 6.65g/L, D-dimer (DD) 1.33mg/L.

24-hour urine nitrogen + serum cystatin measurement + 24-hour protein quantification + CCR: 24-hour protein quantification 22.14g/24h, blood creatinine 243.1μmol/L, serum albumin 20.3g/L, serum urea 15.6mmol/L, cystatin-C 3.35mg/L, endogenous creatinine clearance 20.4ml/min, glomerular filtration rate(EPI)27.2ml/min, glomerular filtration rate (MDRD) 21.0ml/min.

Cranial CT: A small amount of lacunar infarction in the basal ganglia area on both sides and the left paraventricular area is considered. Please combine with clinical practice and suggest MR examination.

3. Problem Evaluation

(1) Current diagnosis

1) Traditional Chinese Medicine Diagnosis: Wind Stroke with the type of invading meridians is characterized by wind phlegm blocking the meridians.

2) Western medicine diagnosis: ①Cerebral infarction; ②Type 2 diabetes diabetes nephropathy phase V; ③Hypertension level 3; ④Hypoalbuminemia.

3) Diagnostic basis: The patient is a middle-aged male with a weak physique and a long history of chronic diseases. It is now induced by overwork and is mainly characterized by poor movement of the right limb and vague speech. According to the patient's clinical manifestations, medical history and previous examination results, the diagnosis of cerebral infarction type 2 diabetes, diabetes nephropathy, stage V hypertension, grade 3 hypoproteinemia was clear.

The diagnosis in Traditional Chinese medicine is stroke-obstruction of the meridians by wind and phlegm. The patient is usually weak in the spleen and stomach, unable to transport water, grains, and fluids due to spleen deficiency, resulting in phlegm accumulation. Liver and kidney are deficient, water fails to contain wood, so the liver wind moves internally, the wind and phlegm block the meridians and channels, and the circulation of qi and blood is blocked, and the muscles and vessels of the limbs lose their moistening and nourishment. As a result, this disease occurs. Combined with red tongue coating, white and greasy coating, stringy and slippery pulse, it is identified as stroke with the syndrome of wind and phlegm blocking collaterals; the disease is located in the brain, and its nature is a mixture of deficiency and excess.

(2) Current health problems

1) Risk factors: middle-aged male with family history of diabetes, smoking, sedentary lifestyle, hypertension, type 2 diabetes, diabetic nephropathy, hyperlipidemia and other risk factors. At present, it is necessary to actively control risk factors and secondary prevention to avoid recurrence of cardiovascular and cerebrovascular accidents.

2) At present, the patient is still in the acute stage, with elevated blood pressure, unstable disease control, which may lead to further progression of neurological deficits.

3) The patient with diabetes nephropathy in phase V may have renal failure at any time and needs hemodialysis treatment. Cervical cerebral vascular CTA examination may not be possible.

4) The patient is middle-aged, can follow the instructions of medical staff, cooperate with the treatment, and has strong subjective initiative, and has good rehabilitation effects on limb function.

4. Problem management

(1) Diagnostic plan

1) Monitor changes in consciousness, speech, and body function.

2) Improve 24-hour dynamic blood pressure, 24-hour dynamic electrocardiogram, echocardiography,

and CTA of cervical and cerebral vessels and other examinations.

3) It is recommended to transfer to a specialized department of neurology for medical treatment, and a clear diagnosis can be made using cranial magnetic resonance imaging.

4) Regularly review indicators such as blood sugar, blood lipids, liver function, and kidney function. (After applying lipid-lowering therapy, whether the patient's blood lipid control meets the standard, and monitor liver function, creatine kinase, electrolytes, etc.).

(2) Treatment plan

1) Non-pharmacological treatment

① Dietetic therapy: Eat a low salt and low-fat diabetes diet. Each time you eat, you should not be too full. Eat more foods rich in cellulose and vitamins, and eat less fruits and other foods with high sugar content.

② Exercise therapy: After the patient's vital signs are stable, the symptoms of neurological deficits no longer progress, and the condition stabilizes, they can start sitting balance training, depending on the recovery of muscle strength. Later, the lower limbs can stand up, hand function training, and so on.

③ Quitting smoking: One of the risk factors for stroke is due to smoking, immediate cessation of smoking is necessary.

④ Psychological guidance: The patient is middle-aged, has a sudden stroke, and has enormous psychological pressure. Psychological counseling should be provided to them, and they should be advised to actively cooperate with the treatment plan.

⑤ Acupuncture treatment

Scalps needle: motor area, sensory area, foot movement area.

Body acupuncture: Fengchi (GB20), Quchi (LI11), Hegu (LI4), Shousanli (LI10), Yanglingquan (GB34), Zusanli (ST36), Sanyinjiao (SP6), Ashi point, Fenglong (ST40), Taichong (LR3), Gongsun (SP4).

The above acupoints require routine acupuncture.

2) Medication treatment

① Traditional Chinese Medicine Treatment

Treatment principle: removing phlegm, expelling wind, and unblocking collaterals.

Chinese medicine: Modification of Banxia Baizhu Tianma Decoction.Zhi Banxia 9g, Baizhu 10g, Tianma 9g, Fuling 15g, Juhong 10g, Zhi Gancao 6g.

② Western Medicine Treatment

The patient's D-dimer level is relatively high, and the condition is currently progressing compared to before. Today, we will add 4,000U ih q12h to anticoagulant therapy with enoxaparin sodium; 75mg, po qd of clopidogrel bisulfate for anti-platelet aggregation, 25mg, po bid of butylohthalide to improve collateral circulation, 40mg, po qn of atorvastatin calcium for enhanced lipid-lowering, 10U of insulin aspart 30 in the morning and 8U of insulin aspart 30 in the evening to control blood sugar, 1 capsule po tid of compound amino acid capsules for supplementation of necessary amino acids, and 4 tablets po tid of compound α-ketoacid for protection of renal function. 0.5g po tid of sodium bicarbonate tablets for alkalization of urine, 75μm po qn of clonidine for 8 hours, and 30mg po bid of Adalat, 47.5mg po qd of Metoprolol sustained-release for blood pressure reduction, Tolasemide 10mg po qd for diuresis and swelling reduction, Thrombosis unblocking needle 300mg ivgtt qd for intravenous infusion for promoting blood circulation and unblocking pulse.

(3) Psycho-social intervention

The patient is currently suffering from a post-stroke depression, accompanied by emotional anxiety and tension, unable to face the reality of severe disability caused by the condition, and worried that he will not be able to return to society or work. Timely psychological counseling should be provided to improve the patient's mental and psychological state, eliminate unnecessary mental burden and stress, and if necessary, combine with antidepressant medication treatment to help the patient and his family understand the causes of stroke, its harm to the body, the use of commonly used drugs, secondary prevention, and how to carry out community rehabilitation knowledge, eliminate the patient's depressive mentality, reduce unnecessary psychological pressure, and actively cooperate with the formulated treatment plan, receive specialized treatment.

(4) Family intervention

The patient is not very old and has a strong desire for rehabilitation. He can fully understand the guidance and suggestions of a general practitioner and cooperate with treatment; the patient with post-stroke depression is prone to emotional fluctuations and often form internal family arguments; general practitioner should pay attention to providing disease-related health education to patient's family while treating the patient, and provide the patient with spiritual encouragement and support. The family is instructed to understand the conditions of depressive state after stroke, understand the patient's emotional fluctuations, and reduce arguments with the patient. Provide the patient with maximum tolerance and understanding, and help him recover from the illness.

(5) Coordinated and continuous care provided by Integrated Chinese and Western medicine GPs

The patient suddenly suffered from poor movement of the right limbs and vague speech, and had a history of hypertension, diabetes mellitus, and hyperlipidemia, which was highly suspected to be the onset of stroke. The patient experienced right limb weakness a week ago, which relieved within 1-2 hours. The patient did not take it seriously, and it is preliminarily speculated that it was a transient ischemic attack at that time. Two days ago, the patient experienced right limb weakness again with vague language, but it cannot be relieved. The thrombolysis time window has already passed during the visit. To clarify the diagnosis and understand the severity of the lesion, the patient was recommended by a general practitioner to be transferred to the neurology department of a tertiary hospital for hospitalization. Three months after stroke, upon discharge, blood glucose, blood lipids, and liver function were basically normal, with a significant increase in renal function creatinine. Regularly monitor blood pressure, blood sugar, blood lipids, liver function, muscle enzymes, kidney function, etc.

He was transferred back to the community health service station for regular follow-up consultations and medication preparation, and continued community rehabilitation treatment. The patient was included in the community standardized management of stroke.

The patient has a weak physique, with multiple chronic diseases such as hypertension, type 2 diabetes, hyperlipidemia and other chronic diseases. Atherosclerosis is the main cause of stroke. After the patient's condition stabilizes, he can receive Chinese medicine treatment at the community health service center outpatient clinic. By using traditional Chinese medicine to quench wind, expel phlegm, and nourish the liver and kidney, as well as psychological counseling and community rehabilitation. The patient can further recover his limb function. At the same time, secondary prevention is strengthened to reduce the risk of accidental recurrence of cardiovascular and cerebrovascular diseases.

【课后思考题】

1. 脑卒中的危险因素有哪些?
2. 脑卒中的二级预防是什么?
3. 脑卒中的中医病因有哪些?
4. 如何运用中医辨证治疗中风病?
5. 如何判定脑卒中的双向转诊时机?

附录

社区中医适宜技术

第一节　针刺类技术

针刺法,又名针法、刺法,是在中医理论指导下,利用金属制成的针,刺激人体一定的穴位或部位,激发经络之气,以疏通经络、行气活血、调和阴阳、调整脏腑功能,达到扶正祛邪、防治疾病的目的。临床上常用的针刺类技术有毫针刺法、皮肤针法、皮内针法等。

一、毫针刺法

(一)适用范围

毫针刺法的应用范围很广,能治疗内、外、妇、儿等各科病证,尤其是各种痛证,如头痛、胁痛、胃脘痛、腹痛、腰痛、痛经、咽喉肿痛等,效果迅速而显著。

(二)毫针的结构、规格

1. 毫针的结构　大多由不锈钢丝制成,也有用金、银或合金制成的。毫针由针尖、针身、针根、针柄、针尾 5 个部分构成(图附-1)。针身的尖端锋锐部分称为针尖,又称针芒,是刺入穴位的关键部位;针尖与针柄间的主体部分称为针身,又称针体,是刺入穴内的主要部分,针身的长度因针刺深度的不同而有多种规格;针身与针柄的分界部分称为针根,为测量针身长度的极限,也是刺入深度与提插幅度的标志;针根至针尾的部分,用金属丝或铜丝缠绕,呈螺旋状或圆筒状称为针柄,是持针、运针、温针的部位;针柄的末梢部分称为针尾,又名针顶,可作捻转角度的标志。

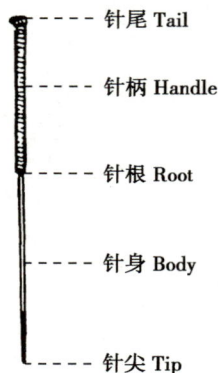

2. 毫针的规格　主要以针身的直径和长度加以区别。临床上以粗细为28~30 号(0.32~0.38mm),长短为 1~3 寸(25~75mm)者最常用。

针尾 Tail

针柄 Handle

针根 Root

针身 Body

针尖 Tip

图附-1　毫针构成

(三)操作方法

1. 进针法　右手(进针手)称"刺手",左手(辅助手)称"押手"。

(1)单手进针法:只用刺手将针刺入穴位的方法。以右手拇指、食指夹持针柄,中指指端靠近穴位,指腹抵住针身下端,当拇、食指向下用力时,中指随之屈曲,针尖迅速刺透皮肤。

（2）双手进针法：是指刺手与押手相互配合将针刺入的方法。①指切进针法：以左手拇指或食指的指甲端切按在穴位旁，右手持针，紧靠左手指甲，将针刺入皮肤。多适用于短针的进针，临床最常用（图附-2）。②夹持进针法：以左手拇、食二指夹持消毒干棉球，夹住针身下端，将针尖对准所刺穴位，右手捻动针柄，三指同时用力，将针刺入。适用于长针的进针（图附-3）。③提捏进针法：以左手拇、食二指将针刺部位的皮肤捏起，右手持针从捏起部的上端将针刺入。适用于皮肉浅薄部位的进针（图附-4）。④舒张进针法：以左手拇、食二指将针刺部位的皮肤向两侧撑开绷紧，右手将针从左手拇、食二指的中间刺入。适用于皮肤松弛或有褶皱部位（如腹部）的进针（图附-5）。

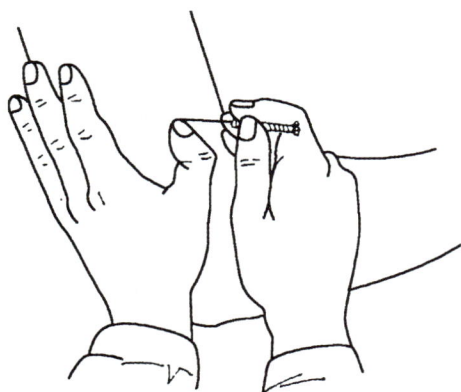

图附-2　指切进针法

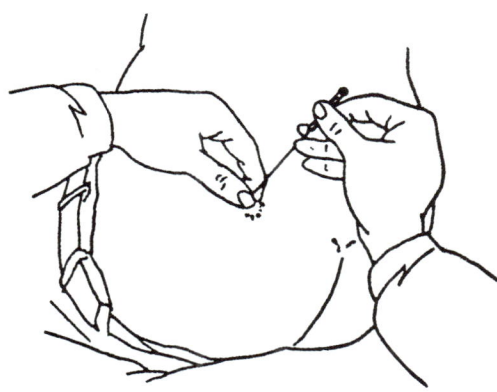

图附-3　夹持进针法

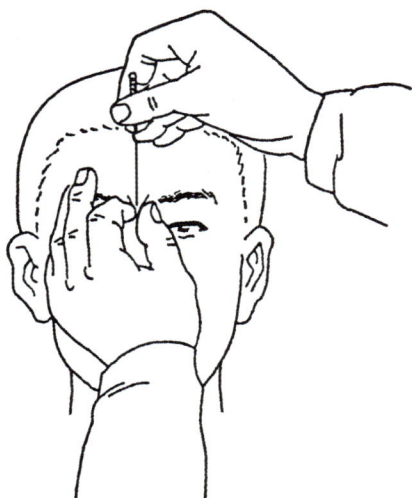

图附-4　提捏进针法

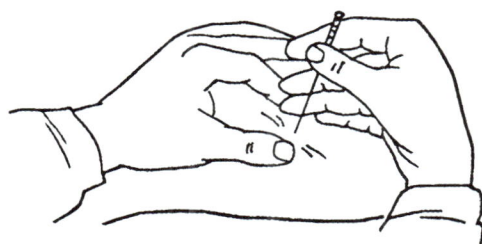

图附-5　舒张进针法

2. 针刺的角度、方向和深度

（1）针刺的角度（图附-6）：是指进针时针身与所刺部位皮肤表面形成的夹角，主要依腧穴所在部位的解剖特点和治疗要求而定。①直刺：针身与皮肤成90°角，垂直刺入，适用于人体大部分腧穴，可深刺或浅刺，尤其是肌肉丰厚的腰、臀、腹、四肢部位的腧穴。②斜刺：针身与皮肤成45°角，倾

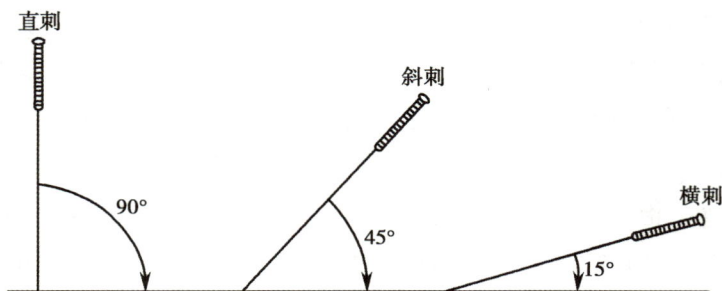

图附-6 针刺角度

斜刺入,适用于骨骼边缘的腧穴,或内有重要脏器不宜深刺部位的腧穴。③横刺:又称平刺或沿皮刺。针身与皮肤成 15°角,横向刺入,适用于皮肤特别浅薄的腧穴。

(2)针刺的方向:是指进针时和进针后针尖所朝的方向,简称针向。一般根据经脉循行方向、腧穴部位特点和欲刺达的组织结构、病变部位等情况而确定。有时为使针感到达病所,可将针尖方向对准病痛部位。

(3)针刺的深度:是指针身刺入腧穴部位的深浅程度。一般以既有针感又不伤及重要脏器为原则。

3. 行针手法与得气

(1)行针:又名"运针",是指进针后为了使患者产生针刺感应而施行的各种针刺手法。基本手法有两种。①提插法:就是提针与插针的结合应用,即针尖刺入腧穴一定深度后,施行上下进退的操作方法。②捻转法:是将针刺入腧穴一定深度后,用拇指与食指、中指夹持针柄作一前一后、左右交替旋转捻动的动作。

(2)针感:又称"得气",是指针刺入腧穴后,针刺部位产生的酸、胀、重、麻等感觉,并从局部向一定方向传导,以及医者针下的沉紧感。

4. 针刺补泻手法 补法泛指能激发人体正气,使低下的功能恢复旺盛的方法;泻法泛指能祛除病邪,使亢进的功能恢复正常的方法。补泻效果的产生主要取决于机体的功能状态、腧穴的特性、针刺的手法。针刺手法是产生补泻作用的主要手段,一般轻刺激量为补,重刺激量为泻,中等刺激量为平补平泻。

(1)补法:进针慢而浅,提插、捻转幅度小,频率慢,用力轻,留针后不捻转,出针后多揉按针孔。多用于虚证。

(2)泻法:进针快而深,提插、捻转幅度大,频率快,用力重,留针时间长,并反复捻转,出针后不揉按针孔。多用于实证。

(3)平补平泻:进针深浅适中,采用均匀的提插、捻转,幅度、频率中等,进针、出针用力均匀。适用于一般患者。

5. 留针与出针

(1)留针:使针留置穴内一定时间称为留针。目的是加强针刺持续作用和便于继续行针。一般留针时间为 10~20 分钟。对一些疼痛性、痉挛性疾病,须增加留针时间,可延长至 1 小时至数小时,并间歇予以行针,保持一定刺激量,以增强疗效。

(2)出针:用左手持无菌干棉球按住针孔周围皮肤,右手持针柄轻微捻针,缓缓退至皮下,然后迅速拔出。

（四）针刺意外的预防与处理

1. 晕针　是指在针刺过程中，患者出现头晕目眩，面色苍白，胸闷心慌，恶心，甚至四肢厥冷，出冷汗，脉搏微弱或神志昏迷，血压下降，大便失禁等晕厥现象。

（1）原因：多见于初次接受治疗的患者，可因精神紧张，体质虚弱，过度劳累、饥饿空腹，或大汗、大泻、大失血后等；也可因体位不适，或医者手法过重，刺激量过大而引起。

（2）处理：立即停止针刺，将针全部取出，扶持患者平卧；头部放低，松开衣带，注意保暖。轻者静卧片刻，给饮温开水或糖水后，即可恢复。如已发生晕厥，用指掐或针刺急救穴，如人中、素髎、内关、足三里，灸百会、关元、气海、神阙等穴，必要时可配合现代急救措施。

（3）预防：对初次接受针治者，要做好解释工作，解除恐惧、紧张心理。正确选取舒适持久的体位，尽量采用卧位；对劳累、饥饿、大渴的患者，应嘱其休息、进食、饮水后再予针刺。选穴宜少，手法要轻。针刺过程中，应随时注意观察患者的神态，询问其感觉，一旦有头晕心慌时应停止操作或起针，让患者卧床休息。此外，应注意室内空气流通，消除过热、过冷等因素。

2. 滞针　是指在针刺入穴位后，医者感觉针下涩滞，捻转、提插、出针时均感困难，而患者则感觉疼痛的现象。

（1）原因：患者精神紧张，针刺后局部肌肉强烈挛缩，或因行针时捻转角度过大过快和持续单向捻转等，而致肌纤维缠绕针身所致。

（2）处理：嘱患者消除紧张，医者揉按穴位四周，或弹动针柄，使局部肌肉放松。如仍不能放松时，可在附近再刺一针，以缓解痉挛，将针起出。若因单向捻针而致者，需反向将针捻回。

（3）预防：对精神紧张及初诊者，应先做好解释工作，消除顾虑。行针手法宜轻巧，捻转角度不宜过大过快，避免连续单向捻转。

3. 弯针　是指进针时或将针刺入腧穴后，针身在体内发生弯曲的现象。

（1）原因：进针手法不熟练，用力过猛过快；或针下碰到坚硬组织；或因患者在留针过程中改变了体位；或因针柄受外力碰撞等。

（2）处理：发生弯针后，切记不可用力捻转、提插。如针身轻度弯曲，应顺着针弯曲的方向将针慢慢退出；若患者体位改变，则应嘱患者恢复原来的体位，使局部肌肉放松，再行退针。

（3）预防：医者取穴要准确，手法要熟练，指力要轻巧。患者的体位要舒适，留针期间不得随意变动体位。针刺部位和针柄不得受外物碰压。

4. 断针　是指针刺过程中，针身折断残留于患者体内。

（1）原因：由于针具质量差，或针身、针根有剥蚀损伤；或针刺时将针身全部刺入腧穴内，行针时强力提插、捻转，局部肌肉猛烈挛缩；或留针时患者体位改变；或遇弯针、滞针未及时正确处理，并强力抽拔。

（2）处理：嘱患者不要惊慌，保持原有体位，以免残端向深层陷入。若断针尚有部分露于皮肤之外，可用镊子或血管钳拔出。若断端与皮肤相平，可轻轻下压周围组织，使针体显露，再拔。若折断部分全部没入皮下，应在 X 线下定位，手术取出。

（3）预防：针前仔细检查针具，不符合要求者剔除不用；针身不可全部刺入；针刺时，动作宜轻巧，不可过猛过强的捻转、提插；针刺和留针时患者不能随意更换体位；遇有弯针、滞针时，应及时正确处理。

5. 血肿　是指针刺部位出现的皮下出血而引起肿胀疼痛,继而皮肤呈现青紫或肿起。

(1)原因:针尖弯曲带钩,使皮肉受损,或刺伤血管所致。

(2)处理:若微量的皮下出血而出现小块青紫时,一般不必处理,可自行消退。若局部肿胀疼痛较剧,青紫面积大而且影响活动功能时,可先作冷敷止血后,再做热敷或局部轻轻揉按,促使瘀血消散吸收。

(3)预防:仔细检查针具,熟悉人体解剖部位,针刺时避开血管;出针时立即用消毒干棉球揉按压迫针孔。对容易出血的穴位如太阳、百会、合谷等,出针时应按压较长时间。

6. 针刺引起创伤性气胸　指针刺时刺伤胸膜及肺脏,使空气进入胸膜腔发生的异常情况,症状表现为胸闷、胸痛、咳嗽,重则呼吸困难、面色苍白、发绀、晕厥等,处理不当可造成死亡。

(1)原因:凡胸背部或锁骨上窝附近,针刺过深或角度不当,刺穿了胸腔和肺组织,气体积聚于胸腔导致创伤性气胸。

(2)处理:一旦发生气胸后,应立即起针,让患者半坐卧位休息;医生要密切观察生命体征,随时对症处理,如吸氧、输液,必要时行胸腔穿刺抽气。

(3)预防:凡是胸背部或锁骨上窝腧穴均应浅刺或斜刺,切忌刺入过深。

(五)注意事项

1. 患者在饥饿、疲劳、精神高度紧张时,不宜立即进行针刺;体弱者(身体瘦弱、气血亏虚)不宜用强刺激。

2. 孕妇、妇女行经期尽量不采用针刺法。妇女怀孕3个月以内者,不宜刺小腹部的腧穴。

3. 针刺时尽量取卧位,进针后立即盖好衣被,以防感冒。

4. 针刺时皮肤有感染、溃疡、瘢痕、肿瘤部位等应避开;有自发出血倾向者不宜针刺。

5. 对胸、胁、腰、背脏腑所居之处的腧穴,以及眼区、项部、脊椎部的腧穴应严格掌握进针的深度、角度,以防止事故的发生。

6. 针刺过程中应随时观察患者全身状态,有无不良反应。

二、皮肤针疗法

皮肤针又称"梅花针""七星针",是用多支短针组成的,用来叩刺人体一定部位或穴位的一种针具。皮肤针疗法也是一种外治疗法。

(一)适用范围

本疗法多用于各种痛证(如头痛、胁痛、腰痛、背痛、痛经等)、失眠、高血压、感冒、咳嗽、慢性胃肠病、斑秃、顽癣等。

(二)操作方法

1. 持针方法　以右手拇指、中指、无名指握住针柄,食指伸直按住针柄中段。

2. 叩刺方法　将皮肤消毒后,针头对准叩刺部位,利用腕关节的弹力,使针尖叩刺皮肤后,立即弹起,如此反复进行数十次。注意针尖与皮肤必须垂直,弹刺要准确,强度均匀。根据患者病情的不同,选择不同的刺激部位和刺激强度。

3. 叩刺强度　根据患者的体质、年龄、病情、叩刺的部位,采用轻、中、重3种强度。

（1）轻度刺激：用较轻腕力叩刺，皮肤仅现潮红、充血，无疼痛感。适用于老弱妇儿，虚证、久病者，以及头面部。

（2）中度刺激：叩打部位皮肤潮红，出现丘疹，患者稍觉疼痛。适用于一般患者和一般部位。

（3）重度刺激：用较重腕力叩刺，叩打部位皮肤明显潮红，并微出血为度，患者有疼痛感。适用于青壮年，实证患者，腰背肩臀大腿等肌肉丰厚部位。

（三）注意事项

1. 皮肤针应严格消毒；在叩刺前后，局部皮肤亦需消毒。

2. 注意检查针具，皮肤针必须平齐、无钩毛。

3. 叩刺时动作轻捷，针尖垂直向下，以免造成患者疼痛。

4. 局部有溃疡、破损、瘢痕者不宜使用本法，急性传染性疾病和急腹症不使用本法。

三、皮内针疗法

皮内针疗法是用特制的小型针具固定于腧穴部位的皮内或皮下，作较长时间留针的一种方法，又称"埋针法"。针刺入皮肤后，给皮肤以弱而长时间的刺激，可调整经络脏腑功能，达到防治疾病的目的。

皮内针的针具有两种，分别称为颗粒形皮内针和揿钉形（又称图钉形，针柄呈环形）皮内针。

（一）适用范围

多用于经常发作的疼痛性疾病，如神经性头痛、偏头痛、胃痛、胆绞痛、痛经等；还可用于某些慢性疾病，如神经衰弱、高血压、哮喘、月经不调、遗尿、痹证等。

（二）操作方法

常规消毒局部皮肤。

1. 颗粒形皮内针　用镊子夹住针柄，对准腧穴，沿经络走向横向刺入 0.5~0.8cm，用胶布顺着针身进入的方向将留在皮外的针柄固定。

2. 揿钉形皮内针　用镊子夹住针圈，针尖对准腧穴直接揿入，然后将留在皮肤上的环形针柄用胶布固定，也可将针圈贴在小块胶布上，手执胶布直压揿入所刺穴位。

根据病情决定留针时间的长短，一般 1~3 天，最长可达 7 天。夏天为防止感染，以 1~2 天为佳。留针期间，可每隔 3~4 小时用手按压埋针处 1~2 分钟，以加强刺激，提高疗效。

（三）注意事项

1. 注意选择适宜的埋针部位。关节附近、皮肤瘢痕处、胸腹部等部位，一般不宜埋针。

2. 埋针后，如患者感觉疼痛或妨碍肢体活动时，应将针取出，改选穴位重埋。

3. 严格无菌技术，埋针后针处不可浸水，夏季埋针时间不应过长，以防感染。

Appendix:

Community TCM Appropriate Techniques

Section 1 Acupuncture Technique

I. Filiform Needling

1. Indications

The filiform needling has a wide range of applications in internal medicine, surgical diseases, gynecology, pediatrics, ophthalmology, and otorhinolaryngology, especially for various pain syndromes, such as headache, toothache, and sore throat, rib-side pain, stomachache, abdominal pain, lumbar pain, dysmenorrhea, which are treated with rapid and remarkable effectiveness.

Acupuncture is a kind of therapy by needling and puncturing. It is under the guidance of TCM fundamental theories. The needle of the acupuncture is made of metal and inserted into a particular acupoint in the human body, which can stimulate the qi of channel and collateral to obtain the effectiveness of dredging channels and collaterals, moving qi and invigorating blood, harmonizing yin-yang, and regulating zang-fu organ functions, ultimately resulting in reinforcing healthy qi and expelling pathogens and preventing diseases. The commonly used methods of acupuncture in clinic include filiform needling, dermal needling, intradermal needling, etc.

2. The Structure, Specifications of Filiform Needle

(1) Structure of Filiform Needle

The filiform needles are mostly made of stainless wire, but also gold, silver, or alloy. A filiform needle consists of 5 parts, namely a needle tip, a needle body, a needle root, a needle handle, and a needle tail. The needle tip is the sharp part of the needle body, which is the key part to be inserted into the acupoint. The needle body is the primary part to be inserted between the needle tip and the handle. The length of the needle body has different specifications due to the different depths of the needle inserted into the skin. The needle root is the border dividing the needle body and the handle, which can be observed on the depth of the needle body inserted and the range of lifting and thrusting. The needle handle, from the needle root to the tail, wound with metal or copper wire, shaped in a spiral or cylindrical way, is the part where the practitioner holds and manipulates, as well as the location for fixing the moxa to warm the needle. The end of the needle handle is the needle tail, which can indicate the twirling angle.

(2) Specifications of Filiform Needle

The specification of the filiform needle varies on the diameter and length of the needle body. The most commonly used needles in clinic are those with a thickness at No. 28-30 (0.32-0.38mm) and a length of 1-3*cun* (25-75mm).

3. Operation Methods

(1) Methods of Needle Insertion

The right hand is called the "needling hand", while the left hand is the "pressing hand".

1) Single-handed needle insertion: This method requires inserting into the acupoint only with the needling hand. Hold the needle handle with the thumb and index finger of the right hand. The tip of the middle finger is close to the acupoint, while the middle finger-pulp supports the lower part of the needle body. When pushing down with the thumb and index finger, the middle finger flexes to make the needle tip quickly insert to the appropriate depth.

2) Double-handed needle insertion

① Fingernail-pressing needle insertion: The thumbnail or the index finger of the left-hand presses closely to the acupoint. The right hand holds and inserts the needle against the fingernail of the left hand. It is suitable for short needle insertion. This method is the most commonly used in clinic.

② Hand-grasping insertion: Grasp the lower part of the needle with a sterile dry cotton ball with the thumb and index finger of the left hand. Twirl the needle handle and insert it with three fingers of the right hand. It is suitable for insertion of long needle.

③ Skin-pinching needle insertion: Pinch the skin of the acupoint with the thumb and index finger of the left hand. Then insert the needle into the upper part of the pinched skin with the right hand. This method is applied for needle insertion at shallow parts of the skin.

④ Skin-stretching needle insertion: It is the opposite method compared to the skin-pinching needle insertion. Stretch the loose or wrinkled skin with the thumb and index fingers of the left hand. Then insert the needle into the skin stretched with the right hand. It is applied on areas where the skin is loose or wrinkled, like the abdomen.

(2) The Angle, Direction, and Depth of Needle Insertion

1) The angle of needle insertion: It refers to the angle between the needle body and the acupoint skin. It is determined by the anatomy and treatment requirement of the acupoints. It can be divided into three types:

① Perpendicular insertion: the angle of puncturing is vertical at 90 degrees between the skin and the needle body. It is suitable for most acupoints, especially in the waist, buttocks, abdomen, and limbs with thick muscles. The depth of perpendicular insertion can be deep or shallow.

② Oblique insertion: The angle of puncturing is oblique at 45 degrees between the skin and the needle body. It is suitable for acupoints at the edge of bones or those with important organs.

③ Transverse insertion: It is also called the subcutaneous insertion. The angle of the puncturing is along the skin at 15 degrees between the skin and needle body. It is suitable for some acupoints with shallow skin.

2) The direction of needle insertion: It refers to the direction of the needle tip when and after insertion. It is also called the direction of needle. It is generally determined by the direction of channels, the characteristics of acupoints, the structures and tissues of the needling inside, and the condition of the affected area. Sometimes, the needle tip is directly pointed to the affected area to obtain the needling sensation.

3) The depth of needle insertion: It refers to the depth of the acupoint where the needle body inserts. Generally, it is under the principle of getting the needling sensation and no injury to important organs.

(3) Needling Methods and Arrival of Qi

1) Needling: It's also called the needling manipulation, which refers to the various manipulations of needle insertion that enable the patient to feel the needling sensation. Two basic manipulations are included:

① Lifting and thrusting method: This manipulation is the combination method of lifting and thrusting the needle. The needle moves up and down after being inserted into a certain depth.

② Twirling method: the needle is manipulated by rotating and twisting alternately back and forth, left to right with the thumb, index finger, and middle finger holding on to the needle.

2) Needling sensation: it's also known as the arrival of qi, which refers to the sensation of soreness, distension, heaviness, and numbness at the site the needle inserted, transmitting from the local part to a particular direction. And the operator can feel the sensation of tightness with the needle.

(4) Method of Supplementation/ Drainage

The supplementation method means it can inspire the healthy qi and recover hypofunction vigorously. The drainage method means that it can eliminate the pathogenic factors and recover hyperfunction back to normal. The effectiveness of supplementation and drainage depends on the body function, the characteristics of acupoints, and the manipulation of acupuncture, among which the manipulation of acupuncture is the principal means. Generally, slight stimulation is supplementation; strong stimulation is drainage; moderate stimulation is even supplementation and drainage, also called even method.

1) Supplementing method: The needle inserting requires to be slow and shallow. The manipulation of lifting, thrusting and twirling should be slow and gentle. Do not twirl after needle retention. It's better to knead and press the acupoint often after removing the needle. It's commonly applied to the deficiency syndrome.

2) Drainage method: The needle inserting requires to be fast and deep. The manipulation of lifting, thrusting and twirling should be rapid and strong. The needle should be retained for a long while and twirled repeatedly. Do not press and massage the hole of acupoint after removing the needle. It's mostly applied to the excess syndrome.

3) Even supplementation and drainage(even method): The depth of needle insertion is moderate. The amplitude and the frequency of the lifting and thrusting, and twirling should be moderate. The manipulation of the needle insertion or removal should be at an even force. It's applied to general patients.

(5) Needle Retention and Needle Withdrawal

1) The needle retention: It means that the needle is retained in the acupoint for a particular time to strengthen the continuous effectiveness of acupuncture and make it possible to operate needling further. It generally lasts for 10-20min. For some painful and spastic diseases, it is necessary to prolong the needle retention from 1h to several hours with intermittent needling manipulation to maintain a certain amount of stimulation.

2) The needle withdrawal: Hold a sterile dry cotton ball in your left hand and press it around the acupoint. Then twirl the needle handle slightly with your right hand. Draw back the needle slowly to the subcutaneous tissues and remove it quickly.

4. Management and Prevention of Needling Accidents

(1) Needle Syncope

Needle Syncope refers to the phenomena that the patient may probably have some symptoms during the needle insertion, such as dizziness, pale complexion, chest oppression and flusteredness, nausea, even the reversal cold of the four limbs, cold sweating, weak pulse or coma, decreased blood pressure, fecal incontinence and so on.

1) Causes: It is often seen in patients who are having acupuncture treatment for the first time. It could be caused by mental tension, weak constitution, overwork, hunger, or being in a state of profuse sweating, profuse diarrhea, hemorrhage, and due to uncomfortable position, or excessive manipulation and stimulation during the needling.

2) Management: Stop acupuncture treatment immediately and remove the needles quickly. Let the patient lie on the bed with head down, loosen clothes and belt, and keep warm. If the patient is conscious, give some warm boiled water or some sugary water. If the patient has been in syncope, pinch or puncture some emergency acupoints, such as *shuǐ gōu* (GV26), *sù liáo* (GV25), *nèi guān* (PC6), *zú sān lǐ* (ST36), or *bǎi huì* (GV20), *guān yuán* (CV4), *qì hǎi* (CV6), etc. When the patient is still in a severe condition, it is necessary to cooperate with the modern first-aid measures.

3) Prevention: It needs to be explained to patients having acupuncture treatment for the first time to eliminate their fear and tension. Try to keep patients in a comfortable position. A supine position is recommended. Acupoints should be selected as fewer as possible with gentle manipulation. Those patients who are tired, hungry, and thirsty should be instructed to rest, eat and drink something before an acupuncture treatment. During the treatment, the patients should be paid more attention to observing their spirit state and asking about how they feel. Once the patient feels dizzy or flustered, the treatment should stop, and the needles should be removed immediately. Let the patient rest in bed. In addition, keep the room ventilated to avoid over coldness and overheat.

(2) Stagnated Needle

Stagnated needle is a phenomenon that the operator has a rough and tightening sense when twirling, lifting and thrusting, and removing the needle, while the patient feels painful.

1) Cause: It is due to the patient's nervousness that a severe muscle contraction is induced after needle insertion. Another reason is that the muscle fibers are entangled with the needle body due to the over-twirling angle, or continuous one-way twirling.

2) Management: The patient needs to ease the tension, and the operator can massage the muscles around the acupoints, or flick the needle handle to relax the local muscles. If the needle is still stagnated, insert another needle nearby to relieve spasms, then remove the stagnated needle. If it is caused by one-way twirling, the needle should be twirled back in the opposite direction.

3) Prevention: For patients who are nervous or come for the first visit, it's better to explain clearly to eliminate their anxiety in advance. It needs to avoid the tendon during the needle insertion. The manipulation should be gentle with the angle of twirling at a moderate range and speed. Avoid continuous one-way twirling.

(3) Needle Bending

Needle bending refers to the phenomenon that the needle body bends in the body when and after the needle insertion.

1) Cause: It usually occurs when the operator is unskilled, or the force exerted is to strong and rapid; or there are some hard tissues under the needle; or the patient changes the position during the needle retention; or the needle handle is impacted by the strong external force.

2) Management: Do not twirl, lift and thrust after the needle bends. The needle should be withdrawn slowly along the direction of the bending situation if it is due to slight bending of needle body. If it is due to a change of body posture, the patient should be instructed to go back to the original posture, which can relax the local muscles, and then remove the needle.

3) Prevention: The operator should select the acupoint accurately and be skilled in manipulation, the finger strength needs to be gentle. The patient is asked to have a comfortable posture and not to change the posture at will when the needle is retained. The needling area and needle handle should not be touched and pressed during the treatment.

(4) Needle Rupture

Needle rupture means the needle body is broken and remains in the body.

1) Cause: It is often caused by the following factors, such as the poor quality of the needle, the denudation between the needle body and root, contracture of local muscles violently when manipulating the needle forcefully after the whole needle body is inserted into the skin, the patient's changed posture during the needle retention, some accidents, like the needle bending and stagnated needle without being handled correctly and drawn with strong force.

2) Management: Ask the patient not to be in panic and keep the original posture to avoid the ruptured part going deeper inside. If the ruptured needle still has some part outside, it can be removed

with forceps or vascular forceps. If the ruptured part is flat with the skin, gently press down the surrounding tissue to expose the needle body, and then remove it. If the whole of the ruptured part is under the skin, it needs to be located via X-ray and removed surgically.

3) Prevention: Check the needle tools carefully before doing acupuncture and throw away the needles that don't meet the standards; the needle body can't be inserted totally; The manipulations of needling should be gentle and avoid excessive twirling, lifting and thrusting; the patient should not change the body position at will during needle insertion and retention; once the needle bending or needle stagnation happens, it should be handled in time.

(5) Hematoma

It refers to a phenomenon of swelling and pain caused by subcutaneous bleeding at the needling area, and consequently marked by cyanosis or swelling and local pain after the needle withdrawal.

1) Cause: The needle tip is curved with a hook, causing some damage to the muscles or blood vessels.

2) Management: If there is just a small amount of subcutaneous bleeding, it is no need to be treated and it can recover by itself. If the swelling and pain are severe and motion is restricted, a cold compress can be available to stop bleeding first, and then followed by a hot compress or massage the local gently to remove the blood stasis.

3) Prevention: Check the needle carefully, be familiar with the anatomy, and avoid blood vessels during acupuncture insertion; the manipulation of the acupuncture should not be too strong; advise the patient not to change the body position at will. Press the acupoint with a sterile dry cotton ball immediately when removing the needle. Some acupoints prone to bleeding, such as *tài yáng* (EX-HN5), *bǎi huì* (GV20), and *hé gǔ* (LI4) should be pressed longer when withdrawing the needle.

(6) Pneumothorax

It refers that the needle pricks the pleura and lungs, causing the air to enter the pleural cavity. The symptoms are chest tightness, chest pain, cough, dyspnea, pale complexion, cyanosis, syncope, etc., which can cause death if handled improperly.

1) Cause: If the depth or the angle of the needle inserted into the body is improper on the chest and back or supraclavicular fossa, it may cause traumatic pneumothorax.

2) Management: The needle should be withdrawn immediately once pneumothorax happens. Let the patient rest in bed or in a sitting-lying position. The doctor should pay close attention to observe the patient's vital signs and treat the symptoms through oxygen inhalation, infusion, and thoracic puncture and aspiration if necessary.

3) Prevention: All the acupoints on the chest and back or supraclavicular fossa require the shallow or oblique insertion, and do not insert too deep.

5. Precautions

(1) When the patient is hungry, tired, and extremely nervous, acupuncture treatment should stop immediately. It is not suitable to stimulate strongly for a weak constitution (thin body and deficiency of qi

and blood).

(2) Avoid acupuncture in pregnant or during the menstruation period. Women who are pregnant for less than 3 months should not be punctured on the lower abdomen.

(3) Try to select a lying position. Cover the clothes and quilt immediately to prevent a common cold after needling insertion.

(4) Needling insertion should be avoided on the skin with infections, ulcers, scars and tumors. It is not suitable for patients with a spontaneous bleeding tendency.

(5) For acupoints on the chest, rib-side, lumbar, and back where internal organs are nearby, as well as the area on the eyes, neck, and spine, be more careful about the needling depth and angle to prevent accidents.

(6) During the needling, the doctor should observe the patient's condition at any time to see if there are any adverse effects.

II. Dermal Needling

The dermal needle is also called "plum-blossom needle" and "seven-star needle", formed by multiple short stainless needles, which is for tapping and stabbing some particular parts or acupoints of the human body. The therapy of dermal needle is also a kind of external treatment.

1. Indications

It is extensively applied to treat the pain syndromes(such as headache, rib-side pain, lumbar pain, back pain, intercostal neuralgia, dysmenorrhea), insomnia, hypertension, common cold, cough, chronic gastrointestinal disease, alopecia areata, refractory tinea etc.

2. Operation Methods

(1) Needle Holding Method

Hold the needle handle with the thumb, middle finger, and ring finger of the right hand, press the middle of the handle with the index finger.

(2) Tapping Method

Tap the targeted skin after disinfection and bounce immediately with a gentle movement of the wrist. Repeat the operation for around ten times. During the manipulation, the needle tip must be perpendicular to the skin, with the wrist force in a quick and elastic movement. Different kinds of tapping intensities and areas should be operated according to the different conditions.

(3) Tapping Intensity

According to different constitution, age, condition, and tapping areas, there are three kinds of tapping intensities, namely the mild, moderate, and strong stimulation.

1) Mild stimulation: This stimulation is required to operate with the mild wrist force, the skin becomes flushed and congested without pain. It is indicated for the elderly and weak, women and children, deficiency syndromes, and chronic illnesses and applied on the parts of the head and face.

2) Moderate stimulation: This intensity often causes congestion with slight pain and possible

bleeding on the skin. It applies to general patients and most areas of the human body.

3) Strong stimulation: This strong force of intensity can be used, which causes flush and congestion with slight bleeding and some pain. It commonly applies to young adults, patients with excessive syndromes and acute conditions, and some areas full of thick muscles, such as the lumbar, back, shoulder, buttocks, legs, etc.

3. Precautions

(1) The dermal needle must be sterilized strictly before use. The targeted skin should be disinfected both before and after treatment.

(2) Check the tool and make sure that the dermal needle tip is flat, sharp, smooth, and free from any hooks.

(3) The dermal needling operation should be gentle and swift. The direction of the needle tip should be vertically downward to the skin to relieve pain.

(4) This dermal needling therapy is not allowed to apply to the location of ulcers, damages, and scars, nor is it applied to some acute epidemic diseases and acute abdominal pain.

III. Intradermal Needling

Intradermal needling, also called "needle embedment", is a therapy by embedding special tiny needles into the skin of acupoints for a long time, which can exert a weak and long-term stimulation to harmonize the functions of meridians and zang-fu organs for the purpose of treating and preventing diseases.

There are two types of intradermal needles, which are called the granular type and the press-pin type (also called pushpin type, the needle handle is annular) intradermal needle.

1. Indications

It is mainly used to treat pain diseases that often occur, such as neurological headache, migraine, toothache, trigeminal neuralgia, stomachache, biliary colic, dysmenorrhea, and also treat some chronic diseases, such as neurasthenia, hypertension, asthma, *bì* syndrome, irregular menstruation, enuresis, etc.

2. Operation Methods

Disinfect the local skin regularly.

(1) Granular Type

Clamp the needle handle with forceps and insert the needle into the disinfected point about 0.5-0.8cm deep in a transverse way along the direction of the channel. Then fix the external part of the needle handle outside the skin with the tape along the direction of the needle body.

(2) Pushpin Type

One way is to clamp the needle ring with forceps, insert the tip directly into the disinfected point, and then fix the needle handle outside the skin with the tape. The other way is to stick the needle ring on the tape, then embed it directly into the acupoint.

The period of the needle retention depends on different conditions. Generally, it can be retained for 1-3 days, at most 7 days, or better for 1-2 days in summer to prevent infection. During the period of retention, the needle could be pressed repeatedly for 1-2 minutes every 3-4 hours to strengthen the stimulation and promote the therapeutic effects.

3. Precautions

(1) It is necessary to choose the proper acupoints to embed the needle. The parts near joints, skin scars, chest and abdomen should not embed in the needle.

(2) If the embedding area causes much pain or limits the activities in the limbs, the operator should take the needle out or choose another acupoint to embed.

(3) Follow the antiseptic protocols strictly. The area for the needle embedding should not be soaked. The duration of the intradermal needling should be short and prevent infection in summer.

第二节　推拿类技术

推拿法,又称穴位按摩法,是以中医基础理论为指导,根据病情,运用各种手法作用于人体体表特定部位或穴位,达到疾病防治目的的方法。推拿按摩疗法在我国历史悠久,不但用于治病,还广泛用于预防保健。本法简便易行、行之有效、安全易学,具有疏通经络、滑利关节、强筋壮骨、散寒止痛、健脾和胃、消积导滞、扶正祛邪等作用。

一、适用范围

推拿法的应用范围很广,适用于骨伤科、内科、妇科、儿科等各科疾病。如骨伤科的腰椎间盘突出症、颈椎病、软组织急性扭挫伤、慢性劳损、骨质增生、骨折及关节脱位的恢复期等,内科的感冒、哮喘、胃痛、腹泻、便秘、失眠、瘫痪,妇科的痛经,儿科的消化不良、脊髓灰质炎后遗症、泄泻、遗尿等。

二、推拿手法

推拿应遵循有力、柔和、均匀、持久的原则。常用手法如下。

1. 一指禅推法　是用拇指指腹或指端着力于推拿部位,腕部放松,沉肩、垂肘、悬腕,肘关节略低于手腕,以肘部为支点,前臂做主动摆动,带动腕部摆动和拇指关节做屈伸活动。手法频率为120~160次/min,压力、频率、摆动幅度要均匀,动作要灵活,操作时要求达到患者有透热感。本法接触面积较小,但深透度大,常用于头面、胸腹及四肢等处。

2. 㨰法　是以小指掌指关节背侧附着在一定部位,以肘部为支点,前臂做主动摆动,带动腕部做伸屈和前臂旋转的复合运动。注意压力、频率、摆动幅度要均匀,动作要协调而有节律。本法压力大,接触面也较大,适用于肩背、腰臀及四肢等肌肉较丰厚的部位。

3. 揉法　用手掌大鱼际或掌根或手指指腹吸定于一定部位或穴位上,腕部放松,以肘部为支点,前臂做主动摆动,带动腕部和手指做轻柔缓和的摆动。操作时压力要轻柔,动作要协调而有节律,频率为120~160次/min。本法刺激量小,适用于全身各部位。

4. 摩法　用手掌掌面或食、中、无名指指腹附着于一定部位或穴位,以腕关节为中心,连同前臂或掌、指做节律性的环旋运动。此法操作时肘关节自然弯曲,腕部放松,指掌自然伸直,动作要缓和而协调,频率为 120 次/min。此法刺激轻柔缓和,常用于胸腹、胁肋部位。

5. 擦法　用手掌大鱼际、掌根或小鱼际附着在一定部位,进行直线来回摩擦。操作时腕关节伸直,手指自然伸开,整个指掌要贴在患者体表的治疗部位,以肩关节为支点,上臂主动带动手掌做前后或上下往返移动,掌下的压力不宜太大,但推动的幅度要大。动作要均匀连续,呼吸自然,不可屏气,频率为 100~120 次/min。本法适用于胸腹、肩背、腰臀及四肢。

6. 推法　用指、掌或肘部着力于一定部位上,进行单方向的直线摩擦。用指称指推法,用掌称掌推法,用肘称肘推法。操作时指、掌、肘要紧贴体表,用力要稳,速度缓慢而均匀,以能使肌肤深层透热而不擦伤皮肤为度。此法可在人体各部位使用。

7. 搓法　用双手掌面夹住一定部位,相对用力做快速搓揉,同时做上下往返移动。操作时双手用力要对称,搓动要快,移动要慢。手法由轻到重,再由重到轻,由慢到快,再由快到慢。适用于腰背、胁肋及四肢部位,以上肢部最为常用,一般作为推拿治疗的结束手法。

8. 抹法　用单手或双手拇指指腹紧贴皮肤,做上下或左右往返移动。操作时用力要轻而不浮,重而不滞。本法适用于头面及颈项部。

9. 抖法　用双手握住患者的上肢或下肢远端,用力做连续的小幅度的上下颤动。操作时颤动幅度要小,频率要快。本法可用于四肢部,以上肢为常用。临床上常与搓法配合,作为治疗的结束手法。

10. 振法　用手指或手掌着力于体表,前臂和手部的肌肉强力地静止性用力,产生振颤动作。用手指着力称指振法,用手掌着力称掌振法。操作时力量要集中在指端或手掌上,振动的频率较高,着力较重。此法多用单手操作,也可双手同时进行。适用于全身各部位和穴位。

11. 按法　用拇指端或指腹按压体表,称指按法。用单掌或双掌,也可用双掌重叠按压体表,称掌按法。操作时着力部位要紧贴体表,不可移动,用力要由轻而重,不可用暴力猛然按压。按法在临床上常与揉法结合应用,组成"按揉"复合手法。指按法适用于全身各部穴位,掌按法适用于腰背及腹部。

12. 点法　分为拇指点和屈指点两种。拇指点是用拇指端点压体表。屈指点有屈拇指,用拇指指间关节桡侧点压体表;或屈食指,用食指近侧指间关节点压体表。本法作用面积小,刺激量大,常用在肌肉较薄的骨缝处。

13. 捏法　用拇指与食、中两指或拇指与其余四指将患处皮肤、肌肉、肌腱捏起,相对用力挤压。操作时要循序而下,均匀而有节律性。此法适用于头部、颈项部、肩背及四肢。

14. 拿法　捏而提起谓之拿,即用拇指与食、中两指或拇指与其余四指相对用力,在一定部位或穴位上进行节律性提捏。操作时用劲要由轻而重,不可突然用力,动作要和缓而有连贯性。临床常配合其他手法使用于颈项、肩部和四肢等部位。

15. 拍法　用虚掌拍打体表,称拍法。操作时手指自然并拢,掌指关节微屈,平稳而有节奏地拍打患部。拍法适用于肩背、腰臀及下肢部。

16. 弹法　用一手指指腹紧压住另一手指指甲,受压手指端用力弹出,连续弹击治疗部位。操作时弹击力要均匀,频率为 120~160 次/min。此法可用于全身各部,尤以头面、颈项部最为常用。

三、临床应用

1. 头痛 患者坐位,用一指禅推法从印堂向上沿前额发际至头维、太阳,往返 3~4 遍,并配合按揉印堂、鱼腰、太阳、百会等穴;再用拿法从头顶至风池,往返 4~5 遍;最后用弹法从前发际至后发际及头两侧,往返 2~3 遍。时间约为 5 分钟。

2. 牙痛 患者坐位,在颊车、下关穴处用一指禅推法治疗 3~4 分钟;再结合掐、揉合谷、内庭,治疗 3~4 分钟。

3. 胃痛

(1)患者仰卧位,术者坐于患者右侧,先用一指禅推法、摩法在胃脘部治疗,使热量渗透于胃腑;然后按、揉中脘、气海、天枢等穴,同时配合按、揉足三里,治疗约 10 分钟。

(2)患者俯卧位,用一指禅推法,从背部脊柱两旁沿膀胱经顺序下至三焦俞,往返 4~5 遍;然后用按、揉法治疗肝俞、脾俞、胃俞、三焦俞,治疗约 5 分钟。

(3)患者坐位,拿肩井,循臂肘而下 3~4 遍,在手三里、内关、合谷等穴做强刺激;然后再搓肩臂及两胁部,由上而下往返 4~5 遍,治疗 5 分钟。

4. 腹胀

(1)患者仰卧位,术者用摩法在腹部沿升结肠、横结肠、降结肠顺序推摩 3 分钟,并在腹部做环形摩法 3 分钟;按中脘、天枢及双侧足三里约 3 分钟。

(2)患者俯卧位,按两侧脾俞、胃俞、大肠俞,用掌推法沿腰际两侧轻轻操作 2 分钟。

5. 便秘

(1)患者仰卧位,术者用一指禅推法在中脘、天枢、大横穴处治疗,每穴约 1 分钟;然后按顺时针方向摩腹 10 分钟。

(2)患者俯卧位,用一指禅推法沿脊柱两侧从肝俞由上而下进行往返治疗 3~4 遍;再用按、揉、摩法在肾俞、大肠俞、八髎、长强等穴处治疗,往返 2~3 遍,治疗约 5 分钟。

6. 失眠

(1)患者仰卧位,术者坐于患者头部前方,用按法和揉法在睛明穴治疗 5~6 遍,再用一指禅推法从印堂向两侧沿眉弓至太阳穴往返 5~6 遍,并点按印堂、攒竹、鱼腰、太阳等穴位。术者用指推法从印堂向下沿鼻两侧推至迎香,再沿颧骨至耳前听宫穴,往返 2~3 遍。术者用指推法从印堂沿眉弓向两侧推至太阳穴,往返 3~4 遍;再搓推脑后及颈部两侧,并点按两侧风池穴,往返 2~3 遍;最后点按百会、双侧神门及足三里穴。治疗约 10 分钟。

(2)患者仰卧位,术者按顺时针方向摩腹,并点按中脘、气海、关元穴,治疗约 6 分钟。

四、注意事项

1. 施术者操作前应修剪指甲,避免损伤患者皮肤。

2. 根据患者的年龄、性别、病情、病位,帮助患者取合适体位,并采用合适的推拿手法。

3. 手法应熟练,并要求柔和、有力、持久、均匀,运力能达组织深部,禁用暴力和相反力,以防组织损伤。一般每次 15~20 分钟。

4. 为减少阻力或提高疗效,术者手上可蘸水、滑石粉、液状石蜡、姜汁、酒等润肤介质。

5. 在腰、腹部施术前,应嘱患者先排尿。

6. 操作中要随时遮盖不需暴露的部位,防止患者受凉。并注意观察患者全身情况,如出现面白肢冷或剧烈疼痛,应立即停止操作。

7. 月经期、孕妇的腰腹部禁止按摩。

8. 严重心脏病、出血性疾病、恶性肿瘤、急性炎症及急性传染病者,以及皮肤有破损部位均禁止推拿。

9. 饥饿、过度疲劳、剧烈运动及酒后,不宜立即推拿。

Section 2　Tuina and Massage

Tuina, also known as acupoint massage, is an ancient therapeutic method guided under the basic theories of TCM. It applies various manipulations on specific parts or acupoints of the human body according to the conditions of diseases for the purpose of disease prevention and treatment. Tuina and massage therapy has a long history in China. It is not only used for treating diseases but also widely used for prevention and health care. Tuina and massage have the functions of dredging channels, lubricating joints, strengthening muscles and bones, dispelling cold and relieving pain, strengthening the spleen and stomach, dispersing accumulation and removing stagnation, reinforcing healthy qi and dispelling pathogen, etc. Tuina and massage therapy have the advantages of simple, easy to implement, effective, safe, and easy to learn, etc.

I. Indications

Therapy of Tuina has a wide range of applications, which can be applied to various departments such as orthopedics, internal medicine, gynecology, and pediatrics. For example, it is applicable to the diseases in the orthopedics, such as lumbar disc herniation, cervical spondylosis, acute soft tissue sprain, chronic strain, hyperosteogeny, fracture and recovery period of joint dislocation; to the diseases of internal medicine such as cold, asthma, stomachache, diarrhea, constipation, insomnia, and paralysis; to the diseases of gynecology such as dysmenorrhea; to the diseases of pediatrics such as indigestion, poliomyelitis sequela, diarrhea, and enuresis.

II. Manipulations of Tuina

Tuina manipulations for adults should follow the principles of being forceful, soft, even, and persistent. The commonly used manipulations are as follows:

1. One-Finger Pushing Method

It applies the thumb-pulp or fingertip to exert force on the massage area with the wrist relaxed. Meanwhile, lower the shoulders, drop the elbow, and hang the wrist. The elbow joint is slightly lower than the wrist. Take the elbow as fulcrum, swing the forearm actively, driving the wrist to swing and thumb joint to do flexion and extension activities. The frequency is 120 to 160 times per minute. Pressure, frequency, and swing range should be uniform, and movements should be flexible. The operation requires a sense of diathermy for patients. The manipulation has a small contact area while a deep penetration. It is often applied on the head, face, chest, abdomen, limbs, etc.

2. Rolling Method

It takes the dorsal metacarpal-phalangeal joint of the little finger as the attached surface, and the elbow as a fulcrum, swinging the forearm actively, driving the wrist to perform a compound movement of extension, flexion, and forearm rotation. It is noted that the pressure, frequency, and swing amplitude should be uniform. And the movements should be coordinated and rhythmic. The manipulation has high pressure and a large contact surface, which is suitable for areas with thick muscles such as the shoulders, back, waist, buttocks, limbs, etc.

3. Kneading Method

It is the way to fix on a certain area or acupoint with the thenar of palm or the root of palm or the fingertips, relaxing the wrist with the elbow as a fulcrum, swinging the forearm actively, driving the wrist and fingers to make soft and gentle swings. During the operation, the pressure should be gentle, and the movements should be coordinated and rhythmic. The general speed is 120 to 160 times per minute. This manipulation has a small amount of stimulation and is suitable for all parts of the body.

4. Rubbing Method

It is the way to fix on a certain area or acupoint with the palm surface or the index, middle, and ring fingers with the wrist joint as the center, together with the forearm or palm and fingers making a rhythmic circular motion. During operation, bend the elbow joint, relax the wrist, straighten the fingers naturally, and the movements should be moderate and coordinated. The frequency is about 120 times per minute. This manipulation stimulates softly and gently, and is often applied in the chest, abdomen, and rib-side areas.

5. Scrubbing Method

It applies major thenar, the root of palm or hypothenar to a certain area to rub back and forth in a straight line. Straighten the wrist joint and extend the fingers naturally during operation. The entire finger palm should be attached to the treated area on the patient's body surface. Taking the shoulder joint as the pivot, the upper arm actively drives the palm to move back and forth or up and down. The pressure under the palm should not be too heavy, while the range of pushing should be large. The movements should be uniform and continuous, breathe naturally without holding breath, with a frequency of 100 to 120 times per minute. This manipulation is suitable for the chest, abdomen, shoulders, back, waist, buttocks, and limbs.

6. Pushing Method

It applies the fingers, palm or elbow to exert force on certain parts and perform straight-line rubbing in one direction. It is called finger-pushing by the fingers, palm- pushing by the palm, elbow-pushing by the elbow. Fingers, palms and elbows should be close to the surface of the body during operation, the force should be steady, and the speed should be slow and even, so as to penetrate the warmth deeply without bruising the skin. This manipulation can be applied on all parts of the human body.

7. Foulage Method

It is the way to clamp a certain part with both palms, rub and knead relatively hard and quickly, move up and down back and forth at the same time. During the operation, the force of both hands should be symmetrical, knead quickly while shifting slowly. The manipulation is operated from light to heavy, then from heavy to light, from slow to quick, and then from quick to slow. It is suitable for the area around the waist and back, ribs, and limbs. The upper limbs are the most commonly applied. It is generally used as the end manipulation of massage therapy.

8. Wiping Method

It is the way to move up and down or left and right, back and forth with one hand or the pulp of both thumbs tightly close to the skin. During the operation, the force of manipulation should be light but not floating, heavy but not stagnant. This manipulation applies to the head, face, and neck.

9. Shaking Method

It is a way of holding the patient's upper or lower extremities with both hands, and vigorously making continuous small range vibrations up and down. During the operation, the vibration amplitude should be small while the frequency should be fast. This manipulation can be applied to the limbs, especially the upper limbs. Clinically, it is often combined with the foulage method as the end manipulation of treatment.

10. Vibrating Method

It is the way to exert force on the body's surface with fingers or palms, exert intensive motionless power to produce vibrating movements with the muscles of the forearms and hands. It is divided into two types of the finger-vibrating manipulation and the palm-vibrating manipulation. During the operation, the force should be concentrated on the fingertips or palm, the frequency of vibration should be higher, and the exertion be heavier. This manipulation is mostly performed with a single hand, or can also be performed with both hands at the same time. It is suitable for all parts and acupoints of the body.

11. Pressing Method

The methods include finger pressing and palm pressing, the former is to press the body surface with the tip of the thumb or the finger pulp, while the latter is to press the body surface by a single palm or two palms, or two palms overlapping. During the operation, exertion part should be close to the body surface without moving, the force of operation should be from light to heavy. Do not press with violence suddenly. Pressing method is often combined with kneading method in clinical application to form a kind of compound manipulation of "pressing and kneading". Finger-pressing manipulation is suitable for acupoints of the whole body, and palm-pressing manipulation is suitable for the waist, back, and abdomen.

12. Pointing Method

It is divided into two kinds: thumb-pointing and finger flexion pointing. The former is to press the body surface with the end of the thumb. The latter is to apply the radial side of the thumb's interphalangeal joint to press the body surface when bending the thumb, or use the proximal interphalangeal joint of the index finger to press the body surface when bending the index finger. This manipulation has a small area of action and a large amount of stimulation. It is often applied in bone sutures with thin muscles.

13. Pinching Method

It refers to pinching up the skin, muscles, tendons of the affected part by the thumb, the index finger and the middle finger or the thumb and the other four fingers, then squeeze them relatively hard. The method should be manipulated downward sequentially, evenly and rhythmic. This manipulation is suitable for the head, neck, shoulders, and limbs.

14. Grasping Method

It means to pinch combining lifting. That is to exert relative force on a certain part or acupoint rhythmically with the thumb and the middle two fingers or the thumb and the other four fingers. During the operation, the force of manipulation should be light to heavy, sudden force should be avoided, and the movements should be gentle and consistent. Clinically, it is often combined with other manipulations to the neck, shoulders, and limbs.

15. Patting Method

It refers to patting the body's surface with an empty palm. During the operation, the fingers are naturally juxtaposed, the metacarpal-phalangeal joints are slightly bent, and the treated area is patted smoothly and rhythmically. It is suitable for the shoulders, back, waist, buttocks, and lower limbs.

16. Flicking Method

It refers to pressing one fingernail tightly with another finger pulp, bouncing from the end of the pressed finger forcefully, and continuously flicking the treated area. The flicking force should be even during the operation with a frequency of 120 to 160 times per minute. This manipulation can be used all over the body, especially the head, face, and neck.

III. Clinical Application of Tuina

1. Headache

The patient takes a sitting position and the doctor uses one-finger pushing manipulation from *yìn táng*(GV29)upwards along the forehead hairline to *tóu wéi* (ST 8), *tài yáng* (EX-HN5), back and forth 3 to 4 times, accompanied with pressing and kneading the points of *yìn táng* (GV29), *yú yāo* (EX-HN4), *tài yáng* (EX-HN5), *bǎi huì* (GV20), etc. Then apply grasping manipulation from the top of head to *fēng chí* (GB20), back and forth 4 to 5 times. Finally, apply flicking manipulation from the front hairline to the back hairline and both sides of the head, back and forth 2 to 3 times. The whole procedure takes about 5 minutes.

2. Toothache

The patient takes a sitting position and the doctor uses one-finger pushing manipulation on the points of *jiá chē* (ST6), *xià guān* (ST7) for 3 to 4 minutes; then nips and kneads on *hé gǔ* (LI4), *nèi tíng* (ST44) for 3 to 4 minutes.

3. Stomachache

(1) The manipulator sits by the right side of the patient in the supine position. Apply one-finger pushing and rubbing manipulation first used on the gastric area to promote heat penetrating to the stomach; and then press and knead the points of *zhōng wǎn* (CV12), *qì hǎi* (CV6), *tiān shū* (ST25), etc. Press and rub on *zú sān lǐ* (ST36) at the same time, for about 10 minutes.

(2) In a prone position, the patient is treated with one-finger pushing manipulation downward from both sides of the back spine along the bladder meridian to *sān jiāo shù* (BL22), back and forth for 4 to 5 times; then press and knead the points of *gān shù* (BL18), *pí shù* (BL20), *wèi shù* (BL21), *sān jiāo shù* (BL22), lasting for about 5 minutes.

(3) The patient is asked to take a sitting position and grasp *jiān jǐng* (GB21) downward along the arm and elbow for 3 to 4 times, strongly stimulating the points of *shǒu sān lǐ* (LI10), *nèi guān* (PC6), and *hé gǔ* (LI4). Then rub the shoulders, arms, and the two rib-sides for 4 to 5 times from up to down for 5 minutes.

4. Abdominal Distention

(1) The patient is asked to take a supine position, and rub the abdomen along the ascending colon, transverse colon, descending colon for 3 minutes, and use a circular rubbing method on the abdomen for 3 minutes, press the points of *zhōng wǎn* (CV12), *tiān shū* (ST25)and bilateral *zú sān lǐ* (ST36) for about 3 minutes.

(2) The patient is asked to take a prone position, press the points of *pí shù* (BL20), *wèi shù* (BL21), and *dà cháng shù* (BL25) on both sides, and apply palm-pushing manipulation to gently operate on both sides of the waist for 2 minutes.

5. Constipation

(1) The patient is asked to take the supine position, and the operator applies one-finger pushing manipulation on the points of *zhōng wǎn* (CV12), *tiān shū* (ST25), and *dà héng* (SP15) for about 1 minute; then rub the abdomen clockwise for 10 minutes.

(2) The patient is asked to take the prone position, and the operator applies one-finger pushing manipulation from *gān shù* (BL18) down along both sides of the spine for 3 to 4 times; press, knead and rub the points of *shèn shù* (BL23), *dà cháng shù* (BL25), *eight-liao points* (BL31-34), *cháng qiáng* (GV1) back and forth for 2 to 3 times for about 5 minutes.

6. Insomnia

(1) The patient is asked to take a supine position and the manipulator sits in front of the patient's head. The operator presses and kneads *jīng míng*(BL1)for 5-6 times, and then applies one-finger pushing manipulation from *yìn táng* (GV29)to both sides along the eyebrow arch to *tài yáng* (EX-HN5) for 5 to 6 times, and presses *yìn táng* (GV29), *cuán zhú* (BL2), *yú yāo* (EX-HN4), *tài yáng* (EX-HN5), and other acupoints. The manipulator uses finger-pushing manipulation back and forth 2 to 3 times from *yìn táng* (GV29) down along both sides of the nose to *yíng xiāng* (LI20), and then along the cheekbones to *tīng gōng*(SI19)in front of the ear. Finger-pushing manipulation is applied back and forth for 3 to 4 times from *yìn táng* (GV29) to *tài yáng* (EX-HN5) along the eyebrow arch; then rub and push the back of the head and

both sides of the neck, and press *fēng chí* (GB20) both sides, back and forth for 2 to 3 times; finally press *bǎi huì* (GV20), bilateral *shén mén* (HT7) and *zú sān lǐ* (ST36). The whole procedure takes about 10 minutes.

(2) The patient lies in the supine position, and the manipulator rubs the abdomen in a clockwise direction, and presses *zhōng wǎn* (CV12), *qì hǎi*(CV6), and *guān yuán* (CV4). The treatment takes about 6 minutes.

IV. Precautions

1. The manipulator should trim nails before an operation to avoid injuring the patient's skin.

2. According to the patient's age, gender, condition, and position of disease, guide the patient to take a proper posture and apply appropriate Tuina manipulations.

3. The manipulation should be skillful, gentle, forceful, persistent, and even, then the force can penetrate deep parts of the tissue. Violent and adverse force is forbidden so as to prevent tissue injury. Generally, it takes 15 to 20 minutes every time.

4. To reduce resistance or improve the curative effect, the manipulator's hands can be dipped in water, talcum powder, paraffin oil, ginger juice, wine, or other emollient media.

5. Before operating on the waist and abdomen, the patient should be instructed to urinate first.

6. Cover the parts which are not necessary to be exposed at any time during operation to prevent the patient from getting cold. And observe the patient's general condition. If a pale face, cold limbs, or severe pain is observed, the operation should be stopped immediately.

7. It is forbidden to massage the waist and abdomen area of pregnant women.

8. The cases of severe heart disease, bleeding disease, cancer, acute inflammation, and acute infectious disease patients, as well as those with injured skin are not to be massaged.

9. It is not advisable to have massage immediately when you are hungry, overly tired, doing strenuous exercise or after drinking.

第三节　刮痧、拔罐类技术

一、刮痧技术

刮痧法是用边缘钝滑的硬物器具蘸取一定的介质后在人体一定部位的皮肤上反复进行刮、挤、揪、捏、刺等物理刺激,使局部出现痧斑或痧痕,以治疗疾病的方法。具有改善人体气血流通状态,疏通腠理,排泄瘀毒,扶正祛邪,退热解凉,开窍益神,提高人体免疫力之功效。因其简、便、廉、效的特点,临床应用广泛,适合医疗及家庭保健。还可配合针灸、拔罐、刺络放血等疗法使用,加强活血化瘀、祛邪排毒的效果。

(一) 适用范围

本法多用于治疗夏秋季时病,如中暑、外感、肠胃道疾病等。现多用于消化系统和呼吸系统疾病的防治。

（二）操作方法

1. 刮痧工具

（1）刮痧板

1）牛角类：临床上尤以使用水牛角为多。水牛角性味辛、咸、寒，辛可发散行气、活血消肿，咸能软坚润下，寒能清热解毒、凉血定惊。且质地坚韧、光滑耐用、原料丰富、加工简便，忌热水长时间浸泡、火烤或电烤；刮痧后需立即将刮板擦干，涂上橄榄油，并存放于刮板套内。

2）玉石类：玉石具有润肤生肌、清热解毒、镇静安神、辟邪散浊等作用。其质地温润光滑，便于持握，因其触感舒适，适宜面部刮痧，用完后要注意清洁，避免碰撞，避免与化学试剂接触。

3）砭石类：此类刮痧板可以疏通经络、清热排毒、软坚散结，且能使人体局部皮肤增温。

刮痧工具的材质不固定，形式多样，许多日常用具均可作为刮痧工具使用：如铜钱、银圆、瓷汤勺、嫩竹板、棉纱线、蚌壳等，现在还有树脂、硅胶等现代材料制成的刮痧工具。

（2）刮痧油

1）液体类：主要有凉开水、植物油（如芝麻油、茶籽油、菜籽油、豆油、花生油、橄榄油）、药油（如红花油、跌打损伤油、风湿油）等，不仅可防止刮痧板划伤皮肤，还可起到滋润皮肤、开泄毛孔、活血行气的作用。另外，还可以选用具有清热解毒、活血化瘀、通络止痛等作用的中草药，煎成药液，根据病情选用。刮痧油宜避火使用和保存，皮肤过敏者禁用，外伤、溃疡、瘢痕、恶性肿瘤局部禁用。

2）乳膏类：选用质地细腻的膏状物质，如凡士林、润肤霜、蛇油、扶他林乳膏等。亦可将具有活血化瘀、通络止痛、芳香开窍等作用的中药提取物制备成乳膏剂使用。需避光，于阴凉干燥处保存。宜根据病情需要选择适当的刮痧介质，如扶他林乳膏有镇痛、抗炎作用，用于风湿性关节疾病疗效较好。

2. 刮痧方法

（1）患者取侧卧位或俯卧位或反坐椅子上，充分暴露刮治部位。

（2）施术者手持刮具，蘸取植物油或清水，在选定的部位，从上至下，由内向外朝单一方向反复刮动，用力轻重以患者能耐受为度。刮动数次后，感觉涩滞时，需蘸取介质再刮，一般刮 10~20 次，以局部出现紫红色斑点或斑痕为度。一般用力轻、速度慢为补法，用力重、速度快为泻法。

（3）一般先刮颈项部，再刮脊椎两侧部，然后再刮胸部及四肢部位。刮背时，应从脊柱两侧，沿肋间隙呈弧线由内向外刮，每次 8~10 条，每条长 6~15cm。

（4）刮痧时间一般为 15~20 分钟。

（三）注意事项

1. 室内空气流通，忌对流风，以防复感风寒。

2. 刮痧工具必须边缘光滑，没有破损，并时时蘸取介质保持润滑，以免刮伤皮肤。

3. 操作中用力适中、均匀，以患者能耐受为宜，方向单一。

4. 刮痧过程中要随时观察病情变化，如患者出现面色苍白、出冷汗等，应立即停刮，妥善处理。

5. 有皮肤病和出血倾向者不宜用刮痧疗法；五官孔窍以及孕妇的腹部、腰骶部禁刮；神经衰弱者最好在白天进行头部刮痧。

6. 刮痧后应保持情绪稳定，避免发怒、烦躁、焦虑等不良情绪，禁食生冷、油腻之品。

7. 使用过的刮具，应清洁消毒处理后备用。

二、拔罐类

拔罐法又称"吸筒疗法""角法",是一种以罐为工具,利用罐内燃烧或热蒸、抽吸等方法,排出罐内空气,造成负压,使罐吸附于施术部位,造成局部充血或皮内轻微瘀血,促使经络畅通,以调节机能,去除疾病的治疗方法。拔罐法具有温经通络、除湿散寒、消肿止痛、拔毒排脓的作用。

(一)适用范围

拔罐法适用范围较为广泛,如风湿痹痛、各种神经麻痹,以及一些急慢性疼痛,如腹痛、腰背痛、痛经、头痛等均可应用;还可用于感冒、咳嗽、哮喘、消化不良、胃脘痛、眩晕等脏腑功能紊乱方面的病证;此外,如丹毒、红丝疔、毒蛇咬伤、疮疡初起未溃等外科疾病亦可采用拔罐法。

(二)操作方法

1. 罐的种类

(1)陶罐:用陶土烧制而成,罐的两端较小,中间略向外凸出,状如瓷鼓,底平,口径大小不一,口径小者较短,口径大者略长。优点是吸力大,但质地较重,容易破碎。

(2)竹罐:用直径3~5cm坚固无损的竹子,截成6~8cm或8~10cm长的竹管,一端留节作底,另一端作罐口,用刀刮去青皮及内膜,制成形如腰鼓的圆筒,用砂纸磨光,使罐口光滑平整。其优点是取材容易、经济易制、轻巧、不易摔碎。缺点是容易燥裂漏气、吸附力不大。

(3)玻璃罐:在陶制罐的基础上,改用玻璃加工而成,其形如球状,罐口平滑。其优点是质地透明,使用时可直接观察局部皮肤的变化,临床应用较普遍。缺点是容易破碎。

2. 罐的吸附方法

(1)火罐法

1)闪火法:用镊子或止血钳夹住95%酒精棉球,点燃后在罐内绕1~2圈后,立即退出,然后迅速将罐扣在施术部位。

2)投火法:将酒精棉球或纸片点燃后投入罐内,迅速将罐扣在施术部位。此法适用于侧面横位拔罐。

3)贴棉法:将酒精棉球贴在罐壁内中部,点燃后迅速扣在施术部位。

(2)水罐法:煮锅加水后放入中药包,将竹罐投入锅内煮5~10分钟,用长镊子将罐夹出,罐口朝下,迅速用湿毛巾紧扪罐口,再立即将罐扣在应拔部位上,留罐10~15分钟。观察水罐吸附情况,如患者感到过紧疼痛或烫痛,应立即起罐。

(3)负压吸引法:选定穴位后将玻璃罩按扣在局部皮肤上,连续抽气数次,吸牢后可留置10~15分钟。留置过程中,可从玻璃罩外观察皮肤呈现稍微红肿或有细小出血点,若无其他变化和不适,可增加负压。

3. 拔罐方法

(1)留罐:拔罐后留置10~15分钟,使局部皮肤充血。起罐时,以一手指按压罐口皮肤,使空气进入罐内,罐体即可取下。

(2)走罐:在施术部位和罐口涂上一层凡士林或按摩乳,将罐拔好后,用手握住,上下或左右往返推移,直至皮肤充血为止。适用于脊背、腰臀、大腿等肌肉丰厚、面积较大的部位。

(3)闪罐:将罐拔住后立即起下,反复多次拔住、起下,直至皮肤潮红、充血或瘀血即可。

（4）针罐：此法是将针刺与拔罐相结合的一种方法。在针刺得气留针时，将罐拔在以针为中心的部位上，留罐与针 10~15 分钟，然后起罐起针。

（三）注意事项

1. 拔罐时患者体位应舒适持久，冬季注意保暖。

2. 选择肌肉丰厚的部位拔罐，骨骼凹凸不平和毛发较多处不宜拔罐。皮肤有过敏、水肿、溃疡、肿瘤、大血管处，孕妇腰骶部、腹部均不宜拔罐。

3. 根据部位不同选择大小合适的罐，罐口应平滑、无裂纹。

4. 拔罐时，动作要快、稳、准，起罐时切勿强拉。用火罐时应注意勿灼伤或烫伤皮肤。若烫伤或留罐时间太长而皮肤起水疱时，小的无需处理，仅敷以消毒纱布，防止擦破即可。水疱较大时，用消毒针将水疱刺破放出水液，涂以龙胆紫药水，或用消毒纱布包敷，以防感染。

5. 凡使用过的罐，均应消毒处理后备用。

Section 3　Scraping and Cupping Therapy

Ⅰ. Scraping Therapy

It is a method of repeatedly scraping, squeezing, pulling, pinching, pricking and other physical stimulation on the skin of certain parts of the human body after dipping a certain medium with a blunt and smooth edge of a hard tool, so as to make local *sha*-spots or marks appear, and achieve the purpose of treating diseases. It has the effects of improving the circulation of qi and blood in human body, dredging striae and interstices, excreting stasis toxin, reinforcing healthy qi and dispelling pathogen, relieving heat and cool, opening the orifices, improving the body's spirit and human immune ability. Because of its simple, convenient, cheap, and effective characteristics, it has a wide range of clinical applications and is suitable for medical treatment and family health care. It can also be used in conjunction with acupuncture, cupping, bloodletting, and other therapies to enhance the effects of promoting blood circulation, removing blood stasis, expelling pathogens and toxins.

1. Indications

This therapy is a simple treatment with a long history, commonly used in clinical practice. It is mostly used for the treatment of summer and autumn diseases, such as summerheat-strike, exogenous pathogenic diseases, gastrointestinal diseases, etc. Now it is mostly used for the prevention and treatment of diseases including digestive and respiratory system diseases.

2. Methods of Operation

(1) Scraping Instruments

1) Scraping Board

① Ox horns: Buffalo horns are used more clinically among ox horn scraping boards. Buffalo horn has pungent and salty properties in taste and cold in nature. Pungency can disperse and move qi, invigorate blood, and reduce swelling; salty taste can soften and moisturize; cold nature can clear heat and resolve toxins, cool the blood and calm fright. And the texture is tough, smooth, and durable, rich in raw materials, and easy to process. Don't soak it in hot water for a long time, or roast it in fire or by an electric device. After scraping, dry the scraper immediately, coat with olive oil, and store it in the scraper cover.

② Jade: Jade has the functions of moisturizing and regenerating muscle, clearing heat and resolving toxins, calming the mind, dispelling evil and dispersing turbid. Its texture is gentle and smooth, easy to hold. Because of its comfortable touch, it's suitable for facial scraping. Remember to clean after usage. Collision and contact with chemical reagents need to be avoided.

③ *Biān* stone: This kind of stone can dredge channels, clear heat and detoxify, soften hardness and dissipate masses, and can warm the local skin of the human body.

The materials and forms of scraping instruments are varied. Many daily tools can be used as scraping instruments, such as copper coins, silver dollars, porcelain soup spoons, tender bamboo boards, cotton yarn, and clam shells. Now, modern materials appear, such as resin and silica gel.

2) Scraping Oil

① Liquids: There are mainly cold boiled water, vegetable oil (such as sesame oil, tea seed oil, rapeseed oil, soybean oil, peanut oil, olive oil), medicinal oil (such as safflower oil, traumatic oil, rheumatic oil), etc. It can not only prevent the scraping board from scratching the skin, but also moisturize the skin, open and discharge pores, invigorate blood and move qi. In addition, you can also choose Chinese herbal medicines which have effects of clearing heat and resolving toxins, invigorating blood and dissolving stasis, dredging channels and relieving pain. Decoct them into medicinal solution and use it according to the condition. Scraping oil should be used and stored away from fire, it is prohibited for those with skin allergies, and locally prohibited for patients with trauma, ulcers, scars, malignant tumors.

② Creams: Cream-like substances with fine texture, such as vaseline, moisturizer, snake oil, votalin cream. It can also be prepared into creams from Chinese herbal extracts with the functions of invigorating blood and resolving stasis, dredging channels, and relieving pain, fragrance and resuscitation. Keep it away from light and store it in a cool and dry place. Appropriate scraping media should be selected according to the needs of diseases. For example, votalin cream has the effect of relieving pain and anti-inflammation, which is good for treating rheumatic joint diseases.

(2) Scraping Methods

1) The patient takes a side-lying or a prone or a counter-sitting position with the treated area exposed fully.

2) The manipulator holds the scraper, dips it in vegetable oil or water, and repeatedly scrapes the selected part up and down, from the inside to the outside in a single direction. The degree of force is as strong as the patient's tolerance. After scraping several times, if you feel rough, you need to dip it in vegetable oil and scrape again. It is usually scraped 10-20 times with purplish-red spots or speckles appearing locally. Generally speaking, light force and slow speed are for supplementation method, heavy force and fast speed are for reducing method.

3) Generally, the sequence of scrapping is from the neck, both sides of the spine, the chest and

limbs. When scraping the back, we should scrape from both sides of the spine to the outside along the intercostal space, with 8-10 strips each time, each with a length of 6-15cm.

4) The scraping procedure takes about 15-20minutes generally.

3. Precautions

(1) Keep air fresh in the room, and avoid direct wind to prevent further attack of wind-cold.

(2) Scraper tools should be smooth at the edges and dip in medium to keep them lubricated so as not to scratch the skin.

(3) The force should be moderate and even under the patient's tolerance, and in one direction.

(4) During the scraping process, the patient's condition should be observed at any time. If the patient appears pale complexion, cold sweating, etc., one should stop manipulation immediately, and take some measurements to prevent the accidents.

(5) Those with skin disorders and bleeding tendencies should not be treated with the scraping therapy. The five sensory organs, abdomen and lumbosacral areas of pregnant women are prohibited for scraping. For patients with neurasthenia, it is better to scrape in the head during the daytime.

(6) After scraping, it is advised to maintain emotional stability and avoid bad emotions such as anger, irritability, anxiety, etc. It is prohibited to eat raw, cold and greasy food.

(7) Used scrapers should be cleaned and disinfected for later usage.

Ⅱ.Cupping Therapy

Cupping is also called "sucking therapy", "horn method". This therapy uses a jar as the tool, from which the air is removed by burning substance inside or hot steaming or suction, to produce a negative pressure and make the jar attached to the targeted area, causing local congestion or slight blood stagnation intradermally. It is a kind of physical therapy for promoting channel smoothness to adjust functions and get rid of diseases. Cupping has the effects of warming the channels and unblocking the collaterals, eliminating dampness and dissipating cold, reducing swelling and relieving pain, drawing out toxin, and expelling pus.

1. Indications

It has a wide range of applications, such as rheumatic arthralgia, various nerve paralysis, and some acute and chronic pains like abdominal pain, waist and back pain, dysmenorrhea, headache, etc.; it can also be applied for cold, cough, asthma, indigestion, epigastric pain, dizziness and other disorders of zang-fu functions. In addition, cupping can also be applied for surgical diseases such as erysipelas, red-streaked boil, snakebite, initial sore without ulcers, etc.

2. Methods of Operation

(1) Types of the Cup

1) Pottery Cup

It is made of clay. The two ends of the pot are small, and the middle is slightly protruding outwards like a porcelain drum, with a flat bottom and different calibers. The smaller one is shorter while the larger one is slightly longer. The advantage of Pottery Cup is that the suction power is large but heavier and easily broken.

2) Bamboo Cup

It uses a sturdy and undamaged bamboo section with a diameter of 3 to 5cm, and it is cut into a bamboo tube of 6 to 8cm or 8 to 10cm in length. One end is reserved as the bottom and the other end is used as the mouth of the jar. Scrap off the green skin and inner membrane by a knife and make it like a waist drum. The cylinder is polished with sandpaper to make the mouth smooth and even. Its advantages are that it is easy to obtain materials, cheap, light, and not easy to break. The disadvantage is that it is easy to crack and leak, and the suction power is not large.

3) Glass Cup

It is made of glass on the basis of producing method of ceramic jar, spherical in shape and smooth in the mouth. The advantage is that the texture is transparent, and changes of local skin can be directly observed during usage. It is commonly used in clinic. The disadvantage is that it is easy to be broken.

(2) Cup-Sucking Methods

1) Fire Cupping

① Flash-fire cupping: Clamp the 95% alcohol cotton ball with tweezers or hemostatic forceps. Ignite and circle it inside the cup for 1 to 2 circles, exit immediately, and then quickly buckle the cup on the treated area.

② Fire cupping: Ignite the alcohol cotton ball or paper and put it into the cup, and quickly buckle the cup on the treated area. It is suitable for side transverse cupping.

③ Cotton-sticking cupping: Stick the alcohol cotton ball in the middle part of the cup wall, and quickly buckle it on the treated area after igniting.

2) Water Cupping

Put the Chinese medicine bag and bamboo cupping into the pot with water, and boil for 5-10 minutes. Use long tweezers to clamp the cupping out with the mouth facing down. Quickly tap the mouth of the cupping with a wet towel, and then buckle the cupping on the treated area immediately. Leave the cupping for 10-15 minutes and observe the suction condition. If the patient feels too tight or burning pain, the cup should be removed at once.

3) Sucking Cupping

Press the plastic cupping on the targeted acupoint and pump several times continuously. Retain it for 10-15 minutes after it has tightly stuck to the skin. During the retaining process, it can be observed from the outside of the cup that the skin is slightly red and swollen or has small bleeding points. If there are no other changes and discomforts, negative pressure of the cup can be increased.

(3) Method for Cupping

1) Retaining Cupping

Retain cups for 10-15 minutes after operation to cause congestion in the local skin. When removing the cup, press the skin around the cup mouth with a finger to allow the air to enter the cup, then it can be removed easily.

2) Moving Cupping

Apply some vaseline or massage cream to the treated area and the mouth of the jar. When the cupping is done well, hold it with hands, and move it up and down, or left and right until the skin is congested. It is suitable for spine, waist, buttocks, thigh, and other parts with rich muscles and large areas.

3) Flashing Cupping

Remove the cup immediately after buckling, repeat several times until the skin becomes reddish, congested or bruised.

4) Needling Cupping

This method combines needling with cupping. After obtaining qi and retaining the needle, buckle the cup on the area centered by the needle, retain the cup and the needle for 10-15 minutes, then remove them.

3. Precautions

(1) The patient's posture should be comfortable and persistent during cupping, keep warm in winter.

(2) Choose areas with strong muscles for cupping. Cupping is not suitable for areas with uneven bones and much hair, and the areas with skin allergies, edema, ulcers, tumors, large blood vessels, lumbosacral area, and abdomen of pregnant women.

(3) Select proper sized cup depending on different treated areas, and the opening of the cup should be smooth without cracks.

(4) When cupping, the action should be fast, steady, and accurate; when removing cupping, it should not be dragged forcibly. When applying fire cupping, be careful not to burn or scald skin. If the skin is blistered due to burns or prolonged retaining cup, the small blisters don't need treatment, just apply sterilized gauze to prevent abrasions. If the blister is large, use a sterilized needle to prick it to release the liquid, apply a gentian violet potion, or cover it with sterilized gauze to prevent infection.

(5) All used cups should be disinfected for later usage.

第四节　敷熨熏浴类技术

一、热熨法

热熨法是将药物或其他物品加热后,熨在局部或特定穴位上,并适当来回推熨或回旋运转,利用温热及药物的共同作用,以行气活血、散寒止痛、祛瘀消肿、温经通络。常用的方法有药熨法、葱熨法、盐熨法等。本节重点介绍药熨法。

(一)适用范围

热熨法主要适用于由脾胃虚寒引起的胃脘疼痛、腹冷泄泻、呕吐,或者跌打损伤等引起的局部瘀血、肿痛,或者扭伤引起的腰背不适、行动不便等,以及风湿痹证引起的关节冷痛、麻木、沉重、酸胀等。

(二)药熨操作方法

将药物加白酒或醋一起放入锅中混匀,文火炒至60~70℃装袋,用大毛巾保温(使用时保持50~60℃)。根据病情取合适体位,暴露药熨部位。患处涂一层凡士林,将药袋放到患处或相应穴位用力来回推熨,力量要均匀,开始时用力要轻,速度可稍快,随着药袋温度的降低,力量可增大,同时速度减慢。药袋温度过低时,及时更换药袋。每次 15~30 分钟,每日 1~2 次。药熨过程中要注意观察局部皮肤,防止烫伤。药熨后擦净局部皮肤,协助患者取舒适卧位。

(三) 注意事项

1. 热证、实证、身体大血管处,局部皮肤有破损或感觉障碍者禁用。

2. 腹部包块性质不明及孕妇腹部忌用。

3. 热熨温度一般不超过 70℃,年老和婴幼儿不超过 50℃。

4. 随时观察皮肤有无潮红、水疱,如有烫伤,应立即停止热熨,局部涂以烫伤药物。

5. 熨烫过程中要注意观察患者的情况,如头晕、心慌应停止治疗。

二、熏洗法

熏洗法是将一定的方药煎汤煮沸后,利用药液所蒸发的药气熏洗患部,待药液稍温后,再洗涤患部的一种外治疗法。由于药与热力共同作用于人体患部,具有疏通腠理、行气活血、清热解毒、消肿止痛、祛风除湿、去腐生肌、发汗解表、杀虫止痒等作用。一般分为四肢熏洗法、眼部熏洗法、坐浴熏洗法。

(一) 适用范围

熏洗法的适用范围很广,涉及内外妇儿、骨伤、皮肤、五官科等数百种疾病,现主要用于治疗体表急性炎症及风湿肿痛等病证。

(二) 操作方法

1. 四肢熏洗法　将煎好的药液倒入盆内,患肢架于盆上,外罩浴巾,使患部与盆遮盖严密,进行熏蒸。待药液不烫时,再将患肢浸泡在药液中,以纱布蘸药液洗涤患部。

2. 眼部熏洗法　将煎好的药液倒入治疗碗内,碗口盖上纱布,中间露一个小孔,患眼对准小孔进行熏蒸,待药温适宜时,用镊子夹纱布蘸药液洗患眼。

3. 坐浴熏洗法　操作前向患者做好解释,以取得患者合作。能够下床活动者可指导患者自己坐浴。将坐浴药物,如中药汤剂加入开水半盆,趁热放在坐浴椅上;患者暴露臀部,坐在坐浴盆上先用热药液熏;待温度降至不烫手时再用纱布浸湿,洗涤局部;坐浴结束,擦干臀部。肛门部疾患常在便后坐浴。如有伤口时,浴盆及溶液应为无菌,坐浴后按常规给予伤口换药。

(三) 注意事项

1. 熏洗时应注意保暖,熏洗后要立即拭干皮肤。

2. 注意药液温度适宜,掌握好患部与盛药液器皿的距离,消除或减少因药液温度过高,烫伤或灼伤患部的风险;洗涤时药液温度以不烫手为适宜。

3. 对伤口部位进行熏洗、浸渍时,应按无菌技术操作进行。

4. 被包扎的患部,熏洗时揭去敷料,熏洗完毕,应更换敷料,重新包扎。

5. 一般每日熏洗 1 次,每次 20~30 分钟,根据病情不同也可每日 2 次。

6. 孕妇及月经期禁用坐浴。

三、贴敷法

贴敷法分为干性贴敷法和湿性贴敷法两种。干性贴敷法又称穴位贴敷法,是指在一定的穴位上贴敷药物,通过药物和穴位的共同作用以治疗疾病的一种外治方法。其中某些带有刺激性的药物贴敷穴位可以引起局部发疱化脓,又称为"天灸"或"自灸",现代也称发疱疗法。若将药物贴敷于神阙穴,通过脐部吸收或刺激脐部以治疗疾病时,又称敷脐疗法或脐疗。湿性贴敷法,简称湿敷法,是将无菌纱布用药液浸透,敷于局部的一种治疗方法。具有通调腠理、清热解毒、消肿散结的作用。

(一)适用范围

1. 内科　感冒、咳嗽、哮喘、自汗、盗汗、胸痹、不寐、胃脘痛、泄泻、呕吐、便秘、食积、黄疸、胁痛、头痛、眩晕、口眼㖞斜、消渴、遗精、阳痿等。

2. 外科　疮疡肿毒、关节肿痛、跌打损伤等。

3. 妇科　月经不调、痛经、子宫脱垂、乳痈、乳核等。

4. 耳鼻咽喉科　喉痹、牙痛、口疮等。

5. 儿科　小儿夜啼、厌食、遗尿、流涎等。

(二)操作方法

1. 穴位贴敷法

(1)根据所选穴位,采取适当体位,使药物能敷贴稳妥。贴药前,定准穴位,用温水将局部洗净,或用酒精棉球擦净,然后敷药。

(2)对于所敷之药,无论是糊剂、膏剂或捣烂的鲜品,均应将其很好固定,以免移动或脱落。

(3)一般情况下,刺激性小的药物,每隔1~3天换药1次;不需溶剂调和的药物,还可适当延长至5~7天换药1次;刺激性大的药物,应视患者的反应和发疱程度确定贴敷时间,数分钟至数小时不等,如需再贴敷,应待局部皮肤基本正常后再敷药。

(4)对于寒性病证,可在敷药后,在药上热敷或艾灸。

2. 湿敷法　根据患部,取合理体位,暴露湿敷部位,下垫橡胶单、中单,局部涂以凡士林。将药液倒入容器内,置敷布于药液中浸透,用镊子拧干、抖开、折叠后敷于患处(温度以不烫手为度)。每隔5~10分钟以无菌镊子夹纱布浸药后,淋药液于敷布上,保持湿度和温度,每次湿敷30~60分钟。湿敷完毕后,擦干局部药液,取下弯盘、中单、橡胶单,协助患者穿好衣服。

(三)注意事项

1. 穴位贴敷法

(1)凡用溶剂调敷药物时,需现调现用。

(2)若用膏药贴敷,应掌握好温度,以免烫伤或贴不住。

(3)对胶布过敏者,可改用其他方法固定贴敷药物。

(4)对刺激性强、毒性大的药物,贴敷穴位不宜过多,贴敷面积不宜过大,贴敷时间不宜过长,以免发疱过大或发生药物中毒。

(5)对久病体弱消瘦以及有严重心脏病、肝脏病等的患者,使用药量不宜过大,贴敷时间不宜过久,并在贴敷期间注意病情变化和有无不良反应。

(6)对于孕妇、幼儿,应避免贴敷刺激性强、毒性大的药物。

(7)对于残留在皮肤的药膏等,不可用汽油或肥皂等有刺激性的物品擦洗。

2. 湿敷法

(1)冬季注意保暖,防止受凉。

（2）药液温度不宜过热,避免烫伤。

（3）严格无菌操作,避免交叉感染。

（4）敷布应大于患部。

（5）治疗过程中应密切观察局部皮肤反应,如出现苍白、红斑、水疱、痒痛或破溃等症状时,应立即停止治疗,并作相应处理。

Section 4　Hot Compress Therapy

I. Hot Compress Therapy

It is to iron on the local area or specific acupoints by heated medicine or other materials, and push it back and forth or rotate appropriately. The combined action of warming and medicine is used to move qi and invigorate blood, expel cold and relieve pain, dispel stasis and disperse swelling, warm the channels and unblock the collaterals. The commonly used methods include medicinal compress, scallion compress, salt compress, soybean compress, and hot brick compress. This section focuses on medicinal compress.

1. Indications

The hot compress therapy is mainly suitable for epigastric pain, abdominal cold, diarrhea, vomiting caused by deficiency-cold of the spleen and stomach, or local blood stasis, swelling and pain caused by traumatic injury, or waist and back discomfort, limited mobility due to sprains, and cold, pain, numbness, heaviness, and soreness sensations in the joints caused by wind-damp *bi* syndrome.

2. Methods of Operation

Put the medicine together with white wine or vinegar into the pot and mix them, then stir-fry it until 60-70℃ and bag it to keep warm at 50-60℃ with a large towel. Ask the patient to take a proper position according to the condition, and expose the treated area. Apply a layer of vaseline on the affected area or corresponding acupoints, and the medicine bag should be pushed back and forth forcefully. The speed can be slightly faster with even and light strength at the beginning. As the temperature of the medicine bag decreases, increase the strength and slows down the speed at the same time. When the temperature of the medicine bag is too low, the medicine bag should be replaced in time. Apply it for 15 to 30 minutes every time, once or twice per day. Pay attention to the local skin during the compress process to prevent burns. After compress, clean the local skin and assist the patient to take a comfortable lying position.

3. Precautions

(1) It is not indicated for patients with heat syndrome, excess syndrome, large blood vessels of the body, local skin injury, or sensory impairment.

(2) Don't apply it to the abdomen of a patient with unknown mass and pregnant women.

(3) Generally, it shouldn't be higher than 70℃ in temperature. but 50℃ is the maximum for the old and infants.

(4) Observe the skin condition for flushing and blisters at any time, In case of scalds, one should

stop hot-compress immediately and apply topically to scald drugs.

(5) Pay attention to the patient's condition during the operation, and stop compress in case of dizziness and palpitation.

||. Steam-Washing Therapy

It is an external treatment that a certain medicinal decoction is boiled to steam the affected area by the medicinal gas evaporated from the decoction, and then wash the affected part when the liquid becomes slightly warm. Because of the combined effects of medicine and heat on the affected parts of the human body, it has the functions of dredging the striae and interstices, moving qi and invigorating blood, clearing heat and resolving toxins, relieving swelling and pain, dispelling wind and eliminating dampness, removing decay and regenerating muscle, inducing sweating to dispel the exterior, killing parasites and relieving itching, etc. Steaming and washing therapy can be divided into limbs steaming and washing therapy, eyes steaming and washing therapy, and sitz bath steaming and washing therapy.

1. Indications

The steaming and washing therapy has a wide range of applications, involving hundreds of diseases related to internal and external medicine, gynecology and pediatrics, orthopedics and traumatology, dermatology, and ENT. Now it is mainly used to treat diseases such as acute inflammation of the body surface, swelling, and pain due to wind and dampness.

2. Methods of Operation

(1) Limbs Steam-Washing Therapy

Pour the decocted liquid medicine into the basin, put the affected limbs in the basin, cover the affected part and basin tightly with bath towels for steaming and washing. When the liquid medicine becomes cool, soak the affected limbs in the liquid medicine and wash the affected part with gauze dipped in liquid medicine.

(2) Eyes Steaming and Washing Therapy

Pour the decocted liquid medicine into the treatment bowl, cover the bowl with gauze, expose a small hole in the middle through which the affected eyes are steamed and washed. When the temperature of the medicine is appropriate, wash the affected eyes with tweezers and gauze dipped in the liquid.

(3) Sitz Bath

Explain to the patient before the operation and obtain the patient's cooperation. Those who are not bed confined can be instructed to take a sitz bath by themselves. Add medicine for sitz bath, such as Chinese herbal decoction, into a half basin with boiling water and place it on the sitz chair. The patient exposes the buttocks on the bidet and have it steamed with hot liquid medicine. When the temperature of liquid becomes cool, soak gauze and wash the local part; after the sitz bath, clean the buttocks. Patients with anal diseases are often suggested to take a bath after defecation. If there is a wound, the bathtub and solution should be sterile, and the wound dressing should be changed as usual after sitz bath.

3. Precautions

(1) Keep warm during steaming and washing, and dry the skin immediately after the operation.

(2) Pay attention to the proper temperature of the liquid medicine and the distance between the affected part and the container, eliminate or reduce the risk of scalding or burning due to high temperature of the liquid medicine; the temperature of the solution during washing is suitable for not scalding.

(3) When steaming, washing, and dipping the wound, an aseptic operation should be performed.

(4) For the affected area that is bandaged, the dressing should be removed during operation. After the washing, the dressing should be changed and the affected area should be bandaged again.

(5) Generally, steaming and washing are performed once a day, 20 to 30 minutes each time, or twice a day according to the condition.

(6) Sitz bath is prohibited in pregnant women and menstrual period.

III. Application Therapy

It can be divided into dry application therapy and moist compress therapy. The former, also known as acupoint application therapy, refers to an external treatment in which drugs are applied to certain acupoints for treating diseases through combined action of drugs and acupoints. Some irritating medicines may cause local blisters and pustulation, which is called "natural moxibustion", also called vesiculating therapy in modern times. When the medicine is applied to *shén què* (CV8), where it is absorbed or stimulated through the navel to treat diseases, it is also called umbilical compress therapy or navel therapy. Moist compress therapy is a kind of treatment method in which sterile gauze is soaked with liquid medicine and applied to the local area. It has the functions of regulating striae and interstices, clearing heat and resolving toxins, reducing swelling, and dissipating masses.

1. Indications

(1) Internal Medicine

Cold, cough, asthma, spontaneous sweating, night sweat, chest *bì*, insomnia, epigastric pain, diarrhea, vomiting, constipation, food accumulation, jaundice, rib-side pain, headache, dizziness, deviation of the eye and mouth, thirst, seminal emission, impotence, etc.

(2) External Medicine

Sore, swelling, toxins, joint swelling, and pain, knocks and falls, etc.

(3) Gynecology

Irregular menstruation, dysmenorrhea, uterine prolapse, acute mastitis, breast nodule, etc.

(4) Otorhinolaryngology

Throat *bì*, toothache, aphtha, etc.

(5) Pediatrics

Night crying, anorexia, enuresis, watery mouth, etc.

2. Methods of Operation

(1) Acupoint Application Therapy

1) According to the selected acupoints, take an appropriate posture so that the medicine can be applied tightly. Before applying, fix the acupoints, wash the local part with warm water, or wipe it with

alcohol cotton balls, and then apply the medicine.

2) For the applied medicine, whether it is a paste, ointment or smashed fresh herbs, all of them should be fixed well to prevent from moving or falling off.

3) Under the normal circumstances, drugs with less irritation should be changed every 1-3 days. For drugs that do not require solvent blending, interval time can be appropriately extended to 5-7 days. Applying time for high irritation drugs should be determined according to the patient's reaction and vesiculation degree, ranging from several minutes to several hours. If it is necessary to apply again, the application should be made after the local skin is normal.

4) For the syndrome of cold, hot compress or moxibustion can be added to the medicine after applying it.

(2) Moist Compress Therapy

According to the affected area, the patient is asked to take a proper position and expose the moisten compress area. Underlay rubber sheet and middle sheet and apply vaseline locally, then pour the liquid medicine into the container, place the compress cloth soaked inside, wring it dry with tweezers, shake it open, fold and apply it to the affected area (the temperature of liquids should be controlled to non-scalding). Soak gauze in the medicine with sterile tweezers every 5-10 minutes, and pour the liquid medicine on the compress cloth to maintain humidity and temperature for 30-60 minutes each time. After the operation, dry the local liquid medicine, remove the curved plates, middle sheets, rubber sheets, and assist the patient in dressing.

3. Precautions

(1) Acupoints Application Therapy

1) When using a solvent, it needs to be modulated for immediate use.

2) If the plaster is applied, the temperature of medicine should be controlled to avoid scalding or falling down.

3) Those who are allergic to tapes can use other methods to fix and apply drugs.

4) For highly irritating and toxic drugs, it is not advisable to apply acupoints too much, the area of application should not be too large, and the time of application should not be too long, so as not to cause excessive blistering or to develop drug poisoning.

5) For patients who have prolonged illness, weakness, and emaciation, involving serious heart disease, liver disease, etc., the medicine dosage should not be too large, the application time should not be too long, and pay attention to the disease changes in the condition and adverse reactions.

6) For pregnant women and young children, one should avoid applying drugs with high irritation and toxicity.

7) For ointments remaining on the skin, do not scrub it with gasoline or soap that is irritating.

(2) Moist Compress Therapy

1) Keep warm in winter to prevent cold.

2) The temperature of the liquid medicine should not be too hot to avoid scalding.

3) Take strict aseptic operations to avoid cross-infection.

4) The compress cloth should be larger than the affected area.

5) During treatment, local skin reactions should be closely observed. Once symptoms such as pallor, erythema, blisters, itching pain, or ulceration appear, the treatment should be stopped immediately and corresponding treatment should be performed.

第五节　气功导引类技术

八段锦功法

八段锦是我国传统的养生功法,属于我国古代导引术的一个分支,有着悠久的历史和良好的群众基础。

(一)八段锦的功效

该功法柔筋健骨,养气壮力,行气活血,调理脏腑,且运动量恰到好处,既可达到健身效果,又不感到疲劳。现代研究认为这套功法能改善神经调节功能,加强血液循环,对腹腔内脏有柔和的按摩作用,可激发各系统功能,纠正机体异常反应,对许多疾病都有医疗康复作用。

(二)具体动作

1. 两手托天理三焦

动作:直立,两臂自身体两侧上举至头顶,两手五指相对,翻掌掌心托天,仰首观之,两足跟离地,同时吸气。稍作闭气,两手下落,足跟踏地复原,同时呼气。此动作可重复做6~8遍。

功效:可以加强四肢和躯干的伸展活动,影响胸腹腔血流的再分配,有利于肺部的扩张,使呼吸加深,吸进更多的氧气,对消除疲劳有一定的作用。

2. 左右开弓似射雕

动作:直立,右足向右横出一步,呈右弓步,双手在胸前交叉后,左手手指呈竖剑指向左推出,头随之左转,目视左手食指,右手握拳平胸,如拉弓状,同时吸气。复原直立时呼气。向右开弓动作似向左。此动作左右各做6~8遍。

功效:通过扩胸伸臂可以增强胸肋部和肩臂部肌肉,加强身体血液循环,有助于进一步纠正姿势不正确所造成的病态。

3. 调理脾胃须单举

动作:直立,左手翻掌上举,五指并拢,掌心向上,指尖向右,昂首目视左手,右手同时下按,掌心向下,指尖向前,同时呼气。复原时呼气。右手上举时动作相似。此动作左右交替各做6~8遍。

功效:这段动作使两侧内脏器官和肌肉进一步受到牵引,特别是使肝、胆、脾、胃受到牵拉,使胃肠蠕动和消化功能得到增强,久练有助于防治胃肠病。

4. 五劳七伤往后瞧

动作:直立,右足向前跨出成右弓步,头部慢慢右转,目视身体右后方脚跟,左右手下按,指尖朝外,同时吸气。复原时呼气。左转时动作似右转。此动作左右各做6~8遍。

功效:头部运动对活跃头部血液循环、增强颈部肌肉活动有较明显的作用,有助于预防和治疗颈椎病,保持颈部肌肉正常的运动功能,改善高血压和动脉硬化患者的平衡功能,减少眩晕感觉。

5. 摇头摆尾去心火

动作:两脚尽量分开约为肩宽两倍,屈膝下蹲成骑马势,脚尖分开成外八字,两手翻掌向外,虎口扶膝上。头部及上身先向左摆,重心移到左脚成左弓步,同时吸气,复原时呼气。向右摆时动作似向左。此动作左右各做6~8遍。

功效:摇头摆尾,旋转身体,可放松精神、提高全身各器官、各系统功能,增强体质。

6. 两手攀足固肾腰

动作:直立,上体前屈,膝部挺直,两手攀握两足尖,头略抬高,同时吸气,恢复直立时呼气,同时以两手背部抵住后腰,上体后仰。此动作可反复做6~8遍。

功效:这一段动作,既有前俯,又有后仰,可充分伸展腰背肌肉,同时两臂也尽量向下伸展,既有助于防治常见的腰肌劳损等病,又能增强全身功能。

7. 攒拳怒目增气力

动作:两足分开比肩宽,下蹲成骑马式,双手握拳置腰间,拳心向上,双手握紧,转拳怒目而视时吸气出右拳,复原时呼气。双手握拳置腰间,拳心向上,双手握紧,转拳怒目而视时吸气换左手出拳,复原时呼气。此动作可重复做6~8遍。

功效:有加大眼球活动范围和瞪眼怒目的动作,可以增强眼肌,防治近视。

8. 背后七颠百病消

动作:直立,两臂下垂,两膝伸直。吸气时两足跟抬起,离地1~2寸,同时头向后昂,双掌背屈,脚趾尖向下方抓地,同时吸气。复原时呼气。此动作反复做7遍。

功效:此动作较简单,可以放松身体,疏通经络,十分舒服。

(三) 练习要领

1. 呼吸均匀。
2. 意守丹田。
3. 柔刚结合。

Section 5　Qigong and *Dǎo Yǐn* Techniques

Eight Section Brocade

It is one of the traditional utilitarian regimens and also a branch of ancient *dǎo yǐn*(导引)in China, which has a long history and a good mass basis.

1. Functions of Eight Section Brocade

The practice methods (The exercise techniques) can flex tendons and strengthen bones, invigorate the energy, move qi and circulate blood, and coordinate the zang-fu organs, and its exercise load is just right, which achieves both fitness effects and cause no fatigue. Modern research believes that these practice methods can improve neuromodulation function, strengthen blood circulation, have soft massage effect on the abdominal viscera, stimulate the function of various systems, correct the body's abnormal response, and have medical rehabilitation effects on many diseases.

2. Manipulations and Movements

(1) Holding the Hands High with Palms Up to Regulate the Internal Organs

Movements: Stand upright with the two arms raised from each side of the body up to the head; the palms of two hands oppose to each other face upward and look like holding the heaven. The eyes look at the dorsal palms and the two heels are off the ground while doing inhalation. With slightly holding the breath, both hands drop and the heels fall down with simultaneous expiration. This action can be repeated 6-8 times.

Functions: It can strengthen the stretching activity of limbs and trunk, and affect the redistribution of thoracoabdominal blood flow, which is beneficial to the expansion of the lungs, so that breath deepens and more oxygen inhales, which has a certain effect on eliminating fatigue.

(2) Posing as an Archer Shooting Both Left- and Right-Handed

Movements: Stand upright, step the right foot out to the right side, forming a right bow stance. After crossing the hands in front of the chest, push the left hand out horizontally with the fingers pointing like a sword, turn the head to the left, look at the left index finger. Form the right hand into a fist and place it on the chest like pulling a bow, and inhale. Exhale when returning to an upright position. The same movement should be done on the right. Repeat this movement 6-8 times on each side.

Functions: It can promote the body's blood circulation by expanding the extensor arm of the thorax, which may improve muscles in the thoracic ribs, shoulders and arms and help to further correct the abnormal condition caused by incorrect posture.

(3) Holding One Arm Aloft to Regulate the Functions of the Spleen and Stomach

Movements: Stand upright, the left hand with the five fingers holding together and the palm facing upward is raised, the finger tip is to the right and the eyes are looking at the left hand. The right hand with the palm down and the finger tip forward is pressed down and inhale at the same time. Exhale when the movement recovers to the original state. The movements are similar when the right hand lifts up. This movement can be done 6-8 times, alternating between the left and the right sides.

Functions: This series of movement deeply engages the internal organs and muscles on both sides, particularly the liver, gallbladder, spleen, and stomach, so that gastrointestinal motility and digestive function can be enhanced, which will aid in preventing gastrointestinal disorders by regular exercise.

(4) Looking Backwards to Prevent Sickness and Strain

Movements: Stand upright, step forward with the right foot to form a right lunge stance, slowly turn the head to the right, look towards the heel of the body's right rear, press down with both hands, and point the finger tips outside while inhaling. Exhale while returning to the original position. The excise in the left is similar to the right. This movement can be done 6-8 times on each side.

Functions: The head movement has a relatively obvious effect on activating head blood circulation, enhancing the activity in the neck muscles, which is helpful for the prevention and treatment of cervical spondylosis, maintaining the normal motor function of neck muscles, improving the balance function of patients with hypertension and arteriosclerosis, and reducing vertigo sensation.

(5) Swinging the Head and Lowering the Body to Relieve Stress

Movements: Move your feet apart to about twice the width of your shoulders, bend the knees and squat in a riding position, with the toes apart in a splayed-out shape. The palms of two hands are turned outward, and covered on the knees. The head and upper body are shaken to the left, and the center of gravity is also shifted to the left foot forming into a left arch step while inhaling. Exhale when returning to the original position. The right movement is similar to the left. This action can be done 6-8 times, alternating between the left and the right sides.

Functions: Swaddling and rotating the body can relax the body and spirit, improve the function of all organs and systems throughout the body, and be able to enhance physical fitness.

(6) Moving the Hands down the Back and Legs, and Touching the Feet to Strengthen the Kidneys

Movements: Stand upright, bend forward from the upper body, keep the knee straight, two hands try to touch the toes, head lifting slightly, and inhale at the same time. Exhale when the body returns to the state of standing upright with both hands holding the lower back and supinating the upper body. This action can be repeated 6-8 times.

Functions: This series of movement, involving forward bending and backward tilting, can fully stretch the muscles of the waist and back. Meanwhile, extending both arms as far as possible can help prevent and treat common conditions such as psoas muscle strain and enhance the systemic function.

(7) Thrusting the Fists and Making the Eyes Glare to Enhance Strength

Movements: Stand with the feet apart wider than shoulder-width, squat down into a horse-riding position, and both hands are clenched and placed at the waist with the palms facing upward. While clenching fists and staring angrily, inhale and punch with the right fist, then exhale to return to the original position. Clench fists again and place them at the waist with the palms facing up. While clenching fists and staring angrily, inhale and punch with the left fist, then exhale to return to the original position. This action can be repeated 6-8 times.

Functions: The movements, which involve increasing the range of eye movements and glaring, can strengthen the eye muscles, prevent and treat myopia.

(8) Raising and Lowering the Heels to Cure Diseases

Movements: Stand upright with both arms hanging down, palms naturally resting at the center of the waist, knees straight. When inhaling, lift the two heels 6-8cm off the ground, tilt the head backward, curl the two palms backward, and grasp the ground with your toes, and inhale simultaneously. Exhale as you return to the original position. This action can be repeated 7 times.

Functions: This movement is simple and quite comfortable, which can relax the body, dredge meridians, and massage the zang-fu organs.

3. Practice Essentials

(1) Breathe evenly.

(2) Focus on the dantian (a point located about two cun below the navel).

(3) Combine flexibility with strength.

主要参考文献

［1］阎于谦. 浅谈用阴阳学说的观点指导临床［J］. 中国民族民间医药,2009,18（12）:67-68.

［2］郑洪新,杨柱. 中医基础理论［M］. 北京:中国中医药出版社,2021.

［3］翟智慧,张艳,张楠,等. 基于五行生克理论探析"心-脾-肾"同调辨治慢性心衰［J］. 实用中医内科杂志,2024,38（6）:28-30.

［4］祁青,陈松. 浅议气一元论与针灸治则［J］. 湖北中医药大学学报,2017,19（4）:52-54.

［5］钱玺,张宗明. 中医全科医学的哲学反思和现实思考［J］. 医学与哲学,2020,41（21）:75-79.

［6］周胜男,李洁,申俊龙. 中医"天人合一"蕴含的生态平衡机制研究［J］. 医学与哲学,2023,44（8）:68-71.

［7］姜建国. 中医全科医学概论［M］. 北京:中国中医药出版社,2016.

［8］于晓松,路孝琴. 全科医学概论［M］. 5 版. 北京:人民卫生出版社,2018.

［9］颜虹,沈华浩,侯晓华. 医学导论［M］. 2 版. 北京:人民卫生出版社,2021.

［10］庄孔韶. 人类学通论［M］. 4 版. 北京:中国人民大学出版社,2020.

［11］王家骥. 全科医学基础［M］. 北京:科学出版社,2010.

［12］路孝琴. 全科医学概论［M］. 北京:北京大学医学出版社,2013.

［13］崔树起,杨文秀. 社区卫生服务管理［M］. 北京:人民卫生出版社,2006.

［14］路孝琴,席彪. 全科医学概论［M］. 北京:中国医药科技出版社,2016.

［15］杨秉辉. 全科医学概论［M］. 3 版. 北京:人民卫生出版社,2008.

［16］祝墫珠. 全科医学概论［M］. 4 版. 北京:人民卫生出版社,2013.

［17］靳英辉,蔡林,程真顺,等. 新型冠状病毒（2019-nCoV）感染的肺炎诊疗快速建议指南（标准版）［J］. 解放军医学杂志,2020,45（1）:1-20. DOI:10.11855/j.issn.0577-7402.2020.01.01.